Organon der Heilkunst

6. Auflage

改訂版

医術のオルガノン

第六版

Aude sapere

Samuel Hahnemann
サミュエル・ハーネマン 著

由井寅子・日本語版監修

澤元亙・訳

ホメオパシー出版

日本語版監修者まえがき

『オルガノン』は、真の治療、真の病因などについて書かれており、真の治療家を目指す者、特に同種療法士（ホメオパス）には必読の書である。

サミュエル・ハーネマンは一八一〇年、五五歳のときに、構想から二〇年という歳月を費やして『オルガノン』初版を完成させた。初版出版以降も彼は、よりよい治療法を希求する精神とたゆまぬ努力によって経験を積み重ね、新たな発見と理論の進化につれて『オルガノン』も改訂が重ねられた。ハーネマンは最晩年の一八四二年に『オルガノン』第六版を書き上げ、翌一八四三年に亡くなっている。詳細は本書巻末の「解説」で詳述するが、実際に第六版が出版されたのは一九二一年のことであり、執筆から実に約八〇年もの間、第六版が世に出ることはなかった。このように、ハーネマンの生涯はまさに『オルガノン』の完成に捧げられたともいえ、『オルガノン』各版は、ハーネマンの経験の蓄積から導かれた、深い洞察と創造的試行による真理に近づく軌跡となっている。

ハーネマンは『オルガノン』第六版で、LMメソッド（液体ポテンシー）でリピートする処方が最善であるとし、最後にたどり着いたところは、ケントのクラシカルの教義（ドグマ）に反するものであった。また『オルガノン』第五版には「一週間に一度レメディーをリピートして与える」という方法が記されているし、『慢性病論』のなかでは「患者の独特の症状からその根本の病気を全般的にカバーできるレメディーを発見したいと願う前に、まず事故やけが、心の苦しみ、急性マヤズム、医原病などがないかどうかできる限り探し、そちらを先に治療しなければならない。」と述べている。しかしケントは、『オルガノン』第四版に書かれている方法にこだわり、レメディー投与後、長い間待つというやり方を変えなかったし、どんな患者にもＳＲＰを探して症状の全体像に基づいて一つのレメディーを割り出し処方するというやり方を変えなかった。このケントの方法論を近代のホメオパスの大家もドグマとして唱導したために、ケント派の「ケンティアン」が世界中に広がった。これがクラシカルホメオパシーと呼ばれているもので、ハーネマンの流れをくむ流派ではない。

一方、ハーネマン派の「ハーネマニアン」の一人に、プラクティカルホメオパシーの開祖といわれているアルゼンチンのアイシー・アガーがいる。アイシー・アガーは、クラシカルの手法で患者が治癒していかないことから『慢性病論』を徹底的に読み、そのなかでハーネマンが、内在するソーラ、遺伝、事故やけが、急性マヤズム、医原病などによって、一人の患者に病気は複数あり得るので、症状の全体像から一つのレメディーを割り出すことはできないとして、具体的な処方の方法を提示していることを知る。このハーネマンのアプローチは、まことにプラクティカルそのものである。そして、そのハーネマンの考えに基づいてアイシー・アガーが発展させたのが階層メソッドであり、ケントの方法によるクラシカルホメオパシーに対し、プラクティカルホメオパシーと呼ばれた。

私の恩師ロバート・デビッドソン（英国のホメオパシー教育の礎を築いた人物）もアイシー・アガーに師事した一人であるが、彼は、英国に送り込まれてきたクラシカルの使徒が行うクラシカル教義の脅迫的な布教活動に危機感を抱き、同じくアイシー・アガーに師事して学んだアメリカのホメオパス、ロビン・マーフィーに緊急応援を要請、英国に講師として招いて英国ホメオパシー全体がクラシカル化する危機を防いだという経緯がある。幸運にも英国にて両ホメオパスから学んだ私は、プラクティカルの精神を受け継ぐことができた。

このように、『慢性病論』をしっかり読んだ、ハーネマンの教えを基にする「ハーネマニアン」は少数派となってしまっている。これは現代にはじまったことではなく、ハーネマンが『慢性病論』を発表した十九世紀当時から、ほとんどのホメオパスがマヤズム理論を否定し、『慢性病論』が正しく理解されることも評価されることもなかった。これを予見してかハーネマンは、『慢性病論』一二四ページの脚注で次のように述べている。

「真の法則とは、理解されるべき物事のなかにあると推測すべきものでもなければ、盲信しろと私が要求するような物事のなかにあるわけでもない。私は信じてほしいなどとは毛頭思っていない。そしてそれを理解しろとは誰にも要求しない。私だって理解していないのである。それで充分である。それが事実であり、事実以外の何物でもない。経験そのものがそれを顕示するのである。そして私は、自分の知性よりも経験の方を信じる。」

私は正確な『オルガノン』や『慢性病論』、あるいはそれらを正しく理解する人々となかなか巡り合うことができなかった。それゆえに自力で試行錯誤し経験を積み重ねていくしかなかったが、振り返ってみるとこの回り道は確実に私を鍛えてくれ、ホメオパスとして多くの発見をもたらしてくれ、私にとっての真実を見つけることができたという意味では、ありがたかったと思っている。先達のホメオパスよりも多くのことを、私は患者から学んだ。その結実が三次元処方であり、はからずも今日、由井メソッドと呼ばれ世界的に注目を集める所となった。世界的にみても突出した医原病大国である日本の患者と向き合い続けてきた日々があったからこそ、今日の私がいるのであり、独特のメソッドが確立した。事実、三次元処方は大変よく患者を治癒に導いており、ハーネマンの言葉を借りれば、私はいかなる教義よりも自分自身の経験を信じる。

必然、ハーネマンが本当のところ多種投与、コンビネーション投与、リピート投与などについてどのように考えていたのかを知りたいと切望するようになった。そうするうちにハーネマンを研究し真実を知る人々と巡り合うことができた。それが、ルディーであり、ストットラーであり、ディミトリアディスである。彼らの講義は私を興奮させた。なぜなら、ハーネマンが本当に考えていたことと私が考えていたことが本質的に同じであることを知ることができたからである。

ハーネマンは、高ポーテンシーは一次作用が早く瞬時に起こるため、少しの時間が経過すれば、次々にレメディーを与えてもよい、そしてレメディーの治癒作用が終わり切るまで待つ必要がない、また一人の人間が複数の違った病気になり、したがって、違った病気の一つ一つにレメディーを出してもよいし、本当は、同時に（コンビネーションにして）出してもよいと考えていたのである。クラシカルホメオパシーは出発点にすぎない。それも、ハーネマンの存命中にすでにハーネマン自身によって超えられたのである。

ホメオパシーは常に大きな可能性をもっている。ただ一つの方法しかなく、それが唯一の真実であるというドグマは、ほかの無限の可能性を殺すことであると同時に、人間から知性を奪うものである。クラシカルホメオパシーはケントの古い教えをドグマとしてしまったために、この過ちを犯し、形骸化してしまった。そしてホメオパシーから可能性が奪われてしまったのである。

昨年私が目にしたのは、約一八〇年もの歴史をもつホメオパシー先進国である欧州各国の現役ホメオパスたちが、臨床現場において治癒率が上がらないことに頭を抱え、半ば諦念にも似た状況に陥っている姿であった。クラシカルでは、医原病をはじめとする複雑な病気を治癒させることは難しいのが現状である。ハーネマンの教えといわれ長年にわたり主流となってきた教義が、後世のホメオパスによって曲解され粉飾されたものである以上、この膠着状態を打開する方法は、原点に立ち返ること、つまりハーネマンが真に伝えた教えと精神に立ち戻ることをおいてほかにはない。そしてどんなに公平にみても、『オルガノン』は改訂を重ねる度にプラクティカルに傾いてきていることはぬぐえない。まさに現在、ルディー、ストットラー、エルミンガー、ディミトリアディス、由井などが、真にハーネマンが指示したことをもう一度再現しようと協力し合っているところである。

ハーネマンはもともと、教義よりも患者の治癒を第一優先とするプラクティカルな精神の持ち主であった。よい方法があれば正直にそれを認め、新しいやり方に挑戦する革新的な人物だったのである。事実、レメディーをコンビネーションにして出したらよく効いたという弟子からの手紙を受け取ったハーネマンは、それを『オルガノン』第五版に載せて紹介しようとした。しかし、直前になって「アロパシー医師に安易に悪用される危険がある」と周囲から反対され、やむなくそれを取り下げたという経緯がある［この経緯の詳細は、「オルガノン解説（前編）」を参照のこと］。この理由ゆえに、第六版においても相変わらず同時に処方することを禁じているが、それはひとえにホメオパシーの正しさを守るための方便であることが推測できる。私の経験からもコンビネーションの有効性は実証されており、これを覆すことはできないからである。

『オルガノン』の変遷をみてもわかるとおり、ハーネマン自身が自分の考えを常に改革してきたのであり、最晩年の『オルガノン』第六版でさえ、完成に至る中間地点にすぎない。真実の追究は、経験の積み重ねと新しいことへの挑戦なしにあり得ない。試行錯誤を通して真実に近づくことができるのである。もし今日までハーネマンが生存していたならば、さらなる改訂を重ね、現在『オルガノン』第一〇〇版ぐらいになっているのではないかと思うのである。特に現代は、ハーネマンの時代にはなかった、ステロイド剤、抗生物質、各種予防接種など、さまざまなアロパシー薬剤が使われ、症状が抑圧され続けており、医原病と慢性マヤズムが絡み合い、複雑な病理を形成している。このような患者たちを治癒に導くためには、よりプラクティカル（実践的）な手法が不可欠である。したがって『オルガノン』も必然、よりプラクティカルな手法、すなわち、短期間に患者が治癒していく手法に変化していったはずである。

クラシカルはケントの教義を信奉する「ケンティアン」であるが、私たちは、教義よりも患者を治癒させることを第一の目的としたハーネマンの教えを基に、その使命を果たすために変革を恐れない「ハーネマニアン」でありたいと思う。

ハーネマンは当時、医師たちの無理解、嘲り、策謀のなかで、それに対抗するようにこの『オルガノン』を書きあげたように思える。それほど、ハーネマンのアロパシー医学、アロパシー医師に対する糾弾は容赦のないものであり、私でも医師に同情してしまうほどである。したがって当時、真に患者を治したいと願う心ある医師のみが『オルガノン』を最後まで読み通すことができ、真の治療家（ホメオパス）に転向することができたのではないかと思う。

多くの医師はこの試練を乗り越えることができず、自分を正す代わりにホメオパシーを、そしてハーネマンを否定してしまった。ゆえにハーネマンが医師でないボーニングハウゼン（ベニングハウゼン）を弟子と認めていたように、ホメオパシーは医師ではない素人に広がっていったのである。それは現在も同じで、『オルガノン』は医師が真の治療家となるために、避けて通れない試練として立ちはだかっているように思う。

もちろん、私は現代医学を否定するつもりはなく、命を救うために必要な学問であると考えているし、現代医学ならではの優位性を認識し評価している。しかし近年、病巣を物質的に取り去ろうとするだけの方法論から真の治癒は得られないということに多くの人々が気づき、人間全体の自律性を尊重するアプローチが強く求められる時代となってきていることも確かである。現代医学従事者のなかにも、西洋医学一辺倒の思想と方法論に限界を感じて、他のメソッドに可能性を模索する動きも出ている。

そのような時代の要請に応えるように、二〇〇八年、日本ホメオパシー医学協会（ＪＰＨＭＡ）は統合医療の実現を目指す総合病院と提携し、ホメオパシー療法と現代医療の協力体制が現実のものとなった。この流れは今後いっそう加速し、二十一世紀は、医師とホメオパスが連携し、患者が真に望む治療を受けられる環境を整え、日々複雑化する病理に対して治療法の垣根を越えて協力し合う、真にホリスティックな医療の確立が目指される時代となるであろう。肉体から目に見えない霊的レベルに至るまでを網羅するホメオパシーは、これからの統合医療にとって可能性の宝庫といえる。

本書に通徹するハーネマンの主張は、二〇〇年近く経った今でもまったく色あせていない。これほど医療技術が発達した現代においても、病の根本を見誤っているがゆえの症状の抑圧が、治療という名のもとに繰り返され、それによって患者が痛みと苦しみとさらなる病を負うことになるという構図は本質的に変わっていない。つまり、ハーネマンをして真の治療家の道へ向かわせる大もととなった、真の医療とは何かという大きな疑問は、いまだ解決せぬテーマとして存在し続けているのである。

だからこそ私は、同種療法士（ホメオパス）はもちろんのこと、医師をはじめ、さまざまな分野で治療家と名乗る人々、何らかの形で人を癒す使命を担っているすべての人々に、この『オルガノン』が読まれることを願ってやまない。われわれ治療家は本書におけるハーネマンのメッセージを真摯に受け止め、ここに学ぶべきだと思うのである。

さて、今日『オルガノン』第六版の英語版はいろいろと出版されている。英語しかできない私は、英訳された『オルガノン』を五~六冊読んできたが、どれも難解な上に訳者の冗長な解釈が挿入されているため、ハーネマンが真に伝えようとしたことが明快に伝わってこなかった。しかし、古典ドイツ語に精通する澤元亙氏と知り合えたおかげで、本書は古典ドイツ語の原書から直接日本語に訳された。これによって、ハーネマンが真に伝えようとした本旨が明確に浮かび上がってきたのである。英語版がつくられる過程で誤訳が生じ、矛盾や曖昧さを帯びた内容となってしまっていたことも明らかとなった。本書では英語版の過ちを繰り返さないよう、余計な解釈を入れず、手を加えず、すべて原書どおりの構成とした。これほど原書に忠実に再現された『オルガノン』も珍しいのではないかと思う。

しかし、先に述べたとおり『オルガノン』は、ハーネマンが都合三〇年以上をかけて改訂を重ねているため、初版で書かれた部分が変わらず残っているところもあれば、途中で修正を加えられた部分や新たに書き加えられた部分もある。ハーネマンはたゆまぬ研究と経験の蓄積に基づいて常に原理原則を進化させていったが、それゆえ、オルガノンのなかでは、初期に提唱した原理と、研究によって後に変化した原理が混在する形となって、平板に一読するとハーネマンの最終の本旨と矛盾するように解釈されうる部分が出てくる。『オルガノン』はこういった複雑な背景をも斟酌しつつ、慎重に読み込まなければならないテキストなのである。

そこで今般、改訂版出版にあたり、理解の助けとなるよう内容に誤解を招きやすい部分について『オルガノン』解説（前編）」を付加することとした。これによって、読者諸氏が意味を取り違えたり解釈間違いの落とし穴に陥ることのないように工夫した。いかに価値あるバイブルといえども、正しい理解なくしてはその知識は無に等しい。ぜひとも参考とされたい。

さらに、読者諸氏の読解の参考となるよう本文中に❶～❻の数字を挿入し、各パラグラフが第何版で書かれたものであるかを明らかにした。これにより、各パラグラフの第六版にいたる歴史が一目瞭然となり、時間軸を有する奥行きのあるオルガノンとなった。おそらく、読者は必然的に深い読解へと導かれることだろう。ちなみにこれは、世界初の試みであり、画期的なことであると考えている。このアイデアを実現するために協力・調査してくれた澤元亙氏には心より感謝している。

ところで、『オルガノン』だけではハーネマンのホメオパシー医学の半分を理解したことにしかならない。『オルガノン』第六版と『慢性病論』の両方を読んではじめて、ハーネマンのホメオパシー医学を真に理解することができる。さしずめ『オルガノン』は「理論と哲学篇」であり、『慢性病論』は「実践篇」といえるだろう。『慢性病論』はそのタイトルどおり、慢性病の本質に関する考察と処方が展開されており、万人が複雑な慢性症状を抱える現代において、治療家ならばおよそ見逃すことのできない理解必須のテキストである。

ただし、両方の著書を読んだとしても、多くの人は天才的な頭脳をもつハーネマンの理解に一足飛びに到達することは難しい。それゆえに、その間隙を埋めてくれる優れた指導者のいる学校でしっかりと学ぶ必要があるのである。

ロイヤル・アカデミー・オブ・ホメオパシー（RAH）
学長　由井　寅子

二〇〇七年一月一五日
二〇〇九年七月七日改

『オルガノン』解説（前編）

ロイヤル・アカデミー・オブ・ホメオパシー（ＲＡＨ）
学長　由井　寅子

『医術のオルガノン』日本語版を二〇〇七年二月に上梓してから、二年半が過ぎようとしている。その間、予想はしていたものの『オルガノン』の一部だけに注目し、声高に主張する人々が現れた。すなわち、『オルガノン』を引用し、「高ポテンシーは危険である」とか、「反復投与は危険である」とか、「多種投与は危険である」とか、「最同種レメディー（シミリマム）を投与しないと危険である」とか、「一回に一種類のレメディーをとって待つのは絶対原則である」などと主張する人々が現れたのである。

ハーネマンの時代から現代に至るまで、ホメオパシーを安全に行うために守らなければならない原則が打ち立てられているが、ケント以降、その原則順守はハーネマンの意図とは異なるかたちで強化され、教義化（ドグマ化）してしまっている。これでは、ホメオパシーの限界を自らつくっているようなものである。

そこで、今回改訂版を出版するにあたって、『オルガノン』を正しく読み解くうえで考慮しなければならない点や、誤読しやすいパラグラフを具体的にいくつか取り上げて、従来、ホメオパシーが危険であるといわれていることに焦点を当てて解説することにした。この解説をオルガノン本文の前に配したのは、『オルガノン』を読み解くうえで、欠くことのできない重要な情報となるからである。

■『オルガノン』の歴史背景を知る

第一に、『オルガノン』は第一版から第六版まで変遷の歴史があるということ（第一版が出版されたのが一八一〇年、第二版が一八一九年、第三版が一八二四年、第四版が一八二九年、第五版が一八三三年、第六版の脱稿が一八四二年）。そのなかで、ハーネマンの考えや処方も変化しているということ。しかし、その考えの変更がすべてのパラグラフに反映されているわけではないということ。

第二に、ハーネマンは内弟子と外弟子（『オルガノン』の読者を含む）に伝える内容を使い分けていたということ。いわゆる本音と建前を使い分けていたことがわかってきている。その理由の一つとして、アロパシー医師に悪用されないための政治的な理由が考えられるということ。

第三に、『オルガノン』はどちらかというと慢性病よりも急性病が主体となっている理論編の医学書であり（初版が書かれたころはまだ慢性マヤズム理論がしっかり確立していなかったということもあるだろう）、『慢性病論』は慢性病治療のための実践編の医学書であるということ。

第四に、特に考慮しなければならないこととして、ハーネマンは初期の段階では、弱毒化したレメディー（原物質を含むレメディー）を処方していたということ。

■ホメオパシー的悪化は危険か？

ホメオパシー的悪化とは、レメディーの一次作用によって症状が出てくること（＝プルービング）であり、好転反応のことではない。好転反応の意味での悪化については後ほど触れる。

ハーネマンは『オルガノン』第三版が書かれた一八二五年まで、弱毒化したレメディー、すなわち原物質を含むレメディーを使用していた。このころのレメディーの効果とは、あくまでも物質的な部分が主であり、副次的な効果としてダイナミック化（振盪）による非物質的な部分があった。つまり、千倍希釈であろうが一万倍希釈であろうが、原物質が症状を惹起しうるほど存在する「弱毒化」という考えでレメディーを処方していたのである。であるから、『オルガノン』第三版までに書かれたパラグラフにおいては、大量、少量、微量、ごく微量と使い分けていたとしても、それはあくまでも物質的に大量、あるいは物質的にごく微量という意味であり、アボガドロ数を超えるほど希釈された超微量という意味ではない。ちなみに、アボガドロ数を超えるほどの希釈とは10の23乗倍希釈で、12C以上のポテンシーが該当する。しかし実際は6C程度で物質的な効果はほとんどなくなる。したがって6C以上は超微量といえるだろう。

一八二五年以降、ハーネマンは、希釈限界のアボガドロ数を超えるほどに希釈を推し進めることになる（もっともハーネマンは一八一六年には、実験的に30Cのレメディーをつくっているが、実際に患者に高ポテンシーのレメディーを処方するようになったのは一八二五年以降、つまり『オルガノン』第三版以降のことである）。ハーネマンはレメディーを「弱毒化」から「無毒化」に進化させ、それでいて「生命力に影響を与えるもの」にしたのである。すなわち、レメディーの効果を、非物質的な部分のみにしていったのである。

生命力にダイレクトに影響を与える非物質的な力を物質から引き出すためは、（磨砕と）振盪が必要である。この振盪をダイナマイゼーションといい、ダイナマイゼーションすることでダイナミックエネルギーが強くなる。このダイナミックエネルギーは希釈すると弱まるが、ハーネマンは希釈したものを振盪することで再び活性化・増強化させることができることを発見し、希釈・振盪を繰り返すことで、高度に希釈してもダイナミックエネルギーを保持できることを発見した。こうしてレメディーが弱毒化から無毒化へと移行し、物質的な力をもつレメディーから、ダイナミックエネルギーだけをもつレメディーへと移り変わったのである。その後ハーネマンは、希釈・振盪における振盪回数を一〇回から二回に減らすことによって、ポテンシーを高めれば高めるほどより穏やかにそして深く作用することを発見し、ポテンシー化（希釈・振盪）を高度に推し進めていった。

このようにハーネマンが原則を大きく変化させたことによって、ホメオパシーは二つのグループに分かれることになった。すなわち、ハーネマンから離反し、従来の弱毒化した（原物質を含む）レメディーを投与するグループと、ハーネマンに従い、高度にポテンシー化したレメディーを投与するグループとに分裂したのである。

弱毒化したレメディーを使う場合は、あくまでも原物質による症状の惹起が主であり、その人工的に引き起こされた症状が実際の症状よりも強いことが治癒への条件となる。弱毒化されたレメディーの場合、物質的に毒性があること（症状を惹起できること）がレメディーが治癒効果をもつために必要となるということである。したがって、治療効果を高めようとして大量投与につながる傾向があった。

このことが理解できると、なぜハーネマンが大量投与の危険性をことさら強調したかが理解できよう。大量投与とは文字通り、物質的に大量に投与するという意味であり、リピート数のことでも、高ポテンシーのことでも、多種投与のことでもない。同時に、ホメオパシー的悪化（プルービング）の危険性、付随的な症状（新しい症状）の危険性を繰り返し述べていることも理解できるし、一次作用が長時間続く理由も理解できるし（毒性物質は体内にとどまり、すぐには体外に排泄されないから）、その反作用としての二次作用が生じることも理解できる。

一方、高度にポテンシー化（無毒化）したレメディーでは、通常、ホメオパシー的悪化も付随的な症状も全くないか、ほとんどなく、敏感体質な人がわずかに感じることのできる程度である。それは経験上明らかである。また通常、一次作用が長時間続くということもない。もちろん二次作用（逆作用）は皆無である。

第一版から第三版までの『オルガノン』が「弱毒化」の概念のもとに書かれていることがわかると、「無毒化」されたレメディーの安全性との矛盾の原因がわかり、『オルガノン』をきわめてシンプルに読み解くことができる。

また、なぜ二つ以上のレメディーを同時にとってはならないかの理由もうなずける。弱毒化しているとはいえ、毒性があるものを処方するわけであるから、できるだけ同種でなければならないし（同種である限り、症状よりも大きな症状を引き起こす量をとらなければ、ホメオパシー的悪化は生じない）、量を間違えて大量にとってしまうと同種なだけに今ある症状を増幅させることになる（ホメオパシー的悪化が激しくなる）ので、リスクも高くなることが理解できる。つまり、毒を使っているがゆえに真剣勝負なのである。この真剣勝負において、毒性のあるレメディーを二つ以上同時に与えるというのは、ある意味言語道断というのもうなずける話である。弱毒化されたレメディーの場合は、やはり、まず最初にレメディーを一種類与えて、残った症状に対して次に同種のレメディーを探すということをしなければならないことは明白である。しかも最初に投与したレメディーの一次作用（毒の作用）が終了するまで、「次の投与を待たなければならない」のも当然理解できる。つまり、毒の作用が終わらないうちに次の毒を入れたら、毒を一度に大量投与することと同じになってしまい、危険だからである。

同様に、量が多すぎたことによるホメオパシー的悪化が著しい場合や、付随的症状（新しい症状）が著しい場合に、直ちに解毒用のレメディーを与えなければならない理由もわかる。この「解毒」という概念は、もともと物質的な解毒効果のことを意味したと考えられる。このことは、ハーネマンの著した『純粋マテリア・メディカ』や『慢性病マテリア・メディカ』の各レメディーの解説部分からも理解できる。

しかし、高度にポテンシー化（無毒化）したレメディーではどうであろうか？　毒性がないのであるから、きわめて厳格に一回に一種類の投与にこだわる必要はないと考える。すなわち、患者の出している症状に対して一つのレメディーでカバーできない場合や、病気が複数あると考えられる場合には、二種類以上のレメディーを同時に出してもよいと考える。無毒化されたレメディーは、物質的に体内に残って作用しつづけるということがなく、すなわち一次作用も一瞬であり、連続投与による危険性もない。であるから、私が推測するに、おそらく「一回に一種類のレメディーをとって待つ」という処方スタイル（原則）は、弱毒化レメディーを使っていたときの名残であろう。高度にポテンシー化されたレメディーを使っている今日、この古典的処方を金科玉条のごとく奉るのは正しくないと考える。

だからこそハーネマンも、第五版（このときには高度にポテンシー化されたレメディーを使っていた）§246で、慢性病にはこんな古典的なやり方をしていても治癒していかないし、時間がかかりすぎると述べて戒めているのである。

§246

「治療の際、回復が著しく進んで改善が際立って認められるなら、そのときのすべての状態は、改善が止まらない限り、レメディーを繰り返し使ってはならないことを意味する。なぜなら、この良好な状態はすべて、服用したレメディーの効果によって継続的に生みだされているものであり、仕上げに向かってまっすぐ進んでいるからである。（●ここまで第一版で書かれた）

こういうことは急性病では珍しくはない。（●ここは第六版で書かれた）

これに対して、いくぶん慢性的な病気の場合はどうであろうか。確かに、ときには適切に選ばれたホメオパシーのレメディーを一度投与するだけで、ゆっくり改善が進んで治療を終えることがある。このようなときレメディーは、みずからの自然本性に従って、四〇日、五〇日、六〇日、一〇〇日の期間をかけて治療を成し遂げることができるからである。しかし、こういうことはきわめてまれである。さらにいえば、患者にとってだけでなく医師にとっても、できることなら治療期間を半分に、四分の一に、いやそれどころかもっと短く、いっそう速やかに治療できるようにすることが、非常に重要であるにちがいない。（●ここまで第五版で書かれた）」

では、このように一八二五年以降、ハーネマンの用いるレメディーが高ポテンシーへと移行したにもかかわらず、なぜ『オルガノン』第五版、第六版で各種危険性に関する記述が改訂されなかったのか。

前述したとおり、ハーネマンが弱毒化しダイナミック化したレメディーから、高度にポテンシー化したレメディーへと移行したことに伴い、ホメオパシーは二つのグループに分裂した。レメディーの物質的な部分に効果を求めるグループ（主に医師ホメオパス）は、ハーネマンから離れ、従来の弱毒化レメディーを使用した。そして一八二八年に慢性マヤズム理論が発表されると、今度はこの理論を受け入れることのできない弟子が離反していった。『オルガノン』第五版は、このようにハーネマンから離反していった弟子たちを批判するために書かれたともいわれている。もちろん、それだけのために第五版が書かれたわけではないだろうが、実際に第四版と第五版を比較してみると、離反した弟子を批判する記述が多々見られる。というわけで、弱毒化した低ポテンシーのレメディーを使う弟子や、物質的なもののみを重視する医師ホメオパスなどをけん制する目的で、あえて改訂されなかったのではないかと推測される。第五版、第六版には大量投与する人たちへの忠告を込めてわざわざ追加している記述も見てとれるし、従来の弱毒化レメディーの使用を想定して、その危険性に関する記述をそのまま残したことは想像に難くない。

実際、私の経験が教えるところによると、無毒化（高度にポテンシー化）したレメディーが、体に何か重大な障害をもたらすということはないといえる。また、プルービング症状が実際の症状よりも強く出るということも経験したことがなく、ハーネマンのいうホメオパシー的悪化というものが、高度にポテンシー化したレメディーで生じるのか（物質的力に頼ることなく生じるのか）疑問に感じている部分もある。ホメオパシー的悪化が生じるためには、患者に出ている症状よりもレメディーが惹起した症状のほうが強くなければならないからである。

■高ポテンシーは危険か？

最近、しばしば「高ポテンシーのレメディーは危険である」とか「高ポテンシーであるほどホメオパシー的悪化が強く生じる」とまことしやかに喧伝する人々がいるが、経験上、高ポテンシーであればあるほどホメオパシー的悪化（プルービング）が強く出るということはない。であるから、高ポテンシーを使って症状の悪化が生じたとしたら、それはホメオパシー的悪化（プルービング）ではなく、好転反応である可能性が高いといえる。ちなみに、『オルガノン』には好転反応という概念が明確なかたちでは一度も登場しない。ただし、§１８０〜§１８３のパラグラフに好転反応の説明と思われる記述がある。§１８１でそれが端的に説明されている。

§１８１

「こうした病気においてこの時点で現れた付随的な症状や新しい症状は、まさにそのとき使っていたレメディーによって引き起こされたものであろう。これは反論の余地がない。それらの症状は、実際レメディーによるものである。しかしいずれにしても、この病気だからこそ、この体だからこそ、おのずと現れることができた症状にほかならない。しかもこの症状は、類似の症状を生みだすレメディーを使うことによって単に誘い出されたにすぎず、それゆえ、現れるように促された症状なのである。簡単に言い換えると、まさにそのとき目に見えるようになった症状の総体こそは、病気そのものが生みだした状態であり、そのときの真の病的状態であるとみなして、これを治療しなければならない。」

　すなわちレメディーによって、潜在する症状が浮上し、明確に目に見えるかたちとなって現れるということである。これはホメオパシー的悪化（プルービング）とは異なる現象、すなわち好転反応といえるだろう。このような場合は、明確になった症状から同種のレメディーを再度探しだし、与えることが大事である。私の経験上、高ポテンシーであればあるほど、病気の深層部（心の深層部）まで作用する力があるといえる。そういう意味では、深層部にある問題を浮上させる可能性のある高ポテンシーのレメディーは、プロのホメオパスにとって患者をより深いところから治癒に導くための重要な道具となりうる。もちろん、それだけにしっかりと見極めて使用することが大切であることはいうまでもない。

　しかし繰り返し述べるが、これはレメディーによってつくられたホメオパシー的悪化（プルービング）ではなく、あくまでも患者本人にもともと内在していたものが症状として表面化した姿であり、潜在していたものが顕在化した好転反応である。この好転反応を恐れ、それゆえに好転反応を否定し、すぐに薬で症状を止めようとする医師ホメオパスがいるが、§67の注や§52をよく読み、プロのホメオパスならば好転反応をチャンスととらえ、その表面化した症状に基づいて適切な同種のレメディーを選択し、治癒へと導かなければならない。いずれにせよ、問題を解決するためには問題があることを本人が認識しなければならないが、そういう意味で、潜在する問題を浮上させることも治癒の一過程といえる。

　さらにもう一つ、これも好転反応の一つであるが、排泄反応というものもある。体毒がたまっていてそれが何らかの理由で抑圧されていた場合、その抑圧のブロックを外すことで体毒の排泄が生じ、悪化のように見えることがある。小便や大便を出さなければならないように、出さなければならない老廃物が体内にあった場合にはどうしても出るのであり、これをレメディーで止めることはできない。現代人は薬剤による抑圧が大きく、老廃物や異物がたまっていることが多く、必然、排泄反応もめずらしいことではない。『オルガノン』のなかにはこの排泄反応に関する記述は見られないが、『慢性病論』のなかには散見される。

ところで、よく高ポテンシーレメディーが危険であると誤解されるパラグラフとして§２７６があるが、それが誤読であることを説明する。

§２７６

「前に述べた理由から、症例に対しホメオパシーの治療として適切であったとしても、投与量が過剰であったときには必ず、そして服用による作用が強かったときには、選んだレメディーがホメオパシーの治療薬として適切なものであるほど（●ここまで第二版で書かれた）、また活性化されたエネルギーが高いものであるほど（１）（●ここが第五版で追加された）、それだけよりいっそうレメディーは危険なものとなる。しかも、ホメオパシーとは無関係な（アロパシーの）薬、すなわち病的状態に対して何の関連もない薬を同じく大量に投与したときよりも、はるかによりいっそう危険なものとなる（●ここまで第二版で書かれた）。ホメオパシーの治療薬として正しく選んだこうしたレメディーを大量に投与すると、とりわけ頻繁に反復して投与したときには、通常、甚大な被害をこうむる。患者の生命を危険にさらすことも珍しくない。そうでなくても患者の病気をほとんど治療不可能な状態にする。過剰に投与したホメオパシーのレメディーであっても、それが患者に作用したときには、もちろん生命原理の感覚から自然の病気を消し去り、その時点から患者はもはや本来の病気に苦しむことはない。しかし患者は、レメディーによる病気によって以前にもましてより重い病気になる。レメディーによる病気は、非常に激しいだけの、まったく類似した病気であり、再び根絶することはきわめて難しい（２）（●ここまで第六版で追加された）。

（１）最近、大量に投与することを推奨するホメオパスが現れている。その理由は二つある。一つは、投与するレメディーとして、以前のやり方でダイナミック化されたレメディーを低ポテンシーで利用しているからである（たとえば私自身、二五年前、見識を欠いて行ったように）。……（省略）……（●この注は第五版～第六版で書かれた）。

（2）……（省略）……　アロパシーの医師は、間欠熱のときでも同じようにキナ皮やキニーネを投与する。ホメオパシーの治療としてもそれが正しいと示されるが、高ポテンシーのチャイナを一つ、非常にごく微量でも投与するなら間違いなく役立つ（沼沢地の間欠熱の場合でも、明らかにソーラの病気にかかっていない患者には特に効く）。ただしアロパシーの医師は、キナ皮のキニーネを毎日きわめて大量に投与し、それによって慢性的な重度のキナ病を生じさせる（その間に、同時にソーラが進展する）。患者を少しずつ死へと追いやらないにしても、生命にとって重要な内臓器官を、特に脾臓と肝臓を損なわせ、少なくとも数年にわたって悲惨な健康状態に陥れるのである。ホメオパシーのレメディーを大量に使いすぎて生じたこの種の病気に対して解毒薬となるホメオパシーのレメディーがあるとは考えられない（●この注は第六版で書かれた）。」

この§276自体は『オルガノン』第二版から存在するパラグラフで、「投与量が過剰」が意味するところは物質的な投与量を意味する。そして、「また活性化されたエネルギーが高いものであるほど（1）」が第五版で新たに追加された部分である。したがって、もともとは「投与量が物質的に過剰であったとき、レメディーが適切であれば、それだけいっそうレメディーは危険なものとなる」という主旨であった。これは物質的なものをとったときの肉体的な負荷を考えれば当然である（症状が出て肉体に負荷がかかっているところに、同種の症状を惹起する毒性物質を大量に与えたならば、すでに負荷のかかっている肉体に同じ方向で過剰に負荷をかけることになるから）。

「また活性化されたエネルギーが高いものであるほど（1）」の部分が第五版で新たに追加されたことの意味は、

注（1）に書かれたように、かつてハーネマン自身が、低ポテンシーのレメディーを治癒効果が小さいと感じて、大量投与してしまっていたように、低ポテンシーのレメディーを大量に投与する医師ホメオパスたちへの警告、ならびにハーネマンが高ポテンシーの処方に移行した際に、それを受け入れることができずハーネマンから離反し、従来の低ポテンシーのレメディーを使い続ける弟子たちへの警告として追加されたものと考えられる。

「活性化されたエネルギーが高いものであるほど」という部分の意味は、「振盪によって活性化される非物質的なエネルギーが高いものであるほど」という意味で、「希釈・振盪によって高度にポテンシー化されたものであるほど」という意味ではない。このことは、注の（1）と（2）を読めば、おのずと理解できることである。

つまり、活性化されたエネルギーが高いものであるほどレメディーが危険になるという意味は、物質的に大量に、かつ高度にダイナミック化したものであればあるほど、そのレメディーはよりいっそう危険なものとなるという意味である。これは肉体的な負荷がかかっている方向と同じ方向に、出ている症状以上の症状を惹起するほどの物質量による大きな一次作用を与えるだけでなく、さらにダイナミックエネルギーの一次作用による負荷も同じ方向に加わるので、よりいっそう危険になるという意味である。

したがって§276は、最初に述べたとおり、アボガドロ数を超えるハーネマンのポテンシー化を受け入れることができず、ハーネマンから離れ、低ポテンシーのレメディーを使ったり、そのレメディーを大量投与する医師ホメオパスやかつての弟子への警告として挿入されているのである。

どういう人が大量投与の手法を好むかというと、やはり従来のアロパシー医学の考え方を脱しきれない人々で、効力が弱いと感じたときに、よりポテンシー化、よりダイナミック化する方向ではなく、量を増やすという方向に走ってしまう人々である。そういう人々を批判しているのである。だから、このパラグラフは高ポテンシーレメディーの危険性について述べているのでは全くなく、逆に低ポテンシーレメディーの危険性について述べているのである。
そして、「ホメオパシーの治療薬として正しく選んだこうしたレメディーを大量に投与すると、とりわけ頻繁に反復して投与したときには通常、甚大な被害をこうむる……（２）」は第六版で初めて書かれたところである。第六版でもやはり、物質的に大量投与の危険性について警告する部分がところどころにある。ここにいう大量投与が物質的なことについて述べている証拠が注の（２）である。注の（２）を見ると、物質をとったときの害が書かれている。したがって第六版で書かれた大量投与が意味するものが、物質的な大量投与であることは疑う余地がない。ゆえに、レメディーによる病気（ホメオパシー的悪化）によって、以前にも増してより重い病気になると警告しているのである。これは高ポテンシーのレメディーをリピートすることの危険性について述べたのではないのである。ハーネマンが高度に希釈・振盪（ポテンシー化）してレメディーを無害化・精神化して安全に使う方法を発見したにもかかわらず、以前の物質的な使用法をやめない弟子や医師ホメオパスたちへのさらなる警告あるいは脅しとして、第六版で書き加えたのである。実際、ハーネマンは『慢性病論』のなかで次のように述べている。

「きわめて微量の、希釈されたレメディーの投与によって生じる効力の存在が信じられていないのだ。人びとはこれを無視した。だからかえってむしろ、何年間も大量に投与し、よりいっそう多く投与することで、患者を危険にさらす。まさにこうした微量の投与を真っ先に取り入れていたなら、彼らは何をすることになったであろうか、こうした投与がたまたま効かないことがあったとしても、それ以上に憂慮すべきことが何か起きたであろうか、いや実際には、由々しきことは何も起きなかったであろう。」

もし本当に高ポテンシーレメディーが危険だとハーネマンが考えていたのであれば、このようなことは書かなかったであろうし、『オルガノン』のどこかで高ポテンシーレメディーの危険性について述べていたはずである。ところが、『オルガノン』のどこにも高ポテンシーレメディーの危険性についての記述はないのである。

§270の注（6）に以下の文章があるが、これも誤解されやすいところである。

§270の注（6）

「しかし希釈用の溶媒一〇〇に対して薬が一のように、非常に溶媒の分量が少ない場合、強力な機械を使って非常に多くの振盪をいわば無理やり行っても、このようにしてできあがった薬は、特により高度にダイナミック化されていればいるほど、とりわけ衰弱した患者に対してはほとんど瞬時に、それでいて嵐のように激しく、それどころか危険なくらいに激しく影響を及ぼす。」

§270は§276と同様、高ポテンシーレメディーの危険について書かれたものではなく、一〇〇倍希釈のような低希釈の物質を強力に振盪してダイナミック化したレメディーを、衰弱した患者に使用することの危険性について書かれたものであり、やはり離反した弟子たちへの警告として意図的に盛り込んだことがうかがえる。ちなみに、この部分は第六版で書かれたものである。

■反復投与は危険か？

§247のなかで反復投与の危険性について書かれているが、このパラグラフ全体を読むと、ハーネマンが新たに発見した方法（LMメソッド）では、ダイナミック化の程度を変えることで、いくら反復投与しても安全であることを強調するために、また弱毒化したレメディーを繰り返し投与する離反した弟子たちに警告するために、反復投与の危険性をことさらに強調していると考えられる。

§247

「何も変更しない投与によって患者は、さらに別の種類の病気になり、以前よりも非常に重い病気になることしかあり得ない。

……（省略）……

ダイナミック化の程度を投与するたびに変更すると、

今私が示したように、レメディーを反復して投与する回数を増やしても、何度も振盪することによってレメディーをどんなに活性化しても、何の障害も起こらない。」

一方ではリピートすることで重大な病気を引き起こすと述べ、もう一方ではいくらリピートしても何の障害も生じないと述べている。この対立する論理の同居は上記のような理由からであり、必ず液体フォームで振盪（ダイナミック化）しながらリピートするようにと言っているような印象を受ける。同時に、ましてや弱毒化したものを頻繁にリピート（大量投与）するという、旧態依然とした方法を続けている連中は知らないぞと脅しているようでもある。

私が学長を務めるロイヤル・アカデミー・オブ・ホメオパシー（ＲＡＨ）では、液体フォーム（アルコールフォーム）のレメディーをたたきながら、すなわちダイナミック化の程度を変えながらリピートする処方を学生やホメオパスたちに推奨している。

ところで、ダイナミック化せず、ポテンシー化もせずに反復投与してよい例が、§２８２の注（１）に書かれている。リピートすることを無思慮に批判する人々がいるが、このような人々はこのパラグラフを熟読する必要があるであろう。この部分は第六版で書かれたものである。

§２８２の注（１）

「すなわち、マヤズムが関与している場合（特に皮膚に出ている場合）、同じポテンシーで一日に何回も服用しても何も問題がない。過剰な投与量でレメディーの病気（ホメオパシー的悪化）を引き起こしたり、それでもそのままレメディーをとり続けることで慢性化した病気を生みだす可能性があるのではないかなどという心配をする必要がない。」

現代の慢性病でマヤズムやマヤズム傾向が関与していない慢性病などあるだろうか？　前述のとおり、『オルガノン』第一版～第三版は慢性マヤズム理論が確立していない初期のころに書かれたものであり、急性治療の手法が主となっている感が否めない。これに対して、『慢性病論』は主に慢性治療について書かれている。これらのことから、『オルガノン』だけでなく『慢性病論』も併せて熟読することで、「一回に一種類のレメディーをとって待つ」という教義が、きわめて狭いケースにしか有効でないことが理解できるだろう。

■一回に二種類以上のレメディーをとると危険か？

§273と§274は『オルガノン』第一版で書かれたものであるが、一回に二種類以上のレメディーをとることを禁止している。これに関しては上述したように、弱毒化したレメディーの場合、人道的な観点からも一回に一種類が原則であるといえるだろうが、毒性の全くないレメディーを使う場合は当てはまらない。

§273

「……（省略）……　ホメオパシーにおいては、種類の異なった二つのレメディーを一度に患者に服用させることは決して許されないことなのである。」

この一回一種類の原則が外向きのものであることを示す決定的な証拠がある。それがエギディ事件と呼ばれているものである。少々長いが、エギディ事件について『ホメオパシールネサンス』（ホメオパシー出版刊）から引用する。

「エギディ事件として知られるその話は、正式には一八三三年、ハーネマン自身の治療で治癒した経験を通じてホメオパシーに転向したイタリア人医師、エギディ博士（Dr. Aegidi）という人から届いた手紙で始まる。エギディ博士はその後、熱心なホメオパシーの転向者となり、このホメオパシーの創始者と交わした手紙の親密さ、および繰り広げた個人的な関係において、おそらくボーニングハウゼンに次ぐハーネマンの最も親しい親友となった。その有名な手紙の時代、エギディ博士はドイツのデュッセルドルフで働いていたが、それはハーネマンがその都市の貴族社会の人々と個人的に仲介をしてくれたおかげである。

エギディ博士は一八三三年の春(おそらく四月か五月)に、二つのレメディーを同時に使って治癒した二三三のケースに関する報告をハーネマンに書き送っている。ハーネマンは一八三三年六月一五日付の手紙でこれに返答している。

ハーネマンの返事は広範囲で肯定的なものである

親愛なる友にして同僚へ

「私が単なる偏見から、あるいはそれが私の学説に変更を引き起こすことになるかもしれないからといって、よいものをあえて拒絶するとは思わないでほしい。君も同じだと思うが、私はただ真実を欲しているのだ。だから、そのような幸運なアイデアが君に生まれたことをうれしく思うし、君がそれを必要なときに限って使ってきたことをうれしく思う。「両方のレメディーが、おのおの別の局面から、ホメオパシー的に適切であると思われるケースにおいてのみ、二つの薬剤は(最低限の投与で、または嗅覚によって)一緒に与えるべきである」。そのような状況下においては、その処置がわれわれの技術の必要条件とあまりにも一致しているので、あえてそれに反対するものは何もない。それどころか、ホメオパシーは君の発見に祝辞を表するべきなのだ。私自身、機会があり次第、それを実践に移そうと思う。そして、それがよい結果となることに疑いはない。ボーニングハウゼンが全くわれわれと同じ意見で、また、そのように行動していることがうれしい。私も両方のレメディーは同時に与えられるべきだと思う。ちょうど、患者にヘパ・ソーファーをとらせるかかがせるかするときにソーファーとカルカーブを一緒にとるように、または患者がシナバリスをとったりかいだりするときソーファーとマーキュリーを一緒にとるように。それで、私が君の発見を間もなく発行される『オルガノン』の第五版に記して世の中に知らしめるのを許してほしい。しかしそのときまでお願いだからそれを君の胸にしまっておいてほしい。また私が大いに尊敬するヤール氏(Mr. Jahr)にも同じようにしてくれるよう頼んでほしい。私は同時にそこで、軽率に選んだ二つのレメディーを組み合わせて使う処方の濫用すべてに対して抗議し、また真剣に警告する。(Heahl,

Vol. II, p.85)」

それからハーネマンは一八三三年六月一七日、友であるボーニングハウゼンにこの件に関して手紙を書き、彼自身がこの方法を使い始めたこと、そして新しく出される『オルガノン』第五版のために特別な段落を書いたことを述べた。

「私も適切に組み合わせた二つのレメディーのにおいをかぎ始めた。そして何らかのよい結果が得られると思っている。また、『オルガノン』の第五版にこの方法について特別な段落を設けた。こうやって世の中にこの方法を紹介した（R・ヘール、『ハーネマンの生涯と著作』、Vol. II、p.253)。」

ハーネマンはほぼ二か月後の八月一九日に再びエギディに手紙を書いて、是認の意を繰り返し、『オルガノン』の第五版に付け加えるべく本当に新しい段落を書き、ちょうど印刷業者に送られたところであることを確認している。その手紙には、必ずしもハーネマンが発見したのではなくとも、この真実（二つのレメディーの使用）を世の中に示さずにおくべきではないことが記されている。

「私は君の発見である二つのレメディーの投与について『オルガノン』の第五版に特別な段落を設けた。昨日の夕方、アーノルドにその原稿を送って、それをすぐに印刷し、口絵として私の肖像の鋼版画を載せるよう命じた。優先権競争が心配だ。三〇年前私は優先権を争うには弱すぎた。だが過去長い間、私がただ望んだのは、私を通してだろうが、他人を通してだろうが、世の中が最良のもの、最有益な真実を手にすることなのだ。（Heahl, Vol.II, p.85)」

二つのレメディーの同時使用に関する新しい段落は、以下のものになるはずだった。

§274b

「二つのレメディーの投与が完全にホメオパシー的で全く理にかなういくつかの病気のケースがある。それは、たとえば、二つのレメディーのおのおのがその病気のケースに適切であるようにみえる場合だが、それはおのおのが別の局面から適切であるということである。または、その病気のケースが、私の発見した慢性病の三つの根本原因の二つ以上によるものである場合、たとえば、疥癬に加えて、梅毒や淋病も関係している場合である。非常に迅速な急性病の場合同様、二つか三つの最も適切なレメディーを交互に与える。すなわち、コレラにおいてはキュープロムとバレチュームを、クループにおいてはアコナイトとヘパ・ソーファーとスポンジアを与えるように、慢性病においては、私は別々の局面から作用する二つのとても望ましいホメオパシーのレメディーを最小投与で同時に与えるかもしれない。ここではっきりと言っておかなければならないが、二つのレメディーを無思慮に組み合わせたり軽率に選ぶことは決してないように。それはアロパシーの多剤投与と似通っている。もう一度、特に言っておかなければならないが、そのように正しく選んだホメオパシーの二つのレメディーは最高にポーテンタイズし、希釈した上でしか投与してはならない。（トーマス・L・ブラッドフォード〈Thomas L. Bradford〉、『ハーネマンの生涯と書簡：The Life and Letters of Hahnenam』, p.486）」

……（中略）……

一八六五年七月の『英国ホメオパシージャーナル：British Homeopathic Journal』において、ある社説がそのとき何が起きたかを説明している：

「エギディ博士はハーネマンに、病気の別々の部分に反応する、高度にポーテンタイズされた二つのレメディーを投与することを提案した。ポーテンタイズされた状態においては、そのようにミックスされたレメディーは化学反応を起こす能力はなく、おのおのが別々に対応する領域で作用するだろう。ボーニングハウゼン博士はこの考えを承認し、ハーネマンはその問題を一八三三年のホメオパス中央協会（the Central Society of Homoeopathic Physicians）の会議で発表するようすすめられた。（ところが）彼はそこで、このアイデアがおそらく旧派の多剤投与につながると説得され、『オルガノン』の新しい版からこの学説を除外することに決めたのだった。」

この報告からは、いつハーネマンが新しい段落を取り下げる決心をしたのかは明確ではない。しかし彼は同僚にそのアイデアを発表してからしばらくの間、決定を遅らせたにちがいない。九月一五日に、彼はボーニングハウゼンに手紙を書き、以前からずっとそうするようすすめられていたので、結局、政治的な理由でその段落を取り下げることを決意したと伝えた。そのアイデアがライバルのアロパシー医に都合よく利用されるという非常に強い懸念が起こったにもかかわらず、ハーネマンはその新しい段落を削除するのをまだ躊躇（ちゅうちょ）していたようにみえる。ハーネマンによれば、最終的に彼の立場を決めさせたのは、ホメオパシーに強い共感をもっていたフーフェラント（Hufeland）という影響力のあるアロパシー医が、二つのレメディー使用に関する新しい段落のニュースを、ホメオパシーが伝統的医療界に戻る前兆として歓迎しているといううわさだった。」

以上がエギディ事件の全貌である。さらなる詳細は、『ホメオパシールネサンス』を参照されたい。

つまりハーネマンは、以下の局面において、一回に一種類の原則に従う必要はないと考えていたのである。

①お互いに異なる側面からカバーし合うレメディーと考えられるとき

②複数の病気があると考えられるとき

ハーネマンは、慢性マヤズム理論を確立したころには、一回に一種類をとって待つという方法に限界を感じ、治癒を加速させるための方法を模索していたことがわかっている。このころは、高ポテンシーの無毒化されたレメディーに移行した時期でもあり、レメディーによるホメオパシー的悪化の危険がなくなっており、また病気が同時に複数存在しうることも明らかになっていて、同時に二種類以上のレメディー投与を容認する素地が整っていたといえる。何より、エギディ博士の経験は、適切に組み合わせた二種類以上のレメディーを同時に投与すると治癒を加速することを証明している。だからこそハーネマンも、エギディ博士の報告を受けて、直ちに『オルガノン』第五版に掲載することを決定したと考えるのである。

さらに、ハーネマン自身が同時に二種類以上のレメディーを投与していたことが、ハーネマンのケース集から明らかになっている。

同じように、『オルガノン』に書かれていることと、ハーネマン自身が実際に行っていた処方との間に矛盾があることがいくつかわかってきているが、その一つがノゾーズ（病原体・病原組織由来のレメディー）の使用である。

§56の注（1）

「……（省略）……人間に生じた病気からつくった薬剤（たとえば人間の疥癬からつくったソーラ薬）によって、人間に生じる同じ病気（人間の疥癬やこの疥癬から生じる悪い状態）を治療したいと思うことは、とんでもないことである。これによってもたらされるのは、不治の病と病気の悪化にほかならない。」

上記はノゾーズの使用を禁止しているが、ハーネマン自身、ノゾーズを使用しており、内弟子にその使用を認めていたことがわかっている。

このように、ハーネマン研究の最先端では、ハーネマンが内弟子と外弟子に対して異なる言説を使い分けていたことが明らかになってきている。すなわち、『オルガノン』のように誰もが読むことのできる本に書いたり外弟子に対して言うことと、ハーネマンが信頼を置いた本当の弟子つまり内弟子に言うことは違っていたということである。言うなればそれは、『オルガノン』には、アロパシー医師にホメオパシーを悪用されないための方便と、自分から離反した弟子への警告が多分に含まれていることを意味するだろう。一回に二種類以上のレメディーをとってはならないという原則も、その一つと考えて間違いない。

ここで参考に、私の症例を紹介する。

主訴：リウマチ。
基調：手首の痛みはある程度動かすことで好転するが、膝の痛みは動かすことで悪化する。
処方：ラストックスとブライオニアをコンビネーションにしてアルポ（アルコールポテンシー）で出し、介入レメディーとして毎週水曜日の朝にカルカーブ、毎週金曜日の夜にチュバキュラィナムをとるよう指示する。
解説：手首と膝の二つの基調を同時にカバーするレメディーが見つからず、全体像をとらえたときに、ある程度動かすことで好転する基調にはラストックスが、動かすことで悪化する基調にはブライオニアが適していると判断し、この患者にラストックスとブライオニアを同時に与えた。さらにこの症例の場合、手首と膝の病理の進行度合が異なることも理解しなければならない。ブライオニアはラストックスより慢性であるということである。また、このようになってしまった骨の弱い根本的なレメディーとしてカルカーブがその下にあることがわかり、このようになりやすい傾向、体質、遺伝マヤズムとして、チュバキュラィナムがあることがわかった。これがこの患者の正しい意味での全体像であり、この全体像へのアプローチが総合的アプローチ三次元処方の一端である。
結果：二か月の間に一気にリウマチの症状が改善された。

また私は、自閉、多動などの発達障害の子どもたちに、植物のマザーチンクチャーをベースにして、そこにレメディーをコンビネーションにして加えた三種類のチンクチャーを使用しているが、このチンクチャーも大きな効果を発揮している。病気の原因が同一と考えられる場合に限り、ハーネマンがある種の流行病に特定のレメディーを一対一で対応させたように、病気の原因が同一と考えられる場合に限り、一対一で対応させて、病名に対するコンビネーションレメディーを投与してもよいと考える。なぜなら、一様に効果的だったからである。もちろん、実際の処方においては、医原病のふたが取れて本来の症状が明確になってきたときに、総合的アプローチをするのである。

①お互いに異なる側面からカバーし合うレメディーと考えられるとき

②複数の病気があると考えられるとき

には、同時に二種類以上のレメディーを使用してよいとハーネマン自身考えていたが、私のコンビネーション投与や同時投与も、上記原則に準じて行っていたのであり、でたらめにレメディーを混合していたのではない。私の三次元処方も、病気が同時に複数存在しうるという考えのもとに編み出されたものであり、病理学的な理解と慢性マヤズムとその傾向の理解なくしては、なし得ないわざなのである。

ハーネマンはすでに取り上げた『オルガノン』の§246で述べているように、治癒までの期間を短縮させる方法を模索していた。そしてLMポテンシーで頻繁にリピートするという液体フォームでの処方方法を編み出し第六版で発表しているが、この三次元処方は、治癒をいっそう加速させ、治癒するまでの期間を短縮させるメソッドといえる。

このような歴史的背景を考慮せず、『オルガノン』の一部のパラグラフだけを取り上げて、原則に反するといって糾弾するのは、もはや時代錯誤的であるとさえいえる。病理が複雑に進行してしまっている現代、適切な同時投与は患者を迅速に治癒に導くために不可欠と考える。

ホメオパシーは経験の医学であり、ハーネマン自身が自身の経験に基づき、原理原則を変えてきたという事実がある。新しい原則にのっとり同時投与をするならば、劇的な効果を上げることができる。これは事実であり、私たちがしなければならないことは、そのことを経験をとおして認め、原則をよりよく変えていくことである。経験よりも原則のほうが正しいなどということはあり得ない。治癒したという経験は、原理原則より正しいのである。

■最類似レメディーを投与しなければ危険か？

最類似レメディー（シミリマム）を投与するという原則も、一回に一種類のレメディーをとって待つという原則から派生しているものと考える。もし病気が一種類のレメディーで完治するなら、最類似レメディーという考え方は正しいといえるだろう。急性病ではそれはありうることである。ただし、ハーネマンが§169で述べているように、レメディーの数の限界から、すなわち、病気の種類だけレメディーの種類が存在しないことからくる限界もある。

§169

「既知のレメディーの数が十分でないために、病気を診察してレメディーを選んだ一回目のときでは、病気における症状の総体が、一つのレメディーから生じた病気の個々の症状とよく合致しないことがある。」

慢性病においては、一種類のレメディーで完治することはまずない。これはハーネマン自身が述べていることである。たとえば、§179、§180、§182には、次のように書かれている。

§179

「これ以上にもっと頻繁に起こるのは、そのときはじめて選んだレメディーが、一部分だけしか、つまり厳密には類似していない場合である。レメディーを適切に選びだすために導いてくれる症状の数が十分でなかったからである。」

§180

「このようなときレメディーは、確かにその時点ででできる限りよいものが選ばれる。だが、前に述べた理由からホメオパシーの治療としては不完全なものであるにすぎない。」

§182

「この場合、現れている症状の数が非常に少ないためにレメディーを完全に選択することができないのはやむをえないことである。それでもやはり、不完全ながらもレメディーを選んでいくことが、病気の症状内容を完全にすることに役立つ。このやり方によって、より優れて適したレメディーを見つけだすことが容易になるのである。」

もちろん、最類似レメディーを探す努力は必要であろう。しかし慢性病においては、それは現実的ではないし実践的でもない。実際のところ慢性病（症状のはっきりしない病気）では、「最類似レメディー（シミリマム）」ではなく「類似レメディー（シミラー）」をそのつど投与していくことで症状が明確になってゆき、完治に至るのである。「最類似レメディー」ではない「類似レメディー」を投与することが危険であるならば、ホメオパシーで安全に治癒へと導くことができるのは超能力者だけとなってしまうだろう。すなわち、超能力によってシミリマムを当てられる人だけが安全に治癒に導くことができる、ということになってしまう。

§184

「さらに、どのレメディーでも作用が終わり、今の状態にもはや適せず役立っていないと思われたなら、後に残っている症状に従って、病気の状態を新たに記録する。こうしてわかってきた症状群に基づいて、そのつど適したレメディーをできるだけ探しだす。これを健康になるまで続けるのである。」

また『慢性病論』には次のように書いている。

「内在するソーラ、遺伝、事故やけが、急性マヤズム、医原病などがあり、一人の患者に病気は同時に複数ありうるので、症状の全体像から一つのレメディーを割り出すことはできない。」

「ソーラに対するレメディーがたった一つだけで治癒する可能性はきわめてまれである、ということだ。さらに言えば、むしろこうしたレメディーをいくつか使うことが必要であり、最悪の症例となると、完治させるためには徐々にたくさんのレメディーを使う必要がある。ソーラ全体とその発現したあらゆる状態を治癒するためには、たった一個の、唯一のレメディーだけでは十分でない。むしろそのためには、ソーラに対するレメディーをいくつか必要とする。」

要するに、病気は複数同時に存在することがあり（それは慢性病ではよくあることであるが）、そうなるともはや「最類似レメディー（シミリマム）」という概念自体が幻想的なものとなってしまう。

「一回に一種類のレメディー（シミリマム）を与えて待つ」という原則は、病気が一つしかない急性病に対して、弱毒化したレメディーを使用する場合に成り立つ原則なのである。

私は一人の患者が類似しない病気を同時に三つもっているとき（それは、三つの病気における基調や感覚が異なること、そして慢性マヤズムの知識から理解できるのだが）、三つの病気のそれぞれに対応する三種類のレメディーを一緒に出すことで、難病を速やかにかつ穏やかに治癒に導いた症例を数多くもっている。

私は本当のところ、「自分はここまで発見した。あとは後世の若者が努力と忍耐をもって真実を発見するのだぞ！」というハーネマンの声なき声に励まされて、ここまでたどり着くことができたと思っている。私にとってホメオパシーの師はやはりハーネマンであり、師を超えることが弟子の最大の恩返しならば、よりいっそう精進し、ハーネマンを超えてゆくしかあるまい。そしていつか私も、ホメオパシー医学が真に開花し、人類が幸福になるための超えられるべき階梯の一段となることができたら幸いである。そして同じような志をもつホメオパシーを学ぶ学生やホメオパスに、このすばらしい『オルガノン』と私の解説が役に立つことを願う。

凡例

一、テキストは、シュミット（Josef M.Schmidt）校訂・編集の“Organon der Heilkunst” Standardausgabe der 6. Auflage, Karl F. Haug Verlag, 2002を使用した。

二、第六版の「序論」の「節」は原典になく、訳者たちが補ったものである。

三、本文中の注、(1)、(2)、(3)…は、原注である。

四、本文中の注、※1、※2、※3…は、訳注である。

五、原文の太字はそのまま訳文でも太字にした。

六、本文中の丸括弧（…）は原文にあったものである。

七、本文中の角括弧［…］は訳者が補った割注である。

八、❶～❻の数字は、オルガノン第何版で書かれたものであるかを示している。❷(❶)は第一版で書かれ、第二版で改訂されていることを意味する。

（※これはあくまでも、読者の読解の参考となるようつけたものであり、文献学的な正確さを保証するものではない。）

九、レメディー名に関しては原則として、ドイツ語で表記されたものは和名に、ラテン語のものは英語の音でカナ表記した。ただし、すべてがこの限りでない。

一〇、病名に関しては、マヤズムはそれぞれ英語の音でカナ表記し、ソーラ、サイコーシス、スフィリスとした。それ以外の病名は現行のドイツ語辞典にしたがった。

一一、参考文献は、使用したテキスト・訳書・注釈書のみをあげた。

はじめに

一般的にいうと、これまでの医学[※1]（アロパシー[※2]）は、物質的な原因、**（存在しない病気である）**血液の過剰（多血症[※3]）、あるいは病原となる物質や刺激剤を前提としたうえで、病気を治そうと治療してきた。それゆえ彼らは、生命に重要な血液を抜き取って実在しない病原物質を取り除いたり、さまざまなやり方で（催吐薬、下剤、唾液の分泌や発汗や排尿を促進する薬、吸い出し膏、化膿薬、排膿孔[※4]など）、患部から離れた部位にそのような病原物質を導いたりする。こうして病気を衰えさせ実質的に根絶することができるのだと信じて疑わないからである。しかし、それによって患者の病気を増殖させ、痛みを伴う処置をした場合と同様に、治療に不可欠な体力と栄養のある体液を患者の体から奪い取ってしまうのである。

　これまでの医学は、強力な薬を大量に、しばしば長期間にわたって、すぐに繰り返し投与することで患者の体を攻撃する。使った薬の作用は長く続き、恐ろしいこともまれではないのに、その作用について彼らは何も知らない。しかも、そういういくつかの未知の物質を一つの薬の形に混合することによって、わざとわからないようにしているようにもみえる。こうして彼らは、このような薬をいつまでも使うことによって、部分的に根絶できないような医原性の新しい病気をさらに植えつける。

　できることなら、彼らは、患者にずっと気に入ってもらうために(1)、反対の作用によって（「反対のものは反対のものによって」）短期間でただちに病気の症状を抑えつけて覆い隠す薬（緩和薬）で処置をする。しかし、こういう薬は、症状の根本にあるもの（病気そのもの）に勢いを与え、それを悪化させた状態を後に残す。

　彼らは、体の外側の部分が悪くなると、悪いのはその部分だけであり、そのとき、ほかの部位は無関係であると考える。これは間違っている。だがそう考えたので、外用薬の使用や外科的な処置によってその悪い状態を取り除けば、治療は完了したと思い込んだのである。その結果として内的な病気は、体のなかでもより大切で重要な部位に、より危険な状態で発症せざるをえない。そのうえ彼らは、衰えることのない病気や悪化している病気にどう対処したらよいのかわからない。そういうとき、これまでの医師たちがすることといえば、せいぜい、彼らが「変化薬（アルテランス）」※5と呼んでいる薬を使って、たとえば、生命の基盤を崩す塩化第一水銀や塩化第二水銀など、その他、作用の激しい薬を大量に与えて、盲目的に病気を変化させることだけである。

従来の医師たちは、主に次のような忌まわしい仕事をやってきたのだと思われる。病気の蔓延に苦しんで弱った患者たちにいつまでも衰弱と苦痛を与え、破壊力のあ

※1　「これまでの医学」(die alte Medizin)。「これまでの医師たち」(die bisherige Arzneischule) などを指す「学校医学」(Schulmedizin) という言葉があるが、ハーネマン自身はこの言葉を用いていない。ホメオパシーの医師フランツ・フィッシャー (Franz Fischer, 1817-1878) が、一八七六年に雑誌『ハーネマニア』(Hahnemannia) においてはじめて使用したといわれている。

※2　「アロパシー」(Allöpathie)。ハーネマンは、ホメオパシーと反対の治療法を意味する言葉として、ギリシャ語の **allos**（ほかの、別の）と **patheia**（病的状態）とからこの言葉をつくった。おもに二つの意味で使用されている。一つはホメオパシー（類似療法）とは反対の「対症療法」として、もう一つはホメオパシー以外の治療法としてである。

※3　「多血症」(plethora)。「充満」を意味するギリシャ語 **pletura** から。ラテン語は、**plethora** または **plenitudo** である。ヒポクラテスは「満腹 Sattheit」の意味で使用した（『急性病』）。エラシストラトスが「多血」の意味で医学用語として使用し始め、病気の原因をすべてそのせいにした。ガレノスは血液だけでなく体液の過剰にもその用語を用いた（"De Plenitudine"）。血液の過剰がどうして病気と考えられたのかは、この当時の「血液」がどう思われていたかを理解しなければならない。血液は摂取した栄養から直接的に生じたものであると考えられていた。はじめに胃の中で食べ物が粥状に消化され、次に肝臓で血液になり、心臓や身体各部に送られて、そこで部位の素材に同化する。つまり、血液は栄養などを運ぶのではなく、それそのものが栄養として素材となる。したがって、その原因は過剰な栄養の摂取であるとされた。

※4　「排膿孔」(Fontanelle)。古フランス語 **fontanelle** から。**fontaine**（泉）に指小辞 **elle** の付いた形。「打膿」とも訳される。体に人工的に穴をあけ、膿を出した。その状態を保つために、串線（糸）をその傷口に差し込んだ。

※5　変化薬 (alterans)。ラテン語の動詞 **altero** の現在分詞 **alterans** を名詞（中性単数）に用いたもの。別の個所に出てくるアルテランティア (alterantia) も、現在分詞を名詞（ただしこちらは中性複数）に用いたもの。

る医原性の新しい病気を新たに生みだしてきた。そしてこれによって、たくさんの病気を、しかも慢性化した病気を、それで死ぬことはないとはいえ、それでも治療不可能な状態にしてきたのである。こうした破壊力のある治療法を一度でも手にしたなら、良心の警告に対してまったく何も感じなくなる。これは**何と楽な仕事であることか**。

それでもやはり、これまでの通常の医師たちが、こうしたすべての危険な処置の根拠を述べるときはいつも、その根拠たるや、読んだ本や教わった先生から得た偏見に染まったもの、さらに、歴代の立派ないろいろな医師たちの権威にすがったものであるにすぎない。どんなに矛盾し無意味な治療法であろうと、結果的に失敗してどんなに強く非難されようと、そこには言い訳やはったりが見つかるものである。長年の失敗から自分のいわゆる医学の破壊性について心のうちでは確信しているのだけれども、これまでの医師たちは、どんなに重篤な病気の治療であっても、オオバコの液汁とイチゴシロップの混ぜたもの（役立たないもの）を使うにすぎない。こういう医師にかぎって、健康が破壊された患者や死亡した患者の記録を少しも残さない。

こうした危険な医学は、何世紀にもわたって堅固な壁のような特権と権力にがっちり守られ、意のまま、思いのままに患者の生死を操ってきた。そしてその間、どんなにひどい戦争よりも一〇倍も多くの人々の寿命を奪い、何百万人もの患者の病気を、何もされなかったもともとの状態よりも悪化させ、より悲惨な状態にしてきた。こうしたアロパシー医学の現状について、私は本書以前の版の序文(2)でもっと詳しく明らかにした。今度は私は、それとは正反対の医学を、すなわち私が発見した本物の医学（以前よりも多少完成度が高いものである）をお見せすることにしよう。

この医学（ホメオパシー）は、これまでの医学とはまったく違うものである。熟考する人であるなら、だれもが容易に納得できる。すなわち、人間の病気とは、物質や刺激物、つまり病原物質によって生じるのではなく、人間の体に生命を付与する精神的なエネルギー[※6](生命原理、バイタルフォース)の精神的な[※7](ダイナミックな)撹乱状態にほかならない。ホメオパシー療法では周知のように、治癒の働きは、服用された適切な[※8]レメディーに対するバイタルフォースの逆作用によってのみ生じる。しかも、患者のバイタルフォースの勢いが強ければ強いほど、それだけいっそう確実で迅速な治癒の働きが生じる。それゆえホメオパシーは、**どんなに少しであっても患者を衰弱させること**(3)を避ける。また痛みは体力を奪うので、痛みを生じさせるどんな刺激をもできるかぎり避ける。したがってホメオパシーは、健康状態を(ダイナミックに)変化させ変調させる効力のあるレメディーだけを治療に使用する。言い換えると、ホメオパシーによって厳密に知られ、探しだされる薬とは、健康状態を変化させ、目の前の自然の病気を類似性によって(「類似のものは類似のものによって」)取り去ることのできる効力をもった薬である。ホメオパシーは、こうした単一のレメディーをごく微量で患者に服用させる(きわめて微量なので、痛みや衰弱を生じさせずに自然の病気を消し去ることができる)。結果的に、患者は少しも衰えず、痛みや苦しみもなく、自然の病気は解消する。すでに改善している最中に患者の体力はおのずから増加し治療される。こういう仕事は確かに簡単であるようにみえるが、それでもきわめて熟考を要するものであり、厄介で困難な仕事である。しかしこの仕事は、患者の健康を短期間のうちに負担なく完全に回復させるものであり、治癒を

※6　生命原理、バイタルフォース(Lebenskraft, Lebensprinzip)。「生命原理」は第六版に最も頻繁に出てくる。第四・五版の Lebenskraft を、Lebensprinzip に書き換えたり、括弧(…)付きで補ったりされている。初版から第三版には用いられていない。

※7　ダイナミック(dynamisch)。通常は、動態的・力動的などと訳される。ギリシャ語の Dynamis から。

※8　レメディー(Heilmittel)。ホメオパシーの薬を意味するときは、すべてではないが原則として「レメディー」と訳した。

生みだし幸福を与えてくれる仕事である。

したがってホメオパシーは、いたって単純明快な医学であり、その原理と治療法は常に不変である。そのよりどころにしている理論と同様に、適切に理解したならば、自己完結したものである（つまり、**ただそれだけで**十分に役立つ）。それゆえ、ホメオパシーの理論が純粋であるのと同様に、それを実践することの純粋性についてもおのずから明らかである。これまでの医学（すなわち昼と夜がまったく違うようにホメオパシーとは正反対の医学）が行ってきた惰性的な破壊の仕事へと間違って戻ってしまうことが絶対にあってはならない。もしそうでなければホメオパシーは、ホメオパシーという由緒ある名前を使うことをやめることだろう。

サミュエル・ハーネマン

一八四二年二月　パリ

（1）やはり患者に気に入られようとして、手抜かりのないアロパシーの医師たちは、患者の病気に対してあるるために、まっさきに、患者の病気に対してある種の病名を捏造する。ギリシャ語の病名が最も好まれる。自分はずっと以前から病気をまるで旧知の仲であるかのように知っており、それゆえ自分が最もよくその病気を治療することができるかのようにふるまうのである。

（2）以前に証拠として実例を引き合いに出したとおりである。つまり、かなりずっと前の時代、注目すべき治療がさまざまな地域でなされていたが、必ず薬を使っていた。その薬はその当時導入されはじめていた治療に反するものであり、偶然にして医師の手に入ったのだが、まったくホメオパシー的な治療で使うものであった。

（3）ホメオパシー医学は一滴の血も流さない。催吐薬や下剤を使わない。緩下薬も発汗薬も使わない。外用薬の使用や外科的な処置によって外部の症状を除去しない。熱い鉱泉や未知の鉱泉を利用しない。薬を混ぜた浣腸薬を処方しない。カンタリス軟膏［ハンミョウを干して粉末にした発疱薬］やカラシ軟膏を塗らない。串線（かんせん）および排膿孔に頼らない。唾液の分泌を刺激しない。もぐさや熱い鉄によって骨まで焼くことはしない、など。ホメオパシーは、他人の手を借りずに自分の手で処方した単一のレメディーを与える。使う薬は正確に知っており、決して混合したものではない。ケシによって痛みを止めない、など。

目次

第一〇節　アロパシーからホメオパシーへ　第一一節　ホメオパシーの治療がなされた形跡
第一二節　民間に伝承された治療薬　第一三節　ホメオパシーと思われる言及

オルガノン本文 ……… 133

§1、2　医師の唯一の使命は、速やかに、穏やかに、持続的に治療することである。

（注）治療とは、理論的な体系の組み立て、説明を試みることではない。

§3、4　医師は、病気において治療すべき対象と、さまざまなレメディーから治癒の作用のあるものを探しだし、その両者を適合させ、人間の健康を維持する仕方を心得ておかねばならない。

§5　病気を引き起す誘因や根本原因、その他状況的な要因に注意を向けることは治療に役立つ。

§6　医師にとって病気とは、病的症状の全体像にほかならない。

（注）これまでの医師たちが考えだした病気の本質（第一原因（プリーマ・カウサ））はあり得ない。

§7　状況的な要因（§5）を考慮しながらも医師は、病気を治療するためには、単に症状の全体像を取り除くだけでよい。

（注1）明らかに病気を生みだすきっかけとなる原因や、病気を持続させる原因は除去すべきである。

（注2）一つの症状だけにしか目が向かない、症状に基づく緩和療法に対する非難。

§8 すべての症状が根絶されたときには常に、内部においても病気は治療されている。

(注) 従来の医師たちは、これを理解できずに否定する。

§9 健康のとき、**精神のような力**(自己統治の力、バイタルフォース)は体に生命を付与し、体を調和的な秩序のある状態に維持する。

§10 この、生命を付与する、精神のような力がなければ体は死んでしまう。

§11 本来、病気のときに撹乱された状態にあるのはバイタルフォースだけであり、このバイタルフォースが、体の感覚異常と機能障害を通じて病的状態(内的な変化)を示す。

(注) **ダイナミック**という言葉の説明。

§12 治療によって症状の総体が消えると、バイタルフォースの病的状態、すなわち病気の内的および外的な状態すべてが消える。

(注)「バイタルフォースがいかにして症状を生じさせるのか」のように「いかにして」の問いによって問われていることは、治療のために知る必要がない。

§13 外科的治療の不要な病気を、人間の内部に住まう固有で特殊なものとみなすことは意味のないことである。しかし、このためにアロパシーは非常に危険なものとなった。

§14 すべての治療可能な病的なものは、病気の症状を通じて医師に知らされる。

§15 バイタルフォースの病的状態と、これによって生みだされた病気の症状の両者は、分離不可能な一つの全体であり、同一のものである。

§16 病気を生じさせる有害因子が精神のように影響を及ぼすことによってのみ、精神のような私たちのバイタルフォースは病気になりうる。また、レメディーが精神のように（ダイナミックに）影響を及ぼすことによってのみ、健康へと回復することができる。

§17　それゆえ治療師がすべきことは病気の症状の全体像を消し去ることだけであり、こうして病気の全体を取り除く。

（注1、2）その具体例。

§18　症状の全体像は、選択すべきレメディーを指示する唯一の指標、唯一の手がかりである。

§19　レメディーが病気における健康状態の変化（病気の症状）を治療できるのは、レメディーが同じく人間に健康状態の変化を生じさせる効力をもっているかぎりにおいてのみである。

§20　この、健康状態の変化を生じさせるレメディーの力は、**健康な**人間に影響を及ぼすときにのみ観察することができる。

§21　レメディーが健康な人間に生みだす病的な症状は、病気を治癒させる効力を知らせてくれる唯一の手がかりである。

§22　**病気と類似した**症状を発現させる薬によって病気が最も確実に最も持続的に治療されるということが経験的に示されるなら、類似の症状を生みだすその薬を治療に用いる。しかし、**反対の**症状を発現させる薬によって病気が最も確実に最も持続的に治療されるということが示されるなら、反対の症状を生みだすその薬を治療に選ばなければならない。

（注）薬の症状は病気の症状に対して本来の（病理学的な）関係をもっていなくても、別の仕

方で体を弱らせる。こうした薬の使い方はアロパシー的であり、非難されるべき治療法である。

§23 慢性的な病気の症状は、反対の症状を生みだす薬（**アンティパシーの治療**）によっては治らない。

§24、25 それ以外の治療法、すなわち類似の症状を生みだす薬を使う**ホメオパシーの**治療法だけが、徹底的に役立つことが経験において示されている。

§26 このことは治癒の自然法則に基づく。すなわち、きわめて類似した二つのダイナミックな作用は、本質的に両者が異なっているかぎり、強いほうの作用は弱いほうの作用を持続的に消し去るという法則である。

§27 それゆえレメディーの治癒力は、治療すべき病気に類似した症状に基づく。

§28、29 治癒に関するこの自然法則の説明の試み。

§30〜33 人体の健康状態は、自然の病気によるよりもはるかにレメディーの効力によって変化する傾向がある。

§34、35 ホメオパシー的な治癒の法則が正しいということは次の二つの事実によって示されている。すなわち、一つは、ホメオパシー以外のどの治療法によっても慢性病の治療に成功していないこと、もう一つは、同じ体に出くわした二つの自然の病気は互いに類似していないかぎり相手を消し去ることも治療することもないこと、である。

§36 Ｉ．すでに体に住みついている古い病気が、新しく生じた類似していない病気と同じくらい強いか、あるいはそれよりも強い場合、この新しい病気を寄せ付けない。

§37　慢性病は、ホメオパシー以外の、それほど激しくない方法で治療しても、以前の状態から変わることはない。

§38　Ⅱ．すでに病気になっている人間に襲いかかった新しい病気が、古い病気よりも強ければ、新しい病気が持続しているかぎり体内に住まう類似していない古い病気を抑え込むが、消し去ることはない。

§39　同じく、アロパシーの薬を使った激しい治療では、いかなる慢性病も治療されない。病気に類似していない症状を単独で生みだすことのできる激しい薬を使った攻撃的な治療が続いているかぎり、慢性病は抑え込まれる。その治療が終わると慢性病は、きわめて重くなり、以前よりもずっと悪化した状態で再び現れる。

§40　Ⅲ．あるいは、新しい病気が長期の影響を及ぼした後に、これとは類似していない古い病気に加わり、二重の（複雑化した）病気が生じる。互いに類似していないどちらの病気も相手を消し去ることはない。

§41　自然の過程において同じ体に二つの類似していない自然の病気が同時に生じることは、まれではない。しかし、それでもこのようなことは、通常の治療が行われたときのほうがはるかに頻繁に起っている。通常の治療では、激しく作用する不適切な（アロパシーの）薬を使うことによって生みだされた医原性の病気が、類似していない最初の病気に加わって一緒に現れるからである（したがって最初の病気は、この二つ目の類似していない病気によって治療することはできない)。そのために患者はもっと重い病気になり、実際に二重の病気になる。

§42 このように複雑化した病気は互いに類似していないので、それぞれ、体において自分に適した部位を占拠する。

§43、44 しかし、古い病気よりも強い病気が新しく加わったとき、新しい病気が古い病気に類似しているなら、事情はまったく異なる。というのも古い病気は、新しい病気によって消し去られ治療されるからである。

§45 このような現象の説明。

§46 より強めの類似した別の病気が偶然に生じたことによって治療された慢性病の事例。

§47〜49 自然の経過において同時に生じた病気であっても、類似した症状からなる病気でさえあれば、もう一つの病気を消し去り、治療することができる。しかし、類似していない病気はそれができない。このことから医師は、どのような薬を使えば確実に治療することができるのか、つまり、唯一、ホメオパシーの薬だけが治療できるのだということを学ぶべきである。

§50 自然は、ホメオパシーの治療のように別の病気を治療する病気を、わずかな数にすぎないとはいえ与えてくれたが、治療に役立つこうした病気は多くの厄介な事態を生みだす。

§51 これに対して医師は、治癒力のある無数のレメディーを所持する点で、治療に役立つ病気よりも非常に優位である。

§52　主要な治療法は二つある。ホメオパシーとアロパシーである。両者は正反対のものであり、したがって接近することも、統合されることもない。

§53　ホメオパシーの治療法は紛れもない自然法則に基づき、唯一の優れたものとして明らかにされている。

§54　アロパシーの治療法は、次から次へと現れる、きわめてさまざまな多くの体系から成り立っており、すべて「合理的医学」と呼ばれた。こうした治療法は、病的な物質的なものだけを病気に認める。それを分類しようとし、マテリア・メディカを憶測からつくりあげる。

（注）混合された薬の処方。

§55、56　アロパシーの医師たちの治療法は、緩和薬以外に患者の信頼をつなぎとめておくものは何もない。

（注）アイソパシー。

§57　アンティパシー（エナンティオパシー）あるいは緩和の方法に基づいて、病気のたった一つだけの症状に対して、反対の作用を示す薬を処方することについて（**反対のものは反対のものによって**）。その事例。

§58　こうしたアンティパシーの治療が間違っているのは、単に、病気のときにたった一つの症状に対してのみ治療をするからだけではなく、さらにまた、症状が長引いたとき短期的に緩和したかのようにみせかけ、その後に本当の悪化を引き起してしまうからである。

（注）著述家たちの証言。

§59　アンティパシーによる危険な治療結果。

§60　緩和薬を繰り返し与えて投与量が増えたとき、慢性病は決して治療されない。投与量が増えれば増えるほど、より悲惨な状態を引き起す。

（注）ブルセの危険な治療体系。

§61　このことから医師たちは、それとは反対の、現に役立つ治療法、すなわちホメオパシーの治療法の有用性を推し量るべきであった。

§62　なぜ緩和薬が危険か。ホメオパシーのレメディーを使うことだけがなぜ治癒をもたらすのか。

§63　その理由は、次の二つの作用に違いがみられることにある。一つは、それぞれのレメディーが働くときに生じる一次作用であり、もう一つは、生きている体（バイタルフォース）がその一次作用に対して生じさせる逆作用すなわち二次作用である。

§64　一次作用および二次作用の説明。

§65　この二つの作用の実例。

§66　バイタルフォースの二次作用は、ホメオパシーのレメディーをごく微量で投与したとき、レメディーの一次作用で失ったのと同程度の健康回復が起ることによってのみわかる。

§67　この事実から明らかにされるのは、ホメオパシーの治療法では治癒が生じること、アンティパシーの緩和の治療法ではそれとは逆の事態が生じることである。

目次

§68 （注）アンティパシーの薬を使っても唯一許される場合。

§69 ホメオパシーの治療法が治癒をもたらすということが、どうしてこの事実からわかるのか。

§70 アンティパシーの治療が危険であるということが、どうしてこの事実からわかるのか。

§71 ホメオパシーの治療とは何かを簡潔に述べる。

§72 この治療に必要な三つの重要な点。1）病気の探究。2）レメディーの作用の探究。3）レメディーの適切な使い方。

§73 病気の概観――急性の病気と慢性の病気。

§74 個々の患者が別々にかかる急性病、散発性の急性病、流行性の急性病、急性マヤズム。

慢性病のなかで最も悪化したものは、アロパシーの医師たちによる危険な治療によって生みだされたものである。

§75 （注1）最もアロパシー的なブルセの衰弱療法。

§76 （注2）病理解剖。

§77 これらは最も治療不可能なものである。

§78 根源的な重疾患が同時に根絶されたとき、病気で損なった体は、バイタルフォースさえ十分に残っていれば、しばしば長い時間がかかるとしても回復することができる。

本来の慢性病ではないもの。

§79 本来の慢性病。すべて慢性マヤズムから生じる。

スフィリスとサイコーシス。

§80、81　ソーラ。これは、あらゆる本来の慢性病の生みの親であり、スフィリスとサイコーシスとは異なる。

（注）通常の病理学における病名。

§82　ソーラというこの慢性マヤズムに対して特別に発見されたレメディーのなかから、慢性病の個々のどの症例に対してもきわめて慎重に治療のためのレメディーを選ばなければならない。

§83　病像をとらえるために必要な要件。

§84〜99　どうやって医師は問診によって病像を記録するのか、見本として提示。

§100〜102　特に流行病を調べる場合。

§103　同じやり方で（スフィリス以外の）慢性病の根本原因を追究し、ソーラの全体像を描き出さなければならない。

§104　記録された病像を治療および治療の継続のために活用する方法。

（注）これまでの医師たちは病気の状態を調べるときどうしているか。

§105〜114　健康な人においてレメディーの純粋な作用を調べるための事前の注意。

§115　レメディーの交互作用。

§116、117　特異体質。

§118、119　どのレメディーにも、ほかのレメディーとは異なる作用がある。

（注）あるレメディーの代わりに使える別のものはない。

目　次

§120〜140　自分以外の人にプルービングを行う方法。
§141　健康な医師みずから自分にプルービングを行うのが最も優れた方法である。
§142　プルーバーが病気のときレメディーの純粋な作用を調べるのは難しい。
§143〜145　健康な人においてレメディーの純粋な作用をこのように調べることによってはじめて、本物の「マテリア・メディカ」は生まれる。
§146　本来の作用に基づいて知られたレメディーを適切に治療に適用する。
§147　ホメオパシーの治療薬として最も適したレメディーは、最も効果のある特別の薬である。
§148　ホメオパシーによって治癒がどのように進むかの素描。
（注）ホメオパシーとアロパシーの両方で治療する医師たちと、ホメオパシーだけで治療する医師たちとの違い。
§149　短期間で発生した病気はホメオパシーによって治療すると短期間で治る。慢性的な重疾患はホメオパシーによって治療すると、比較的長い期間を要する。
§150　不調の状態が生じても、たいしたことのない場合。
§151　重い病気にはいくつかの症状が伴っているものである。
§152　そのような病気がいくつかの際立った症状を伴っていれば、それだけいっそう確実にホメオパシーのレメディーを見つけることができる。
§153　そのときどのような症状に特に注目しなければならないか。

§154　最もよくホメオパシーの治療薬として適したレメディーは、重い症状を生じさせずに治療する。

§155　重い症状を生じさせずにそのような治療ができる理由。

§156　そのような治療でもまれに例外がある理由。

§157〜160　強さの点で本来の病気よりも少し勝り、それにきわめて類似した病気がレメディーによって生じた病気であり、これがホメオパシーによる悪化と呼ばれるものである。

§161　慢性的な（ソーラの）病気のとき、ホメオパシーのレメディーによって、ホメオパシーによる悪化がいつもではないとしても数日間続いて起ることがある。

§162〜171　ホメオパシーの治療薬として完全なレメディーを見つけるために、これまで知られているレメディーの蓄積では数が少なすぎるとき、治療の際にどのように対処するか。

§172〜184　きわめて少ない症状だけしかみられない病気を治療するときの方法、つまり、一**面的な病気**について。

§185〜203　局所的な症状を伴う病気の治療。外用薬の使用や外科的処置だけでは常に危険である。

§204、205　本来の慢性病や重疾患はすべて（単に生活の仕方が不健康であったために生じて治らない病気は除く）、それらの根底にあるマヤズムに適したホメオパシーのレメディーを使って内側からのみ治療しなければならない。

目次

§267 新鮮な薬草から、最も効力があり、最も保存のきく薬を調製する。

§268 乾燥させた植物。

§269〜271 効力をできるかぎり発揮させるために、自然のままの医薬物質を調製するホメオパシー独特の方法。**ダイナミック化**（活性化）。

§272〜274 一回につき**一個の・単一**のレメディーを患者に与えるべきである。

§275〜283 ホメオパシーの治療に適した投与量――量の調整によってレメディーの効果は強くもなれば弱くもなる。

§284 レメディーの作用に対して体のどこの部位が感受性が強いか、または弱いか。

（注）大量投与の危険性。

§285 レメディーの外用薬としての使い方。鉱泉。

§286 電気、ガルバニズム。

§287 磁石。

§288、289 動物磁気（メスメリズム）。

§290 マッサージ。

§291 温度調整により治療として役立つ水浴。

序論　従来の医学による治療法

第一節　医学の始まりと歩み

人間は存在しているかぎり、一人でいても集団のなかにいても、身体的な要因ないしは精神的な要因から病気になる危険にさらされている。まだ粗野な自然状態で生活しているなら人間は薬を必要としなかっただろう。なぜなら、単純素朴な生活様式であれば、病気の入り込む余地はほとんどないからである。これに対して文明化されたぜいたくな暮らしのなかで人間が成長すると、病気になる誘因が増大し、それと同じくらいに治療の必要も増大する。しかし、こうなったときから（**ヒポクラテス**から数えて実に二五〇〇年間）、どんどん種類の増えていく病気の治療にかかわることになったのである。こうして種類の増えた病気のために、うぬぼれた気持ちから、思案したり憶測したりして治療法をひねり出すことにいそしんだ。

病気の自然本性やその取り除き方について無数に及ぶいろいろな見解が、非常にさまざまな頭脳から生みだされた。彼らは、自分が理論的に捏造したものを、そのどれもがお互いに対しても自分自身のうちでも矛盾しているのに、**体系**（システム）（構築物）と呼んだのである。こうして屁理屈をこねてできたどの体系も、はじめのうちは、訳のわからない知識によって読者をあぜんとさせ驚かせた。そして大勢の人々を体系構築者のもとに引き寄せ、その不自然な屁理屈を模倣する追随者にさせた。しかし、誰一人として、それをもっとましな治療法にわずかだけでも改良できた人はいなかった。そのうちこの体系は、まったく正反対の新しい体系の登場によってしばしば退けられる。これまた次の体系も短い期間だけ評判を立てる。しかし、どの体系も自然と経験に一致しない。抜け目のない連中が、いわゆる事の成り行きから理屈で編み出したものだからである。したがってこういうものは、そうしたこじつけと不自然さのために使いものにならなかった。つまり、臨床の現場で何もできなかったのである。無意味な議論をするのに役立ったにすぎない。

そのうち、こうして編み出されたすべての空理空論とは別に、治療の基盤となるものが形成された。勝手に決められた病気の種類に対して未知なる混合薬を使う治療法である。これは物質的な観点から打ち立てられ、自然と経験に矛盾する。もちろん治療の結果は思わしくない。これが、旧来の医学、すなわち**アロパシー**と呼ばれるものである。

多くの医師たちは、医学の補助的な科学、すなわち、自然に関する物理学および化学の科学的知識や、いろいろな専門分野の、とりわけ人間に関する分野の博物誌的な知識、そして、人類学、生理学、解剖学などに貢献してきた。私の目的は、こうした貢献をおとしめることではない。それゆえ本書で私は、今まで病気がどれほど不完全にしか治療されてこなかったかを示すために、医学の実践的な分野だけを、すなわち治療そのものだけを問題として取りあげたい。しかし私のところでは、尊い人の命に対し処方の便覧に基づいて治療を行う片手間で惰性的な仕事は、取りあげるにも値しない。だが、こうした便覧が今でも出版され続けているということは、残念ながら、今なおそれが頻繁に使われていることを意味する。私にしてみれば、そういう便覧は、卑俗な医師どもの醜聞として完全に捨てておくべきである。私が述べるのは、自分を科学的であると思い込み、いにしえの残骸の上に虚構された従来の医学のことだけである。

これまでの医師たちは自分を買いかぶって、自分たちの医学だけが「**合理的医学**」の名に値するといえるのだという。なぜなら、自分たちだけが**病気の原因**を探求し、それを取り除こうと努力し、**しかも病気がたどる自然の経過に基づいて**治療しているからであるという。

第二節　病気に対する考え方

「原因を取り除け」。彼らはそう繰り返し叫ぶ。しかし、むなしく叫んでいるだけである。病気の原因を見つけることができると**思い込んでいるにすぎない**。しかし実際には見つからなかった。それは識別できるものでもないし、見つかるものでもないからである。事実、ほとんどの病気は、いやそれどころか、一つ残らずすべての病気は、その発生源はダイナミックな（精神のような）ものであり、その自然本性もダイナミックな（精神のような）ものである。それゆえ病気の原因は、感覚で識別できるものではない。だから彼らは、原因のようなものを捏造することに専念する。正常な人間の死体の一部を検分し（解剖学）、病死した人間の体内にみえる変化と比較する（病理解剖学）。また同じく、健康な生命体で起きている現象や機能（生理学）を、健康な生命体とはきわめて異なった無数の病的状態における現象や機能（病理学、徴候学）と比較する。彼らは、こうした比較から、病気のときに人間の**内的な**本質において起きている目に見えない変化の過程を推論することに没頭しているらしい。これが、理論的な医学が「病気の第一原因」[1]とみなした怪しげな空想物であり、さらに、**病気の近接原因**であると同時に、病気の内的な本質、すなわち**病気そのもので**あるとされたのである。

ところが健全な常識によれば、事物あるいは出来事を引き起した原因が同時に事物あるいは出来事そのものでもある、ということはありえない。認識できないこうした内的な本質を治療の対象とすることや、また、そうした対象に薬を処方することが、自分をあざむかずにどうしてできるだろうか。それらの薬にある治癒の効力は、大部分、彼らには知られていないものであった。しかも、こうした未知の薬をいくつか一緒に混ぜて、いわゆる処方薬にするのである。

それでも、少なくとも自分のほうがまだ賢いと思っているこれまでの医師たちは、経験には基づかない目に見えない内的な原因を見つけだそうとする思い上がった考えをもった。なるほど症状から拾い出して見つけようとはしているけれども、目の前の症例の一般的な**特徴**として推測的に想定できるものを見つけだそうとする。それは何か[2]。痙攣か、衰弱か、麻痺か、熱か、炎症か、硬化か。さまざまな部位で生じる梗塞か。血液過多（多血症）か。体液中の、酸素、炭素、水素、窒素の不足もしくは過剰か。動脈、静脈、毛細血管に生じた機能の亢進もしくは低下か。感受性・刺激性・再生という各要因の相関関係か。

　以上推測されたものは、これまでの医師たちによって「原因に基づく指標」という名で栄光を与えられ、医学における唯一可能な合理性であるとみなされた。ところがこれらは、あまりに欺瞞的で仮説的な想定だったので、実践には役立たないことが明らかにされてしまったのである。たとえその理由づけができたかもしれないとしても、あるいはその理由づけがすでになされていたとしても、症例に対して最も優れた薬を提示することができなかった。確かにそれは、えせ学者の虚栄心を満足させはしたが、しかし、それに基づいた治療はたいてい間違いに迷い込む。それが目指したのは、「治療の指標」を真剣に見つけることではなく、虚栄を満たすことだったのである。

　たとえば、体のある部位に痙攣や麻痺があるようにみえたのに、その間、別の部位に炎症が起きているようにみえたことが何度あったことか。

　あるいはその一方で、こうしたいわゆる一般的な特徴のみられるどの患者に対しても確実に効く薬は、どこで手に入るというのか。だが確実に効く薬があるとすれば、それは**特殊な**薬しかありえないだろう。つまり、病気による刺激と同じ種類の刺激を作用するときに生みだす薬[3]である。ところが、こうした薬の使用はきわめて危険であるとして、従来の医師たちによって禁止され[4]、使うと罰せられた。なぜなら、病気のときに、病気と同じ刺激に対する感受性があまりに高い場合、そのような薬はいつも使っているように大量に投与すると、命が危険であることが明らかだったからである。これまでの医師たちは、もっと少ない量で投与するとか、ごく微量で投与するとかといったことには、気づきもしなかった。

　したがって、病気と同じ刺激を与える薬を使った直接的な（最も自然な）方法に基づいて治療してはならなかったし、できもしなかった。そのような薬の作用はほとんど知られていなかったし、今でもそうである。しかし、そのように一般化することを考えているかぎり、適切な薬を探し当てることはできなかったであろう。

（1）彼らは、病気の治療を可能にするために、「病気の原因」としてその発生原因を突き止めようとしたのであろう。しかしそれは、健全な常識や事柄の自然本性によりいっそうかなっているといえるだろうか。彼らは、発生原因が同じ病気であれば有効であると明らかにされた治療法を、同じ発生源の病気に首尾よく適用できるとする。たとえば、従来のあらゆる性病の下疳の場合と同じように、みだらに性交した後に亀頭に潰瘍が生じたときには水銀を投与するのが有効であるという。もう一つ例を述べよう。ソーラマヤズム［§80～82］の感染が先であるにせよ後であるにせよ、ほかのあらゆる（性病以外の）慢性病の発生原因を探しだし、そのすべての慢性病に対して、個々のどの症例でも治療しやすいように考慮された共通の治療法を見つけだす。これに基づけばこうした慢性病のすべては、その一つひとつがどれも治療できるのであるという。

もしそうなら、彼らが次のように自慢するのも当然であろう。すなわち、自分たちは、慢性病の治療のために**唯一必要とされる**有効な「慢性病（性病以外の）の原因」をはっきり示し、そうした原因を根底に想定することで、慢性病の治療に最も成功することができるのだ、と。しかし何百万人もいるすべての慢性病患者は、何百年もの間に治療されることはなかった。なぜなら彼らは、慢性病の発生がソーラマヤズムによることを知らなかったからである（マヤズムはホメオパシーによってはじめて発見され、ホメオパシーに基づいて有効な治療法も準備された）。それでもなお、彼らは、自分たちだけが治療のときに病気の

「第一原因」をはっきり示し、もっぱら合理的にのみ治療しているのだといってはばからなかった。ところが実際は、ソーラの発生の有益な手がかりにすら少しも気づかなかった。こうしてすべての慢性病の治療に失敗したのである。

（2）どの医師も、この一般化された特徴に基づいて治療する。こういう医師がホメオパスの名で呼ばれているとしたら僭越きわまりないことである。このようなすべての医師は実際にはいつまでたっても、特徴を何でも一般化するアロパスである。というのも、最も特殊な個別化［§82、83］の作業をせずにホメオパシーは考えられないからである。

（3）この薬による治療はホメオパシーであるといえる。

（4）「ホメオパシー的に作用する薬の治癒力について経験的に知ったとき、その作用の仕方について説明することができなかった。なぜなら、それは**特殊なもの**であると説明して切り抜けてきたからである。本来これでは何もいったことにはならない。だからこれ以上、考えを深めることがなかったのである。病気と同じ種類の刺激を与える刺激薬、すなわち特殊な（ホメオパシーの）薬は、非常に危険な作用のある薬としてすでにずっと以前から禁止されていた」（Rau：Über die homöophatishce Heilverfahren. Heidelberg, 1824, S.101-102、［ロー[※1]『ホメオパシー療法について』］）。

第二節―※1　ロー（Gottlieb Ludwig Rau, 1779-1840）。著書『特殊な医学のオルガノン』（"Organon der specifischen Heilkunst" 1838）では、通常の医学からの疑問に対してホメオパシーの立場から応じている。ただし彼は純粋なホメオパスではなく、両者を股にかける医師だったので、個人的にはハーネマンと対立していた。『ホメオパシー医学体系の科学的基礎付けのための構想』（"Ideen zur wissenschaftlichen Begründung des System der homöopathischen Heilkunst",1834）などの著書もある。

第三節　治療の仕方

これまでの医師たちは、終始、次のように考えた。病気によって変化した物質、すなわち、体内に充満するにせよ、体外に排出されるにせよ、この異常な物質は今日までやはり、病気を誘発する刺激として、あるいは少なくとも、いわゆる逆作用を引き起こすので病気を維持させる要因としてみなされている。

それゆえ彼らは、捏造され仮設された物質的な病的原因を取り除こうと努めることによって、自分たちは「原因に基づく治療」をしていると勘違いしたのである。胆汁熱の場合には胆汁を熱心に取り除く。いわゆる胃が不調のときには吐剤を与える(1)。子供が青ざめた顔色になったり、過食したり、腹痛を起こしたり、腹部が膨らんだときには、粘液や回虫や蟯虫(ぎょうちゅう)を念入りに駆除する(2)。出血したときには瀉血(しゃけつ)する(3)。とりわけ炎症が起きたときには、主要な治療としてあらゆる仕方で瀉血を行なう(4)。彼らは、血に飢えたパリの有名な先例［ブルセのこと、§60（1）参照］に倣って（まるで羊の群れが、先導する羊の後に従って肉の解体業者の手中に落ちるかのようである）、ほとんど体のどの部分でも病気に冒された部分に炎症を見出したなら、たいてい致死量に相当するほどに多くのヒルを使って炎症を除去する必要があると思い込んだ。こういうやり方で彼らは、真の「原因に基づく適用」に従って合理的に治療を行なっていると信じたのである。さらに、従来の医師たちの考えによると、ポリープは結紮(けっさつ)して取り除く。冷性［熱や炎症などの症状を欠くこと］の腺腫瘍は切除するか、患部に熱をもたせて意図的に化膿させる。嚢胞腫瘍、脂肪腫、蜜蠟腫［禿瘡(とくそう)］は除去する。動脈瘤、涙管瘻(るいかんろう)、直腸瘻は手術する。硬性の胸部腫瘍は切り取る。壊死した四肢は切断する、など。このようにして彼らは、患者を徹底的に治癒させ、「原因に基づく治療」を行なっていると信じたのである。さらに、散らす薬(レペレンティア)を使うときもそう信じた。古くから患っている大腿部の腐敗膿は、収斂剤で罨法(あんぽう)、つまり、鉛と銅と亜鉛の酸化物によって乾燥させる（場合によっては下剤を補助薬として同時に使うが、これは根深い重疾患を減じさせるのではなく弱めるにすぎない）。下疳は焼灼する。尖圭コンジロームはその患部だけ破壊する。皮膚の痒みは、硫黄、酸化鉛、酸化水銀、酸化亜鉛から作った軟膏によって取り除く。眼炎は鉛または亜鉛の液剤によって抑える。四肢の引き裂くような痛みは、オポテルドック[※1]「アンモニア」、すなわち揮発性の軟膏を使うか、あるいは辰砂または琥珀の燻蒸によって追い払う。要するに彼らは、悪い部分を何であれ取り除きさえすれば病気を克服し、「原因に基づいた治療」を行なったのだと考えた。

　むろん**それなりのことは起こるであろう**。ところがそうした治療に対し、遅かれ早かれ、病態変容が必ず現れる。この変容は彼らの治療がきっかけで生じたものであり（それなのに彼らはそれを新しい病気であると偽って述べる）、最初の悪い状態よりも常に悪化させる。彼らの言うことはこうした事実によって十分に否定されるのだ。またこういう事実のおかげで、彼らは次の二つのことについて、すなわち、一つは悪い状態を生み出す非物質的な自然本性はもっと深いところにあるということについて、もう一つはこうした悪い状態のダイナミックな（精神のような）発生源はダイナミックな仕方でのみ取り除くべきであるということについて、目を開くことができるし、また目を開くべきなのである。

（「ごく最近まで」とあえて言いたくないにしても）最近まで総じて通常の医師たちは、巧妙によく概念化されていたとはいえ、病気のときには最も好んで病原物質（と刺激物）を前提にしていた。こうした物質は、臭気の発散や発汗によって、泌尿器から、あるいは唾液腺、血管、

第三節—※1　オポテルドック（Opodeldok）。アルコールに石鹸や樟脳などを溶かした塗擦剤。もともとは Opodeldoch と綴り、パラケルスス（Paracelsus, 1493-1541）の造語である。おそらく、Opopanax の Opo、Bdellium の del、Aristolochia の to と ch、からであろう。

リンパ管を通じて、あるいは痰として気管を通って、または胃や腸からは嘔吐と排泄によって除去せざるを得なかった。なぜなら、こうすれば病気を引き起こす物質的な原因を体から取り除いたことになり、徹底した「原因に基づく治療」を行なうことができるとしたからである。

　彼らは病気の体に穴を開け、異物を内部に埋め込んで持続的に潰瘍を生じさせることによって（打膿、串線（かんせん））、衰弱した（常にダイナミックな意味においてのみ）体から有害物質を抜き取ろうとした。それはまるで、樽から栓の口を通じて汚れた液を排出させるかのようである。彼らはまた、持続的に作用するカンタリス軟膏とセイヨウオニシバリによって悪い体液を抜き取り、すべての病原物質を排出させようとした。しかしたいてい彼らは、こうしたすべての軽率で不自然な治療だけを行ない、治療が不可能になるまで患者の体を衰えさせた。

　病気を治療すべき際、感覚的に考えることのできる病原物質を想定した方が、安易を求める人間的な弱さからすればより都合がよいことは私も認める（確かに患者自身にしてもそう考えがちである）。なぜなら、血液や体液を浄化する薬や、排尿や発汗を促す薬、胸部の痰を出す薬、胃腸をきれいにする薬など、こうした薬をどこから手に入れたらよいかを考えるだけで済むからである。それゆえ、ディオスコリデスからこの種の最近の本に至るまで、すべての『マテリア・メディカ』において、個々の薬に関してその特殊で特有な作用は何なのか、ということは何も記載されなかったのである。むしろ報告されていたのは、病理学上のさまざまな病名に対して効くであろうと当て推量されたものだけだった。つまり、その薬が利尿剤か、発汗剤か、喀痰（かくたん）または月経を促す薬か、そしてとりわけ食道を通って上から吐くにせよ、腸管を通って下から出すにせよ、体内を空にできる薬か、ということだけだったのである。現場の医師たちが以前から行なってきたすべての捏造と努力は、とりわけ物体的な病原物質を除去するため、そして病気の根底にあるとされた空想上の刺激物を排除するためであった。

　しかし、今まで述べたことは一切、空虚な夢想、根拠のない前提および憶測であり、治療の都合で狡猾に考え出されたものである。こうした治療によって望まれたことは、物体的な病原物質（彼らが言うようにこういう物質があるとすればだが）を除去することによって最も簡単に治療を終わりにすることだったのである。

（1）急速に胃を壊したとき、腐った食べ物の味が混ざった不快なげっぷが絶え間なく出て、しばしば気持ちが落ち込んだり、手足が冷えたりなどする。こういうとき、今まで通常の医師たちは、腐った胃の内容物だけしか目に入らなかった。作用の強い吐剤なら、胃の中身はきれいに吐き出されるはずである。たいてい酒石酸（しゅせきさん）の輝安鉱（きあんこう）を与えて胃をきれいにしようとする。イペカック（吐根）を混ぜることもあれば混ぜないこともある。では、患者はすぐに、健康、快活、陽気になっただろうか。いや、なっていない。通常このような胃の障害は**ダイナミックな原因**によって起こるからである。たとえば、心の乱れ（悲しみや恐怖や怒り）とか、冷えとか、そして食事をした直後の精神ならびに身体の酷使である。適度な食事をとった後でも起こることが多い。こうしたダイナミックに乱れた状態を取り除くのに、この二つの薬は適さない。ましてや、この薬そのものによって引き起こされた非常に激しい嘔吐を止めることはできない。吐剤の酒石とイペカックは、さらになおこうした嘔吐以外に、自分で生み出る病気のほかのいろんな症状の中から、患者の状態にとって不利な症状を付け加えざるを得ない。そして胆汁の分泌は乱れることになるのである。したがって、患者があまり丈夫でなければ、いわゆるこの「原因に基づく治療」をすることによって胃の内容物を強引に全部排出させたとしても、**さらに多くの**日数の間、悪い状態が続くにちがいない。しかしこの患者が、そのように作用が激しく有害な下剤を使う代わりに、高度に希釈したポースティーラの液汁

（からし粒くらいの大きさで、この液汁を湿らせたもの）の香りをたった一回嗅ぐだけで、全身の状態や胃の不調もとりわけ確実に取り除かれ、二時間で健康になる。患者がその後もまたげっぷをしても、胃の内容物はもはや腐っていないので、吐く息はにおいもしないし臭くない。次に食事をするときには適度に十分な食欲が戻り、患者は健康で元気になる。これこそ、真の「原因に基づく治療」だ。しかし彼らの治療は、捏造された「原因に基づく治療」である。これは患者にとって危険な負担である。

　消化されにくい食物で胃が満杯のときでさえ、吐剤は決して必要で**ない**。こういうとき自然は、むかつき、吐き気、自発的な嘔吐によって、場合によっては軟口蓋と咽頭への機械的な刺激をも加え、喉を通して余計な物を一番適切な仕方で吐き出す方法を知っているからである。こうすると吐剤の副作用は避けられる。コーヒーを少し飲むと、胃の中に残っている物が下の方からすべて出るように促される。

　しかし、胃がひどく満杯な状態になると、自発的に嘔吐するには胃の反応の能力は不十分であり、つまり胃のそうした能力は消失する。そうなると上腹部に激痛が走り、吐き気がまったくなくなる。こうして胃は麻痺した状態になり、そのような吐剤を使っただけで、危険で致命的な内臓の炎症を引き起こすであろう。これに対して、濃いコーヒーを少量ずつ繰り返し飲ませると、胃の衰えた反応の能力をダイナミックな仕方で高め、すると胃は、まだ残っている過剰な内容物を上からも下からも排出させることができるようになるであろう。この点でも彼らの偽りの「原因に基づく治療」は不適切なものである。

　慢性病のときなら、刺激の強い胃酸がげっぷで出てくることも珍しくない。それなのに、今日ですら、ひどい障害を伴ってでも強引に胃酸を排出させる。そして翌日、あるいはさらにまたその翌日には、排出した胃酸を埋め合わせるかのように、同じくらいに刺激の強い胃酸が出てくる。しかもたいてい、出る量が以前よりもずっと多い。これに対して、高度に希釈したきわめて微量の硫酸によって、胃酸の出るダイナミックな原因を効果的に取り除くと、胃酸はおのずから減る。あるいは、頻繁に胃酸が出るときであれば、類似性の点でほかの症状にも適切な、ソーラに対するレメディーを極微量で使用すると、そうしたダイナミックな原因をよりいっそう効果的に取り除けるので、胃酸はおのずと減るであろう。

これまでの医師たちが行なってきた、いわゆる「原因に基づく治療」には多くのものがある。その中でも、彼らが最も好んで熱心だったのは、ダイナミックな撹乱によって生み出された物質的なものを、安全の対策が困難であっても、不都合であっても、何とかして取り除くこと。つまり、悪い状態を生じさせるダイナミックな原因を見極めることもせず、ホメオパシーの治療によってそうした原因を分泌物と一緒に根絶させることもなく、したがってとても理解しやすい方法で**治療する**こともない。

(2)　これらの状態はソーラの深刻な病気によるものであり、吐剤や下剤によってでは治療されない。ソーラに対して使用する、（ダイナミックで）穏やかに作用するレメディーによって治療される。

(3)　ほとんどすべての病的な出血の根本にあるのは、バイタルフォースのダイナミックな撹乱、すなわち健康状態の乱れ以外には何もない。それにもかかわらずこれまでの医師たちは、血液の過剰を原因とみなしたので、この生命の液体を過剰であると誤解し、それゆえこの液体を抜き取るために瀉血をしないではいられない。しかしその結果が思わしくないことはまったく明らかである。すなわち、体力は減退し、チフスに似た症状が出やすくなり、それどころかチフス性の症状に移行してしまう。すると従来の医師たちは、その原因を病気の悪性のせいにしようとする。だが**たいていはこれに対処することができない**。いずれにせよ彼らは、患者が回復しなくても、自分たちは「原因を取り除け」の標語に従って治療を行なっているのであり、その結果がどうであろうと、彼らの言い草によれば、患者のためにできる限りのことはやり尽くしたと考えるのである。

（4）生きている人体に余分な血液は一滴たりともないであろう。それにもかかわらずこれまでの医師たちは次のように考える。すなわち、いわゆる血液の過剰はすべての出血と炎症を引き起こす主要な物質的原因であり、瀉血（血を出す吸い玉）や血吸いヒルを使ってその原因を取り除き排出させなければならない、と。彼らによれば、これが合理的な処置、「原因に基づく治療」であるという。全身的に炎症性の熱が生じたとき、激しい側胸痛が起きたとき、彼らは、血液中の凝固性のリンパ液、すなわちいわゆる軟膜（なんまく）を「有害物質」であるとする。この軟膜は瀉血をするたびに、しばしば外見的にはよりいっそう粘っこく厚くなったように見えるのに、それでも彼らは瀉血を繰返してその物質をできるだけ取り除こうと努めるのである。

炎症性の熱がどうしても下がらない場合、こうした軟膜や、過剰と誤解された血液を取り除くために、しばしば患者が死ぬまで瀉血を行なう。というのも、彼らは次のことに気づいていないから。すなわち、炎症を生じさせる血液は急性の熱病によって生み出されたものにほかならないこと、つまり、病的で非物質的な（ダイナミックな）炎症性の刺激にほかならないこと、だからこの刺激こそが、血管系において大きな嵐のように撹乱した状態を生じさせる唯一の原因である、ということである。ただし、同種の（ホメオパシーの）

薬を極微量で投与すると取り去ることができる。

たとえば、植物性の酸を避けて一〇の六〇乗倍に希釈したアコナイトの液汁によって湿らせた微細な丸薬を投与する。すると、**側胸痛を伴う熱がどれほど激しかったとしても、血液を抜き取ることもなく、冷やす薬を少しも使うことなく**、危険な発作的症状もことごとく一緒に、**ほんの数時間だけで、せいぜい二四時間で**状態が健康になって**治療される**（血管から血液を抜き取って検査をしても軟膜の痕跡はもはや見られない）。他方、これにとてもよく似た症状を示す患者が、従来の医師たちの理屈に合わせて治療されると、頻繁に瀉血されることになり、患者は大変苦しんで名状しがたいほどに苦痛を受け、当面の間は死を免れたとしても、多くの場合さらに何か月も、ずっと病んだ状態が続かざるを得ない。その間に、チフス性の熱や、白股腫（はっこしゅ）や、化膿性肺病によって命が奪われなければ（このような病気は間違った治療で生じることがとても多い）、病んだ状態が続いた後に持ち直すことがあったとしても、患者は衰弱する。

さて、体の震えに襲われると、その後には必ず激しい側胸痛が始まる患者がいた。しかし体の震えに襲われる一時間前にその患者の脈を測ると、脈は穏やかだったのだ。このことを知っているなら、もしその二時間後に、つまり激痛が始まってから、「この病気は恐ろしい多血症なので、どうしても瀉血を多く行なう必要があります」と言って瀉血を勧める人がいたとしたら、驚かずにはいられない。そしてこの驚いた人物は、疑問を感じてこう述べるだろう。「二時間前に私が測ったとき、あんなに脈は穏やかだったのに、大量に血液を抜き取ってしまったら、どんな不思議な魔法を使って、患者の血管から抜き取った分の血液を補うのだろうか。今となってはもはや、患者が健康であったときと比べて、さらに二時間前のときと比べても、ほんのわずかな分量ですら余計に血液を血管に循環させることはできないのだ」

だから、アロパシーの医師たちが、高熱に苦しむ患者から、本当に厄介な過剰な血液を瀉血によって抜き取ることはない。なぜなら、そのような血液は存在し得ないからである。むしろ彼らは、生きるため、健康となるために、なくてはならない正常な血液を患者から奪い、したがって患者の体力をも奪う。失われた分量は、医師の力では補うことができないほど大量だ。それでもなお、「原因を取り除け」という自分らの標語（本当は間違っている）に基づいて正しく治療を行なったのだと思い込んでいる。しかしこの場合でも、少なくとも「病気の原因」が、存在すらしていない血液過多であることはまずあり得ない。唯一の真なる「病気の原因」は、血管系における病的でダイナミックな炎症性の刺激である。このことは、炎症性の熱の治療から明らかである。すなわち、前に述べたような、全身に生じる炎症性の熱を速やかに持続的に治癒させるには、こうした刺激をホメオパシー的に取り去ることのできるアコナイトの液汁を信じられないほどに精製し、それを微量、一回か二回、投与する。**しかもこうした症例ならどんな場合でも治療されることが明らかにされている。**

局所的な炎症を治療するとき、このように従来の医師たちは、局部に瀉血を行ない、特に、今ではブルセ[※2]の方針によってたくさんの血吸いヒルを使い、判断を誤ってしまう。治療を始めたばかりのときは一時的に症状が緩和されるけれども、迅速に完全に治療の最後を飾ることはない。むしろ、そうやって治療された部位には（さらに治療されなかったほかの部位にすら）常にその後には衰えや病気が残る。このことから次のことは明らかであろう。すなわち、局所的な炎症の原因を局所的な多血症に求めることがどんなに間違ったことであるか、そうした血液の抜き取りによって起きた結末がどれほど痛ましかったことか。他方、一見して局部的なものに見えるこうした炎症性の刺激は、ダイナミックなものにほかならず、アコナイトを同じく極微量で投与すると、または場合によってベラドーナを投与するなら、速やかに持続的に根絶される。あのように根拠のない瀉血をせずとも、悪い状態をすべて取り去って治療することが可能なのである。

第四節　病気の考え方に対する批判

病気の本質と治療は、そのように夢想したとおりになることもないし、医師の都合に合わせてくれることもない。病気が、根拠のない無駄な仮説の好き勝手になることもあり得ない。また、病気とは、**私たちの生命が感覚と機能において**（精神のような）**ダイナミックな仕方で撹乱すること**、つまり、**私たちの健康状態が非物質的な仕方で撹乱すること**、これ以外であるということはあり得ない。

私たちの病気の原因は物質的なものではあり得ない。なぜなら、物質的な異物がどんなに微小なものであっても[1]、私たちの血管の中に入ってしまうと、異物の作用がどれほど穏やかなものに見えようと、それが一種の毒物であるかのように、バイタルフォースによってたちまち排出されるからである。排出されないなら死を招く。どんなに小さい破片であっても、体の感じやすい部分に

第三節—※2　ブルセ（Broussais, François Joseph Victor, 1772-1838）。パリ大学教授。ハーネマンが混合薬の使用に対するブルセの批判を評価しているように、ブルセは、同時代に広まってきた思弁的な学説を痛切に批判した。ところが、患部にヒルを置くという単純な自分の治療法にこだわり、とくに一八三三年のコレラ流行のときの失敗により信頼を完全に失った。

突き刺さると、痛みや熱、化膿や壊死によってその破片が取り除かれるまで、私たちの体に遍在する生命原理はおとなしくしていないからである。たとえば、二〇年前の昔から発疹の病気を患っていたとしよう。こういうとき、休みなく活動するこの生命原理が、発疹を引き起こす非常に有害な物質的な異物に対して、つまり、疱疹（ほうしん）や瘰癧（るいれき）や痛風などを引き起こす刺激物に対して、この二〇年間ずっと、その物質が体液の中にあっても、お人好しに黙って見ているだけのはずがあろうか。肉眼でそのような病原物質を確認した病理学者がいただろうか。つまり、自信をもってその病原物質について語り、それに基づいて治療を行なおうとする病理学者がいるだろうか。実際、痛風を引き起こす物質や、瘰癧（るいれき）を生じさせる毒物を目の前に差し出すことのできる人がいるだろうか。

物質的なものが皮膚や傷口に触れ、感染によって病気が移ったとしても、こうした物質から何らかの物体が、私たちの体液の中に侵入したか吸収されたのだろう、ということを（現代の病理学書でよく主張されるように）証明できる人がいるのか(2)。

生殖器をとても入念に手際よく洗浄しても、性病である下疳の感染を防ぐことはない。少し風が吹いただけでも、天然痘の患者の方角から吹いてきた場合、この恐ろしい病気が健康な子供に発症する可能性がある。

重さをもっている物体的な病原物質は、どれほど多く体液に吸収されているのだろうか。上述の二つの例でいうなら、前者の［生殖器の］例では、苦痛を伴い治療もされないその重疾患（性病）は、一番最後にやってくる生命の終着点である死でもってはじめて終息する。後者の［天然痘の］例では、この病気（天然痘）になると、ほとんど全身に化膿が生じ(3)、多くの場合すぐに死んでしまう。こうした症例や、これに類したすべての症例において、物体的な病原物質が血液の中に入り込んだと考えられるのか。病室で書かれた手紙が遠方から届いたとき、確かに多くの場合その手紙を読んだ人に感染毒素（マヤズム）※1の病気を伝える。こういうとき物体的な病原物質が体液の中に侵入したと考えられるのか。では、こうしたすべての事実は一体何を示しているのか。心を傷つける言葉によって危険な胆汁熱が生じるとか、死の予告を迷信的に信じたために告知された時刻に死亡するとか、落胆させる悲しい知らせや、感極まった吉報を耳にして突然に亡くなるなど、このようなことが何度あったことか。こういうとき物体的な病原物質はどこにあるのか。こうした病原物質は、形のある物体として体の中を移動し、病気を生み出し持続させているのだという。それを物体的なものとして除去し排出させなければ、いかなる徹底的な治療も可能ではないという。

　これほど粗雑に想定された病原物質が存在するのだと主張する人は、恥をかくがいいだろう。すなわち、彼らは、私たちの生命における精神的な自然本性についても、病気を生み出す原因における精神的でダイナミックなエネルギーについても、軽率なことに見落とし、誤解し、「掃除医者」に成り下がっているのだ。こういう医者は、治療する代わりに、ありもしない病原物質を患者の体から取り除こうと努力することによって、患者の生命を破壊しているのである。

　病気のとき、しばしば非常に不快な悪性の痰は、そもそも本当に、病気を生み出し持続させている物質であろうか(4)。そうではなく、それは、**病気そのものによって常に生み出された痰という産物ではないのか。すなわち、ダイナミックな仕方でのみ停滞し攪乱した生命によって生み出された産物ではないのか。**

　病気の発生と本質についてこのように物質主義的な見方をする場合、身分の卑しい治療師にせよ、身分の高い治療師にせよ、いやそれどころか、どんなに洗練された医学体系を捏造した者であるにせよ、何百年もずっとこうした者たちが、主として空想された病原物質の排出と

第四節—※1　感染毒素（マヤズム）。ギリシャ語の miasma（汚れ、穢れ）から。通常、マヤズムは「感染毒素」の意味で用いられた。もちろんハーネマンは、三大マヤズムの意味（慢性マヤズム）だけでなく、一般的な意味（急性マヤズム）としてもこの言葉を用いている。

誘導だけを目指して努力してきたことは、もちろん驚くべきことではない。最も頻繁に指示された治療は以下のとおりである。病原物質を粉砕し移動させ、唾液、気管、発汗、排尿によって排出させること。根や茎の煎じ汁をもっともらしく使って、**決してありもしない**病原物質（刺激物や不潔な物）を除去して、血液を誠心誠意きれいにすること。串線、打膿の方法によって、つまり、皮膚に穴を開け、恒常的に作用するカンタリス軟膏あるいはセイヨウオニシバリの樹皮を使い、膿を滴らせる、という方法によって、空想上の病原物質を排出する仕組みをつくること。特に、通じをつける緩下剤（かんげざい）によって、彼らが「有害物質」と呼んでいるものを、腸管を通じて誘導させ排出させることである。彼らは、薬をよりいっそう意味ありげなものに思わせるためにも、また、実際よりもよく効くように見せるためにも、「硬い便を溶かす薬（アウフレーゼント）」とか、「緩やかに肛門を開ける薬（ゲリント・エアエフネント）」と好んで名前をつけた（本当は「塞ぐ薬」なのではないか?）。精神的な原理によって生きている人体に病気が生じ、その状態が続いているとき、彼らは危険な病原物質をひたすら取り除くだけだった。しかしそういう病原物質はこれまでも存在していなかったし、今も存在していない。病気とは、感覚と機能において変化した生命の精神的でダイナミックな撹乱にほかならないのである。

全然消化されない物でも、それどころか非常に有害な物でさえも、飲み込んで食道に入ってしまうことがある。または、体のほかの開口部や空洞部に入り込むとか、皮膚を通じて異物が侵入することなどもある。しかしそのように侵入した物質によって病気が生じないのであれば、ひと言で言って、病気は物質的なものを根拠としないと仮定しても、不明な点はないだろう。むしろ、どの病気も、健康状態の目には見えないダイナミックな撹乱にほかならないといってよい。これが正しいといえるなら、知性のある人であれば誰の目にも、あの空想上の物質の除去[5]を目指した治療法はあまりに不当であると見えるにちがいない。なぜなら、人間の主要な病気では、すなわち慢性病の場合には、こうした治療から何も得るものがなく、むしろそのためにいつも、よりいっそう恐ろしい危険な目に遭うからである。

　病気のときに目に見えるようになってきた腐敗した物や不潔な物は、要するに、異常な撹乱状態におかれた身体それ自体の病気が生み出した産物にほかならない。これは否定できないことであろう。さて、この産物は多くの場合、身体それ自体によってかなり激しく排出される。実際、相当に激しい排出であることが多い。人の手で排出を支援する必要はないくらいである。体は、病気を患っている限り、常に新しい排出物を生み出すからである。こうした物質は、真の医師には病気の症状として提示され、病気の性質と病像を認識するのに役立つ。こうして医師は、類似の症状を生み出す薬の効力によってその病気を治療することができるのである。

（1）純粋な水を静脈に少し注入すると、命が危険にさらされた[※2]（Mullen, bei Birch in history of the royal society, Vol. Ⅳ.）。

　血管に空気を注入すると死亡する（J. H. Voigt[※3], Magazin für den neuesten Zustand der Naturkunde, Ⅰ Ⅲ. S.25）。

　作用が非常に穏やかな液体であっても、静脈に注入すると、命の危険を招く（Autenrieth[※4], Physiologie, Ⅱ. §784）。

（2）グラスゴーでは、狂犬にかまれた八歳の女児に対し、直ちに外科医がその部分を切除したが、

第四節—※2　本書は、イギリスの歴史家トーマス・バーチ（Thomas Birch, 1705-1766）の書いた『王立協会の歴史』（1756-1757）。

—※3　フォイト（Johan Heinrich Voigt, 1751-1832）が編集していた雑誌『自然学最新情報誌』。

—※4　アウテンリート（Johann Heinrich Ferdinand von Autenrieth, 1772-1835）は、ロマン主義医学の代表格ともいえる医師。引用は『生理学』（Physiologie）とあるが、三巻本の『経験的人体生理学概論』（Handbuch der empirischen menschlichen Physiologie, 1801-1802）のこと。ヘルダーリン（Friedrich Hölderlin, 1770-1843）の医師としても有名。

三六日後に狂犬病になり、その二日後に死亡した(Medical Commentaries of Edinburgh, vol. II . Dec. 2, 1793)。

（3）彼らは、どうして病気のときにはたくさんの腐敗膿や悪臭膿がしばしば発生するのかということを説明し、そうした膿が病気を発生させ持続させる病原物質であると言いふらす（なぜなら、感染毒素（マヤズム）と認められるものも、物質的なものも、何も体内に侵入した可能性がなかったからである）。そのために彼らは、仮説として次のような言い逃れをこしらえた。すなわち、体内にあるきわめて微細な感染物質が酵素（フェルメント）※5として働き、体液を同じ腐敗の状態にさせ、こうして体液それ自体を病原酵素に変える。そして病気の期間中は、この病原酵素によって病気はいつまでもずっと増殖し持続する、というのである。だがそうだとしても、こうした常に自己増殖を続ける酵素、つまり大量のいわゆる病原物質を、人間の体液からまったくみごとに分離させ、きれいに取り除くために、君たちは全知全能なる神のごとき下剤を使うつもりなのか。そういう下剤が使えたとしても、そのような病原酵素は一粒たりとも体内に残してはならない。この仮説に基づくなら、病原酵素はたった一粒であっても、一番最初のときのように常に何度も体液を新しい病原物質に変換し、体液を腐敗させてしまうにちがいないからである。それどころか、もし本当にそうなら、君たちのやり方ではそのような病気を治療することは不可能であろう。周知のように、どれほど巧妙に考え出された仮説であっても、すべての仮説は、真実に基づいていないときには明白な矛盾を犯すものだからである。

一〇の六〇乗倍に希釈して活性化した水銀溶液を一回か二回、ごく微量で投与すると、最も激しい段階のときの梅毒でも治療される。ただし、梅毒と一緒になってしばしば複雑化するソーラも除去されねばならない。こうして全身的なスフィリス性の体液の腐敗は、永遠に（ダイナミックに）根絶され消滅する。

（4）もしそうなら、どんな鼻カタルであっても、また、なかなか治らない鼻カタルであっても、ひたすら入念に鼻をかみ、鼻を清潔にするだけで確実に迅速に治療が可能であるにちがいない。

（5）寄生虫病と呼ばれている病気の場合、寄生虫を駆除することは一見したところ必要であるように思われる。だがこうした見方も間違いである。確かに、数人の子供にわずかな数の回虫が見つかることもあれば、少なからずの子供に若干の数の蟯虫（ぎょうちゅう）が見つかることもあるだろう。しかし、どちらの種類であってもその大多数は全身性の重疾患（ソーラの病気）によって発生し、こうしたすべての寄生虫は、不健康な生活の仕方と関連がある。だから、生活の仕方を改善し、ソーラの重疾患をホメオパシーによって治療しなければならない。子供のときであれば最も容易に治療することができる。こうして寄生虫を一匹も残さず健康になったのであれば、子供はもはや寄生虫に悩むことはない。その一方、下剤をかけただけでは、駆虫剤であるキナの種子と一緒に混ぜたとしても、やはりまもなくして再び大量に発生する。

「しかしそれでも、この条虫、すなわち人間を苦しめるために創造されたこの恐ろしい虫は、全力を尽くして駆除しなければならない」といわれているという。では、そのとおりだとしよう。条

第四節—※5　酵素。ここで述べられている考え方は、ハーネマンの時代からかなり前になるが、医化学派のシルウィウス（Sylvius, 1614-1672）、トマス・ウィリス（Thomas Willis, 1621-1675）が唱えたものである。シルウィウスは、体内の病理学的・生理学的な変化の根本には酵素があるとした（発酵理論 Fermentationstheorie）。彼ら医化学派の影響は一八世紀の医学にもおよんだのである。

虫が駆除されることが**ときおり**あるが、その後、どんな痛い目に遭うか、命がどんな危険な目に遭うか。私は、非常に多くの人たちに降りかかる死や長期の重病に対して良心の呵責に苦しみたくはない。下剤は条虫に対して向けられたものなのに、多くの人たちがきわめて攻撃的で恐ろしい下剤によって命を失わざるを得ないし、たとえ下剤による死を免れたとしても、長きにわたって重疾患を病む。そして健康と生命を破壊する下剤の治療はしばしば長年に及び、多くの場合、こうしたすべての治療を行なっても条虫は駆除されない。駆除されたとしても再び発生するのだ。

　これらの生き物をこうして駆除し殲滅することは強引なやり方であり、威力が激しすぎることもまれでなく、命を危険にさらすことも多い。だとすると、こういう治療はまったく不要ではないか。

　ソーラの重疾患になったときだけ、いろんな種類の条虫が見つかる。この病気が治療されると、必ず条虫は消滅する。しかしこの治療が完全に終わらないうちは、健康の状態がかなり優れた人であっても条虫は生きている。ただし、じかに腸の中にではなく、消化の残り物や腸の排泄物の中で、まるでそこが自分の住み処であるかのように、まったくおとなしく、少しも困らせないで生きている。栄養として必要なものは腸の排泄物の中に見つかるから。それゆえ条虫は、腸の壁に接触することがないので、私たちにとって危険なものではないのである。しかし人間が何らかの事情で急性の病気になったとき、この生き物は腸の内容物だけでは満足できない。だから、動き回っては不快を感じ、腸の繊細な壁に触れて傷つける。そのとき患者の病状は、この特殊な種類の激しい疝痛によって著しく悪化する（母体の中の胎児もこれと同じである。胎児は、やはり母親が病気になったときだけ落ち着きを失い、動き回って衝突する。だが、母親が健康なときには羊水の中で静かに漂う。それゆえ母親は痛みを感じない)。

注目すべきは、このように条虫が体内にいるとき、健康状態の悪い人の示す病的兆候に対して、雄シダの根のエキスをしかもごく微量で投与すると、それが迅速に作用するホメオパシーの緩和剤になる、ということである。なぜなら、人の健康状態が悪いときに、こうした寄生の生き物を不安にさせるのが、その緩和剤によってさしあたり除去されるからである。すると、条虫はまた快適な状態になり、腸の排泄物の中でおとなしく生きる。それゆえ患者や腸を特別に苦しめることはしない。その後、ソーラに対する治療がかなり進んで、ソーラが根絶されたなら、寄生虫は、もはや腸の内容物に栄養として適したものを見出せなくなる。こうして自分から寄生虫は、少しも下剤を使っていないのに、健康な人の腹から永遠に消える。

第五節　治療法に対する批判——自然の模倣

ところが、従来の医学を追随する最近の医師たちは、治療するときに物体的な病原物質の排出を目指しているかのように思われることを好まない。彼らの説明によると、多くのいろんな排出の方法は**誘導**によって効果を上げる治療法であり、自助努力をする病的な体の自然本性が自分たちに手本として示してくれたものであるという。たとえば、発熱には発汗と排尿によって、側胸痛には鼻の出血・発汗・粘液分泌によって、ほかの病気には嘔吐・下痢・下血によって、関節痛には大腿部の腐敗膿によって、喉の炎症には唾液分泌によって解決する、など。あるいは転移と膿瘍によって取り除く。自然は病気の座から離された部位に転移させ膿瘍をつくるからである。

だから彼らは、自然を**模倣した**とき自分たちは最善を尽くしていると考えた。なぜなら彼らは、ほとんどの病気を治療する場合、病的な状態にある自由奔放なバイタルフォースが行なうのと同じように、回り道をして取り掛かったからである。つまり、間接的に(1)治療する。要するに、患部から離れた器官、しかも病変組織と最も関係の少ない（すなわち無関係な）器官に、異なった種類の症状をよりいっそう強く生み出す可能性のある刺激を与え、こうして排出を行なうのである。通常は、悪い状態をその器官へといわば**誘導する**ために排出を続ける。

このいわゆる誘導法は、以前も今も従来の医師たちにとって主要な治療法である。

私ではなくほかの人たちが述べているように、自分を救おうとする自然を模倣して、彼らは、薬が引き起こす病気に一番よく耐えられると思われる最も丈夫な組織に、新しい症状を強引に生み出そうと試みた。この場合新しい症状は、一見して危機的状態（クリーゼ）を装い、排出物を形成しながら最初の病気を誘導する(2)という。こうすればば自然の治癒力は徐々に病気を散らす(3)ことができるのだという。

彼らは、発汗や排尿を促す薬とか、放血剤を使ったり、串線と打膿を用いたりした。とはいえ、たいていは食道や腸管から排出させる刺激剤を使った。つまり、吐剤で上から出すこともあれば、下剤で下から出すこともあった。一番好んで使われたのが下剤である。これらは「肛門を開ける薬（エアエフネント）」、「硬い便を溶かす薬（アウフレーゼント）」とも呼ばれた(4)。

誘導法と密接に関係するのが、**拮抗的な刺激を与える方法**である。この方法は誘導法の効果を支援するために用いられた。たとえば、素肌に羊毛をあてがうこと、足湯、催吐療法、空腹によって胃腸を痛ませること（断食療法）。また、患部から近い部位や離れた部位に痛みや炎症や化膿を生み出すものを使う。たとえば、塗り薬にしたセイヨウワサビ、カラシ泥（でい）、カンタリス軟膏、セイヨウオニシバリ、串線（打膿）、吐酒石軟膏、もぐさ、焼灼した鉄、鍼、など。つまり、同じくこの方法でも、病気のときに自由奔放なやり方で自分を救うという粗野な自然を手本にしているのである。粗野な自然は、患部から離れた部位に痛みの刺激を与え、転移や潰瘍を起こし、刺激性の発疹や腐敗膿を生じさせる。こういうやり方で粗野な自然は、ダイナミックな病気から自分を救い出そうとする（慢性病の場合このやり方では効果はない）。

それゆえ明らかに、これまでの医師たちが、誘導の治療法にせよ、拮抗的に作用するものを利用する治療法にせよ、こうした役立たない危険で間接的な治療法を行なうようになったのは、分別のある根拠からではない。**模倣**さえすれば都合よく治療を済ませられると考えたからにすぎない。こうした治療はあまりにも役立たず、成果も全然なく、とても攻撃的であったために、彼らは、病気を短期間だけでも、見た目に軽減させようとしたり、あるいは取り除こうとした。その結果、最初の病気の代わりに、よりいっそう悪い別の病気を呼び覚ますことになったのである。それでも、このような破壊を治療と呼べるだろうか。

彼らが従った手本は、急性病で軽い症状が出たときだけ、粗野な自然が急場しのぎに[5]切り抜けようとして本能的に行なった努力にほかならない。つまり、彼らが模倣したのは、病気のときに自由奔放に振る舞う、思慮に欠けた生命維持力にすぎないのである。生命維持力は、体の有機的な法則だけに基づき、もっぱらこの有機的な法則に従ってのみ活動するのであって、知性と思慮に従って行動する能力はない。だから粗野な自然には、知性のある外科医が行なうように、裂けた唇の口を閉じることも、吻合（ふんごう）させて治療することもできない。斜めになって互いに離れてしまった骨折端を、まっすぐに戻して相互にうまくかみ合うようにする術（すべ）を知らない。粗野な自然は骨の膠（にかわ）状の物質を分泌させるだけであり、たいてい分泌量が多すぎる。また、損傷した動脈を結紮することができず、出血で活力も損ない、負傷者を死なせる。脱臼した肩を整復する仕方も知らず、逆に、患部の周辺をはれ上がらせて整復の治療の邪魔をする。角膜に刺さった小片を取り除くために、眼の全体を化膿させて破壊させる。嵌頓（かんとん）した鼠径ヘルニアを止める方法として、あらゆる努力をしたとしても、腹部に壊疽を起こして患者を死なせることだけしか知らない。ダイナミックな病気のときは多くの場合、病態変容（メタシエーマティスム）によって患者をはるかにより悲惨な状態にする。

　さらにまだある。それは、私たちがこの世で生きている限り最大の苦痛を与えるもの、無数の病気を生じさせる火種のようなものである。これのために、何百年来、何千年来、人類は虐待を受け喘（あえ）いできたのである。それが慢性マヤズム（ソーラ、スフィリス、サイコーシス）なのだ。**知性を欠いたバイタルフォースは、何も考えずに慢性マヤズムを受け入れる。**しかしその三つのうち何一つ減らすことは決して許されない。ましてや、自力で体から取り除くこともできない。それどころか、バイタルフォースは、悲しくて長い人生を患者が送った後に死によってその目が閉じられるまで、体内で慢性マヤズムを増殖させるのである。

　これまでの医師たちは、自分たちのことを合理的であると言っている。それなのに彼らは、あれほど多くの知性と思慮と判断力を必要とする重要な仕事をするときに、要するに治療の活動をするときに、知性を欠いたあのバイタルフォースを、唯一で最高の教師として、無思慮な指導者として、どうして選ぶことができたのか。さらに彼らは、病気のときには間接的で反動的に働くバイタルフォースを、どうして躊躇（ちゅうちょ）なく模倣することができたのか。つまり、そのようなバイタルフォースだけを「これ以上ないもの」、考えられうる限り最高のものとして、模倣することがどうしてできたのか。というのも、私たちには、神からの最大の贈り物が、すなわち熟考する知性と自由に思慮する力が与えられており、したがって、人類の幸福のために、治療の活動をすることに関してはバイタルフォースをはるかにしのぐことが許されているからである。

　粗野で、知性を欠き、無自覚的な生命エネルギーを模倣することが、これまでの薬学では何の懸念もなく行なわれていた。拮抗の作用や誘導の作用による、最も広く普及した治療法によって、病気とはかかわりのない部位や器官を攻撃する。そして、激しい痛みと一緒にそうした部位や器官を病気にしたり、あるいは、多くの場合のように、体力や体液を浪費させ無理にでも分泌物を排泄させる。こうして彼らは、生命の病的な活動を、もともと病気であった部位から、治療で攻撃された部位へと向かわせ、間接的な方法によって自然の病気から強引に逃れようとする。つまり、よりいっそう健康な部位に**はるかに重い別の病気を生じさせることによって**、それゆえ、体力を奪うとか、多くの場合は苦痛を与えるとか、こうした回り道をすることによって逃れようとするのである[6]。

患部から離れた無関係な部位を種類の異なった病気でこのように攻撃しても、もちろん病気が消散することもある。ただしその場合、病気が急性であり、つまり病気の持続する期間が短いものだけに限られる。だがそれは治癒したのではない。こうした反動的な処置は何の意味もないのだ。こうした処置は、もともと病気を患っていた組織に対して、何ら直接的な病理的関係すらないからである。**治療**という栄誉ある名前にふさわしいものは何もなかったのだ。生きている別の部位に対してこの憂慮すべき攻撃を行なわなければ、確かにおそらく、たいていはもっと迅速に、自力で急性病をすでに消し去っていたであろう。しかも後遺症はほとんどない。体力の犠牲もあまりない。粗野な自然の力によって始められた治療であるにせよ、自然の力を模倣したアロパシーの治療であるにせよ、ともかくどちらの治療も、次のような治療にはかなわない。すなわち、体力を維持し、病気を直接的に速やかに消し去る、ダイナミックな（ホメオパシーの）治療にはかなわないのである。

きわめて膨大な数の症例、特に慢性病の症例を見ても、これまでの医師たちが行なってきた治療とは、患者を弱らせる、暴力的で間接的な治療であり、わずかな成果さえもまったく生み出していない。ほんの数日間だけ、さまざまに現れる病気の厄介な発現を止めるにすぎない。しかし、患部から離れた刺激に対して体質的に慣れてくると、病気は再び発現する。しかも以前よりも悪化して戻ってくる。なぜなら、拮抗の作用による痛み(7)と不適切な体液の排出によって、バイタルフォースが衰えてしまうからである。

これまでのほとんどの医師たちは、自由奔放で粗野な自然の自助努力を**総じて模倣する**ことで、思いのままに(自分の頭に思い浮かんだ指示に従って)、表向き効果ありとされている誘導の治療を実践で行なっていた。その一方で、もっと高い目標を定めた別の医師たちもいた。この者たちは、**病気のときにまさに現れてくるバイタルフォースの努力**をまねするだけでなく促進させようとした。つまり、**体液を排出させ、拮抗の作用で転移させるという自助努力**を推し進めた。さらに、いわばバイタルフォースの手助けをするために、こうした誘導と排出をよりいっそう強力なものにしようとした。それでも彼らは、こうした危険な処置を行なっているときですら、自分たちは、自然という主人(ドゥケ・ナトゥラ)に倣って治療を行なっているのだと信じ、自然の下僕(ミニステル)という栄誉ある名をもらってよいと考えた。

病気を長く患っているとき、患者の自然本性から体液の排出が始まると、これによって短い期間にすぎないとしても、激痛や麻痺や痙攣などといった障害のある状態が軽減される、ということがよく知られていた。だからこれまでの医師たちは、この誘導の方法を、病気を治療する真の治療法であると考えた。それで彼らは、体液の排出を促進させ、持続させ、それどころか増大させたのである。そうしたのも、彼らは次のことがわかっていなかったからだ。すなわち、慢性病のときに自由奔放な自然によって生み出されたすべての排泄物や分泌物(このとき一見して病気の峠(クリーゼ)を迎えたかのように見える)は、短い期間だけ持続する一時的な緩和が起こることを示すものでしかないこと。それゆえほとんど真の治療に役立つことなく、かえって反対に、それによって結果的に体力と体液を浪費してしまい、本来の内的な重疾患をただひたすら悪化させるだけである、ということである。

粗野な自然が行なうこのような努力によって、長く患っていた患者が持続的な健康を回復したところを見た人はいない。体自身が行なう(8)このような排出によって、何らかの慢性病が治ったところを見た人もいない。むしろ常にこのような症例では、短い期間の緩和があった後に、本来の重疾患が明らかに悪化する。しかも、緩和の持続する期間はだんだんと短くなってくるのだ。体液の排出を続けているのに、ひどい発作的な症状がより頻繁に生じ、しかもより強くなって現れる。

次の場合もまた同じである。慢性的な内的病気によって生命が脅かされたとき、外部の局所的な症状を生み出すことによって、生きるためにぜひとも必要な部位から危険な状態をそらし、生きるためには必ずしも必要としない組織へと、その危険な状態を向かわせる（すなわち転移させる）。自由奔放な自然は、これ以外に自分を助ける仕方を何も知らないのだ。バイタルフォースはエネルギー的な存在であっても、知性を欠き、思慮または予見の能力もない。こうしたバイタルフォースがそういうことを行なっても、やはり真の助けにもならないし、真の治療にもならない。危険な内的な病気に対して一時的に短期的に緩和しているにすぎないのだ。大部分の体液と体力は浪費してしまうし、根源の病気は少しも弱まらない。ホメオパシーによる真の治療が行なわれない場合、せいぜいできることは、どうしても逃れられない破滅の時期を遅らせることだけである。

これまでのアロパシーの医師たちは、無意識的に振る舞う粗野な自然の力によるこうした努力を過大評価しただけではない。完全に誤解した。真に治癒力のあるものと思い違いをし、その働きを高めて促進させようとした。これによっておそらくすべての悪い状態を根絶させ、徹底的に治療することができると思い込んだのである。

慢性病のときバイタルフォースは、内的状態のさまざまな厄介な症状を、たとえば皮膚に湿潤性の発疹を生じさせることによって和らげているように見える。こういうとき、粗野な自然の召し使い（「自然の下僕」[※1]）である彼らは、「主人である自然」よりももっと多くの湿潤性を皮膚から引き出し、自然の目的である治癒の作用を促して支援するために（体から病原物質を除去することによってそれをするというのか?）、カンタリス軟膏やセイヨウオニシバリを貼付した。しかしその結果は次の二つのどちらかだった。一つは、薬の作用が激しすぎて湿潤性の発疹がすでに長引き、体が過敏な状態になった場合である。この場合、根源的な病気には効かずに、体は外部の病気を大いに増殖させ、痛みを激しくする。この痛みで患者は眠れなくなり、体力もそがれる（おそらく熱を伴った悪性の丹毒を併発させることもある）。もう一つは、おそらくまだ生じたばかりの局所的な症状に対して薬が比較的穏やかに作用した場合である。この場合、自然が内的な病気を弱めるために皮膚に生じさせた局所的な症状を、不適切に外用された一種のホメオパシー薬によって、その部分から取り除く。すると、体は、もっと危険な内的な病気を新たに生じさせる。そのように局所的な症状が取り除かれることによって、体は、ほかのよりいっそう重要な部位に、よりいっそう悪化した病態変容（メタシェーマティスムス）を生じさせるようにバイタルフォースを誘導するのである。要するに患者は、局所的な症状の代わりに、危険な眼炎、難聴、胃痙攣、癲癇の攣縮（れんしゅく）、喘息および卒中の発作、精神や感情の病気、などを受け取ることになるのだ(9)。

彼らは、まったくの思い込から、自助努力するバイタルフォースを手助けしたいと考える。自然の病的な力が直腸や肛門の血管に血液を送り込んだとき（見せかけの痔）、自然の下僕である彼らは、血液の排出口を得るために血吸ヒルをしばしばたくさんあてがった。しかしそれによって起きた緩和作用は期間が短く、多くの場合ほとんど特記すべきほどのものではない。それどころか体を衰えさせ、各部位に、よりいっそうひどい鬱血を誘発させる。しかも根源の病気は少しも軽減されない。

ほとんどすべての症例において、病的なバイタルフォースは、何らかの危険な内的な病気を和らげるために、嘔吐や咳などを通じて血液を吐き出そうとする。だから、「主人である自然に倣って」これまでの医師たちは、おそらく治癒力があるだろうと思った自然による努力を促進させることに熱心だった。そして血管から血液をたくさん抜き取ったのである。結果的に健康を壊さないでは済まされず、体は見るからに衰弱した。

慢性的に頻繁に吐き気がある場合、これまでの医師たちは、自然の意図を促進させるという考えの下に、たっぷりと吐剤を与え、強引に胃から排出させるように促した。その結果は好ましいものではない。多くの場合は悪化した。危険であることも、それどころか死ぬことすらもまれではなかった。

内的な重疾患を和らげるためにバイタルフォースは、冷膿瘍［熱やその他の炎症の兆候を欠く膿瘍］を外部の腺に生じさせることがある。自然の下僕を自称する彼らは、自然の意図を促進させるのがよいと考えた。だからこのとき彼らは、温める作用をもつあらゆる種類の塗布剤と軟膏によって冷膿瘍に炎症の兆候を起こさせ、化膿した膿瘍を切開し、悪性の病原物質を排出させた（本当に悪性の病原物質か？）。しかしこれによってほとんど例外なく、手間のかかって治りにくいどんな病気が誘発されることか、経験が何百回も教えてくれるとおりである。

彼らは、患者が病気を長く患っているとき、ひとりでに寝汗をかくとか、水っぽい便が排泄されると、たいてい重篤な状態が少し緩和することに気づいていた。だから彼らは、自然の指示に従い（「自然を主人として」）、完璧な発汗療法を実施し継続することによって、あるいは、いわゆる軽い作用の下剤を何年もずっと使い続けることによって、自然の働きを促進させなければならないと、それが使命であると思い込んだのだ。それゆえ、慢性的な病気をすべて治癒へと導く自然の（すなわち知性を欠いた体におけるバイタルフォースの）努力を促進させ、強化させた。そうすればその分だけでも、より速や

第五節―※1　自然の下僕（minister naturae）。フランシス・ベーコンの『新機関』(Novum Organum) の最初のアフォリズムに出てくる。「人間は自然の下僕であり、解釈者である」とある。

かに、より確実に患者を病気から（つまり病原物質からか？）解放することができると考えたのである。

しかし、そうすることによって従来の医師たちが実現したことといえば、結果的に正反対のこと、すなわち、根源の病気を悪化させたことだけだった。

従来の医師たちは、何の根拠もないのにこうした自分たちの偏見を受け入れてきたために、病的なバイタルフォースが行なう衝動的な処置の手助けをし続ける[10]。実際、誘導と排出は、有益な目的へと向かっているのでは**ない**。もっぱら破滅へと向かっている**だけ**である。それでも彼らは、あのような誘導と排出の処置をもっと多く患者に適用する。彼らは次のことに気づいていないのである。すなわち、知性を欠いた自由奔放なバイタルフォースが本来の慢性的な病気を和らげるために実行し継続しているすべての処置、具体的にいえば、局所的な症状の発生とか、排出や誘導など、一見して努力しているように見えるすべての処置こそ、まさに病気そのものであり、病気全体を示す兆候である、ということに気づいていない。こうした病気全体に対して有効な薬があるとすれば、本来なら、類似の作用に基づいて選ばれたホメオパシーのレメディーこそがことごとく、唯一役立つ薬だといってよいだろう。しかもそれは、最も簡便な手順に基づいたものであろう。

急性病であるにせよ、むしろ慢性病であるせよ、病気のとき自分を救うために粗野な自然が行なうことはこの上なく不完全であり、**それ自体こそが病気**である。それゆえ次のことは簡単に推し量ることができるだろう。こうした不完全な状態や病気の状態を人の手によって促進させても、ますます健康を損なうことになり、少なくとも急性病の場合でさえ自然の治療では何も改善できなかった。というのも、バイタルフォースがどのような道をたどって危機的状態（クリーゼ）を生じさせたのかは隠されているので、薬学は、そのような隠された道を進むことができないからである。だからかえって薬学は、攻撃的な薬だけを使って外部から危機的状態（クリーゼ）を生じさせようとする。しかしそれは、自由奔放で本能的なバイタルフォースが独自に行なった処置にはるかに及ばない。むしろそれに反して、ますます状態をかき乱し、体力をよりいっそう奪ってしまう。なぜなら、自然と同じようなやり方をしても、アロパシーでは、誘導や危機（クリーゼ）的状態の発生によって自然が生み出す不完全な緩和ですらやり遂げることができないからである。アロパシーは努力しても依然として、自由奔放にすぎないバイタルフォースによって与えられうる悲惨な治療よりもはるかに劣っているのである。

慢性的に突然襲ってくる頭痛を鎮めるために、自然による鼻血を模倣し、道具で切りつけることによって鼻血を生じさせようとした。おそらく鼻孔から大量に血を流すことはできたであろう。そして患者を弱らせたであろう。しかし頭痛は全然鎮まらなかった。たとえ鎮まったとしてもやはり、本能的なバイタルフォースが別のときに衝動的に数滴だけ血を滴らせた場合ほども鎮まらなかったであろう。

怒る、恐怖する、重い物を持ち上げて体を痛める、寒気を感じる、ということによってたちまち病気になった後に、いわゆる危機（クリーゼ）的状態と呼ばれる発汗あるいは下痢が、常に活動しているバイタルフォースによって引き起こされることがある。このような発汗や下痢は、少なくともさしあたって、薬局にあるどんな発汗剤や下剤よりも、はるかに効果的に急性病を取り除くであろう。薬局の薬は病気をもっと重くするにすぎない。これは普段の経験が教えてくれるとおりである。

バイタルフォースは、私たちの身体組織の体制に基づいてのみ単独で活動することができる。しかし、知性・洞察・思慮に基づいて行動する能力はない。では、こうしたバイタルフォースが何のために私たち人間に与えられたのか。私たちがバイタルフォースを、健康からの悲惨な逸脱を正常な状態へと再び戻す最高の治療師としてみなすためではない。ましてや、医師が、バイタルフォースの不完全で異常な努力（病気から救う自助努力）を、盲従的に模倣するためでもない。その振る舞いは、バイタルフォースが行なう以上に不確実で不適切で攻撃的なものである。また、あらゆる人間の学の中でも最も高貴な学、つまり真の医術を発見し実行するのに必要な、知性・熟考・思慮の浪費を、その模倣によって都合よく節約するためでもない。粗野な自然の力が行なっているほとんど役立たない自助努力を粗悪にまねしたものであるのに、それを医術と呼び、しかも**合理的医学**と呼んでいるのだ。

　そもそも、知性のある人が、バイタルフォースの自助努力を模倣したいと思うだろうか。その努力こそがまさに病気そのものなのだ。病的な状態にあるバイタルフォースこそが、発現してくる病気を生み出す張本人なのだ。したがって必然的に、人の手で行なうすべての模倣も、こうした努力の抑圧も、悪い状態を増やすことになるにちがいない。あるいは、抑圧することによって危険な状態にしてしまう。模倣と抑圧をこうして実行しているのがアロパシーなのだ。これは危険な治療行為であり、彼らはこれを医術と呼び、しかも合理的医術と呼んでいるのである。

　それは医術ではない。あのバイタルフォースは、人間に生まれながらにして備わっているものである。人間が健康なときには、最も完全な仕方で生命を導くようにと定められた素晴らしい力である。感覚を受け取る組織にせよ、刺激を受け取る組織にせよ、体中のあらゆる部分に等しく存在している。あらゆる正常な自然的な身体機能を休みなく動かす原動力である。では、このようなバイタルフォースは、何のために創造されたのか。病気のときに自分を救うためではない。模倣すべき価値のある医術を実践するためでもない。

　いや、そういうことのために創造されたのではない。真の医術は熟考する営みである。つまり、より高みにある人間精神と、自由な思慮と、根拠に基づいて選択し決断する知性とによって果たされるべき務めである。だが、バイタルフォースは、独力で活動することができるといっても本能のようであり、知性と意識を欠いている。だから、病気によってバイタルフォースが状態を乱され異常な活動をするようになったときには、ホメオパシーの方法で選んだレメディーによって生み出される、病気に

類似した病的状態（アフェクチオン）によって、バイタルフォースの状態を変える。つまり、このようにレメディーの引き起こした病気によって、しかも少し強めに作用させてバイタルフォースの状態を変えるのである。その結果、自然の病気によって生じた病的状態（アフェクチオン）は、もはやバイタルフォースに対して影響を及ぼすことができなくなる。バイタルフォースは自然の病気から解放されたからである。そしてレメディーによって生じた少し強めの、きわめて類似した病的状態（アフェクチオン）とだけかかわり続ける。この状態に対してバイタルフォースは全精力を注ぐ。するとまもなくしてその状態を克服する。まさにこのことによってバイタルフォースは自由となるのである。そして、再び正常な健康状態を回復し、「身体に生命を付与しその健康を維持する」という本来の使命に戻ることができる。こうした変化が起きているとき、苦痛や衰弱を伴う病気に襲われることはない。これを実現する仕方を教えてくれるのがホメオパシーの医術なのである。

実際、今まで取り上げてきた従来の医学の治療法でも、病気から逃れた患者は確かに少なからずいた。しかし（性病と関係のない）慢性病から逃れた患者はいなかったのである。危険のない急性病から逃れただけであった。それでもやはり、厄介な回り道をして、きわめて不完全なことが多かった。したがってこうした従来の治療を、穏やかな医術によって行なわれた治療と呼ぶことはできない。それほど危険な急性病の症例でなければ、瀉血することによって、あるいは、エナンティオパシー[※2]のやり方で緩和剤を使い、主要な症状を抑圧することによって（「反対のものは反対のものによって（コントラリア・コントラリイース）」）、急性病をできる限り抑え込む。あるいは、患部とは別の部分に刺激を与えて誘導する薬（拮抗の作用によって一時的に緩

第五節―※2　エナンティオパシー（enantiopathie）。ギリシャ語の enantios（反対の）と pathos（病的状態）との合成語。ハーネマンは、アロパシーとほぼ同じ意味に使用している。

和させる薬）を使い、時期が来るまで、すなわち、本来なら急性病が進行しているはずの期間が過ぎ去るまで急性病の活動を止める。だから、この治療は、体力と体液を奪い取る回り道の方法なのだ。したがって、そのように治療された患者の固有な自然本性には、病気を完全に取り除き、失われた体力と体液を回復させるために、まだやるべき最高で最上の仕事が残っているのである。患者の固有な自然本性とは、生命維持の力のことだ。この生命維持の力は、自然の急性病を取り除くこと以外に、不適切な処置によって生じた障害の克服もしなければならない。危険な症例でなければ自力で機能を少しずつ回復させることができたであろうが、それでもやはり、多くの場合は厄介で、不完全で、さまざまな苦痛が生じる。

急性病の場合に従来の薬学がこのように介入することによって、自然の健康回復の経過がわずかでも迅速になり、もしくは容易になる、ということは、依然としてきわめて疑わしい。なぜなら、これまでの薬学は、（バイタルフォースと同様に）間接的な方法以外の仕方では治療を進めることができなかったからである。しかしこのやり方よりも、誘導する治療や、拮抗の作用を利用する治療の方がより攻撃的であり、体力をより奪い取る。

（1）それとは異なりホメオパシーでは、類似の症状を生み出すダイナミックなレメディーの効力が、体そのものの患部に対して直接向けられる。したがって、体力を失うことなく、回り道をすることもなく、悪い状態を速やかに消し去る。

（2）まるで、何らかの非物質的なものを誘導させることができるかのような言い草である。確かにそれは非常に精妙なものと考えられているが、それでもやはり、物質的なもの、病原物質の存在を信じている。

（3）自然の経過をたどって治まった場合、軽い急性病に限っていえば、それほど激しく攻撃的に作用しないアロパシーの薬であれば、使おうと使うまいとお構いなしに、その急性病は特別の反応も示さずに穏やかに終息する。すると、バイタルフォースは活発になり、荒れ狂って乱れた状態から再び正常な状態へと少しずつ変わる。しかし激しい急性病の場合や、人間を襲うほとんど大部分の病気であるといってもよい慢性病の場合、こうした病気には、粗野な自然も、これまでの医師たちも、ただ放っておくしかない。なぜなら、そうした病気を消散させることは、バイタルフォースの自助努力によっても、自然を模倣するアロパシーによってもできないからである。せいぜい停戦状態を引き出せるにすぎない。その間、敵は、すぐにせよ後になってからにせよ、それだけいっそう激しく病気を発症させるために自分を強化しているのである。

（4）同様にこうした表現から、解消し除去すべき病原物質の存在を想定していること、前提としていることが露呈している。

（5）通常の医学では、病気のとき薬を使わなかった場合に体の自然本性が示す自助努力は、見習うべき手本となる治療とみなされた。しかし**そう考える人はまったく間違っている**。急性病のときに自分を救おうとするバイタルフォースの、あまりに悲惨な、不完全な努力は、一種の劇のようなものである。劇は、そうした自虐的な振る舞を真の治療によって終わらせるために、見る者に強い同情心を起こさせ、私たちの理性的な精神の全精力を注ぎ込むようにと促すからである。自然によって、体にすでにあった病気を、新しい別の類似の病気を生じさせることによって（§43～46）ホメオパシーのように治療することはできない。同じく、自然の意のままにできることも非常にまれである（§50）。自分の力で、外部の助けを借りずに、新しく生じた病気を克服する役目を、体だけで引き受けることになる（慢性マヤズムの場合はもとよりそうした抵抗は不可能である）。こういうときに私たちが目にするのは、患者の自然本性によって行なわれる努力にほかならない。しかしこの努力は悲惨なものであり、たいてい危険である。というのも、どんな犠牲を払ってでも自分を救おうとするからである。そして最後には、地上で生きることを止め、つまり死によって終えることもまれではない。

　私たち死すべき人間が、健康な生命が住まう体の中で起きている出来事を見抜くことはほとんどない。確かに、こうした出来事は、被造物の創造者でもあり保護者でもある、すべてお見通しの神の目には明らかであろうが、被造物である私たちには、どうあがいても依然として隠されたままである。そういうわけで私たちは、病気のとき、生命が乱れて体内で起きた出来事を見抜くことはほとんどできない。病気のときに起きている体内での出来事は、観察することのできる変化・障害・症状を通じてしか知らされないからである。こういうものによって私たちの生命は、内的な撹乱の状態をただ知らせるにすぎない。したがって私たちは、目の前のどんな症例においても、病気の症状のうちでどれが病的障害の一次作用といえるものなのか、あるいは、バイタルフォースのどの反応が自分を助けるためのものなのか、ということを決して知ることはない。私たちの目の前ではどちらも相互に入り交じって現れるが、外部に反映された内的病気全体の像（ビルト）だけが私たちに提示される。なぜなら、病気を終わらせようとする自由奔放な生命の無益な努力こそ、まさに体それ自体の病気にほかならないからである。急に発生した病気を終わらせるために自然によって行なわれた体液の排出は、**危機的状態**（クリーゼ）と呼ばれるが、こうした排出が行なわれているとき、治療を助けているというよりも体を苦しめていることの方が多い。

　こうしたいわゆる危機的状態（クリーゼ）にあるとき、バイタルフォースは**何をどう**行なっているか、ということは、生命の住み処である体の内部で起きているすべての出来事の場合と同じく、私たちには依然として隠されたままである。それでもきわめて確かなのは、バイタルフォースは、こうしたすべての努力において、病気でない部分を救うために、**病気を患っている部分を多かれ少なかれ犠牲にして根絶させる**、ということである。バイタルフォースは、急性病を取り除くとき、精神的な思慮に基づいてではなく、もっぱら身体組織の体制に基づいてのみ活動するので、こうしたバイタルフォースの行なう自助努力は、たいてい一種のアロパシーであるにすぎない。バイタルフォースは、危機的状態(クリーゼ)の発生によって最初に病気になった器官を救い出すために、分泌器官をよりいっそう、しばしば嵐のように激しく活動させる。こうすれば、最初に病気になった器官からこの分泌器官へと悪い状態を誘導させることができるからである。その結果生じたのが、嘔吐、下痢、排尿、発汗、膿瘍、などの症状である。このように離れた部位を刺激することによって、本来病気であった部位から一種の誘導を行なう。すると、ダイナミックな仕方で攻撃された神経エネルギー[※3]が、物質として生み出されていわば破裂しているかのように見える。人間のもっぱら自由奔放な自然本性は、体それ自体の一部を破壊し犠牲にしてのみ、急性病から自分を救い出すことができる。そして死ぬことがなければ、ひたすらゆっくりで不完全であるにしても、生命の調和状態を、すなわち健康を回復させることができる。

このことが私たちにわかるのは、自分で健康を

第五節—※3　神経エネルギー（Nervenkraft）。一般的に「バイタルフォース・生命力・生命エネルギー」（Lebenskraft）と呼ばれている力・エネルギーの特殊な働きとして、「神経力・神経エネルギー」と呼ばれた。

回復したときに、苦痛にさらされた部位や、それどころか体の全体に激しい衰えとか憔悴とかが後に残っているからである。

では、ひと言でまとめてみよう。体が病気に見舞われたとき、体の自助努力によって起こるすべての出来事が観察者に示すものは、病的状態にほかならない。それは、真の医術によって治療するために模倣してよいものではない。また模倣してもならない。

（6）慢性病のときにこうした見せかけの治療を行なえば、どんな悲惨な結果になるか、普段の経験が示すとおりである。**少なくとも治癒は起こらない**。しかし、誰がそれを勝利と呼びたいと思うであろう。敵の侵入を直ちに終わらせるために、敵の首根っこを直接押さえ、武器に対しては武器で立ち向かい、敵を根絶させる代わりに、臆病な立ち回りで、敵が持っている物を背後からぶんどって切り捨て、敵の周りにあるものを蹂躙（じゅうりん）して焼き焦がす。おそらく最後は敵からすべての抵抗力を奪うであろう。しかし目的は達成されない。敵は決して根絶されていないからである。敵は依然としてそこにいる。敵は再び栄養と蓄えを手に入れると、以前にも増して激しい行動をとる。私に言わせれば、敵は決して根絶されておらず、気の毒なことに穢れなき土地はひどく蹂躙され、したがって長期にわたり蘇ることはできない。慢性病のときにアロパシーの治療をする場合もこれと同じだ。アロパシーは、病気の座から離れた穢れなき部位を間接的に襲うことによって、病気を治療せずに身体を滅ぼす。これこそ、無駄な医学といえよう。

（7）悪臭を放ち人工的に維持させる潰瘍は打膿と呼ばれる。これは適用されることが多い。だが、この治療からどんな好ましい結果が得られたであろう。確かに最初の数週間は、痛みを依然として激しく引き起こしている限り、拮抗の作用によって慢性病の進行を多少なりとも食い止めているように見える。ところがその後になって体が痛みに慣れると、患者を弱らせ、慢性的な重疾患の活動範囲を広げてしまうこと以外には何も起こらない。あるいは、この一九世紀の時代になっても、排出すべき「病原物質」の出口として栓の穴を開けっ放しにしているのだと思い込んでいるのだろうか。ほとんどそんなふうに見える。

（8）意図的に生じさせた場合でも同じく、治ったところを見た人はほとんどいない。

（9）局所的な病気を取り除いたために起きた当然の結果である。アロパシーの医師たちは、それを、新たに発生した別の病気であると申し立てる。

（10）バイタルフォースの働きを促進させる治療を否定することになるが、これまでの医師たちは、バイタルフォースの働きを阻止するという正反対の治療を許可することもまれではなかった。要するに、バイタルフォースの努力とは、内的な重疾患を和らげるときに、体液を排出させ、体の外部に局所的な症状を生じさせることであるが、こうした努力が困難になったとき、バイタルフォースの働きに反発する薬（レペルクティエンティア）や、その働きを散らす薬（レペレンティア）を使ってバイタルフォースの努力を意のままに抑え込むことを許したのである。

　具体的には次のとおりである。慢性的な痛み、不眠症、以前から続いている下痢には、無謀なことに大量のアヘンを投与する。嘔吐には、塩を含む起沸性の混合剤を使う。悪臭を放つ足の汗には、足を冷水浴して収斂剤で罨法する。皮膚の発疹には、鉛と亜鉛の混合剤を使う。子宮の出血には酢を注入する。発汗過多には酸乳清［酒石酸、明礬（みょうばん）で作ったもの］を使う。夜の精液漏には樟脳（しょうのう）を多く使う。頻繁に体や顔面に生じる紅潮には、硝石と植物酸と硫酸を使う。鼻血には、アルコールと収斂液に浸した栓で鼻孔を詰めて止める。腐敗膿を分泌する大腿部の腫瘍は、内部の重疾患を和らげるためにバイタルフォースによって実行されたものであるが、酸化鉛と酸化亜鉛を使って乾燥させる、など。しかし、以上の試みがどんな悲惨な結果となるか、それは無数の経験が示すとおりである。

　これまでの医師たちは、口頭や書いた本の中で、自分たちは合理的な医師であり、病気を徹底的に治すために病気の原因を探しているのだと吹聴する。しかし現実を見るがいい。彼らは、たった一つの症状だけを目がけて治療する。そしていつも患者の健康を害する。

第六節　刺激と強化の治療法に対する批判

　従来の医学にはまだ治療法がある。**刺激強化**[※1]療法[(1)]といわれているものだ（「興奮剤、神経剤、強壮剤、滋養剤、強化剤」を使う）。彼らがこうした薬をどんな自慢していることか、驚かされる。

　慢性的な重疾患によって生じた体の衰弱がきわめて頻繁に起こり、その状態が長引くとか、あるいはひどくなったとき、彼らは、エーテルを含むラインワインや、飲むと焼ける感じがするトカイ産のワインを処方する。これでそのような衰弱を取り除けるだろうか。そのとき体力は減退したのである（衰弱を生み出す張本人の慢性病をそれによって治療することができなかったからである）。患者はもっと多くのワインを飲むように勧められたが、それだけいっそう体力はだんだんと衰えるばかりだった。なぜなら、バイタルフォースが、ワインによって意図的に引き起こされた興奮の状態に対抗して、二次作用において衰弱の状態を生じさせたからである。

　そのほかに、キナ皮とアマラ［苦味素］がある。アマラは間違われることもあり、わかりにくい種類のものであるが、いろいろと有害な作用がある。さて、今述べたような体の衰弱が頻繁に起こる症例で、このキナ皮とアマラは体力を与えてくれるだろうか。鉄剤と、どんな状態でも滋養と強壮に効くといわれている植物性の物質はどうであろう。多くの場合、これらの薬は、古くから患っている病気から生じた衰弱を取り除くこともできずに、病気を生じさせる薬の特有な働きによってさらに新しい苦痛を以前からの苦痛に付け加えたのではないか。

腕や脚の麻痺が慢性病をきっかけに始まるのは非常によくあることだ。では、この慢性の重疾患そのものを治療せずに、いわゆる「神経軟膏」を使って、あるいはそれ以外に、アルコールを含むバルサムの塗布剤によって、そのような麻痺を少しだけでも軽減できたことがこれまであっただろうか。あるいはこうした症例で、電気の衝撃、すなわちボルタ※2の電撃を与えたとき、そのような手足に何が起きたであろう。刺激に対して筋肉の反応する能力や神経の興奮する能力が、徐々に麻痺していくこと、いや、完全に麻痺してしまうこと以外に何が起きたであろう(2)。

興奮剤（エクスキタンティア）や催淫剤（アフロディシアカ）として推奨されているのは、竜涎香（りゅうぜんこう）、鱚（きす）、カンタリスチンキ、トリフ［セイヨウショウロ］、カルダモン、シナモン、バニラである。では、これらを使っていると、生殖能力が少しずつ衰えて完全に不能になってしまうことが常になかったか（その根底には慢性マヤズムが気づかれずにいつも存在しているのである）。

すべての緩和剤に当てはまる自然の法則によると、緩和剤を使用した後には、病気が治療不可能になるという

第六節―※1　刺激強化療法（erregende und stärkende Cur-Methode）。ここで述べられているのは、「興奮説」と呼ばれているジョン・ブラウン（1735-1788）の医学理論に基づく治療法である。病気とは、興奮が、全身にせよ、局部にせよ、過度に強まるか、弱まるかしたときの状態であり、その中間の程度が健康な状態と考えられた。したがって治療は興奮の度合を調節することである。彼の治療には、ハーネマンが述べているように酒やキナ皮が多用され、ブラウン自身は自分に対する治療でそれを用いて命を落とした。ブラウンの説はスコットランドよりも国外のドイツやイタリアで広まり、とくにドイツでは一七九五年に独訳が出るにおよんで大いに普及した。ブラウンはウィリアム・カレン（1710-1790）の弟子である。

―※2　ボルタ（Alessandro Volta, 1745-1827）。ガルバーニの研究に刺激されて、亜鉛と銅を希硫酸に浸して電流を継続的に起す装置を発明した。彼は、動物磁気についてガルバーニと論争した。

正反対の状態が持続的に生じざるを得ない。それなのにどうして数時間しか持続しない興奮や強壮の作用を推奨できるのか。

興奮剤（エクスキタンティア）や強壮剤（ロボランティア）によって急性病を（これまでの方法によって治療して）回復させても良好な結果とはならなかったが、慢性病のときにそのような有害な薬を使うと、何千倍もひどい結果となった。

（1）これこそまさに本来はエナンティオパシーといってよい。これについては本書『オルガノン』の§59で触れるだろう。

（2）難聴の患者が、イエーファー［ニーダーザクセン州の街］にある薬屋で、ボルタ電池を使って適度な電気刺激を与えると、わずか数時間だけで回復した。だがまもなくしてその効果はなくなった。同じ効果を出すためには電気刺激を強くする必要があったが、それもだんだん効かなくなった。その後、確かにはじめのうちは一番強い電気刺激を与えれば、患者の聴力はほんの短時間だけ刺激を受け入れたが、ついにはまったく聴こえなくなった。

第七節　病状を変化させる治療法に対する批判

これまでの医師たちは、長期化した病気に対して何をしたらよいのかわからなかった。そんなとき彼らは、**変化剤**（アルテランティア）と呼ばれている薬をやみくもに使って治療したのである。その中でも「水銀剤（メルクリアリア）」（塩化第一水銀、塩化第二水銀、水銀軟膏）は、恐ろしい薬としては中心的なものだ。彼らは、（性病とは無関係な病気であっても）すべての健康が損なわれるまでずっと、しばしばきわめて大量に、患者の体に薬の影響を与えていたからである。確かに大きな変化を生み出すけれども、常に好ましい変化は起きない。この金属が不適切に投与されることによって、常に健康を完全に破壊する。

ホメオパシーの解熱剤として**キナ皮**は、ソーラが回復を妨げない限り、もっぱら真性の間欠性の沼沢熱［マラリア］に対する特効薬である。ところですべての流行性の間欠熱は、多くの場合、広大な地域に拡大する。だが、こうしたすべての間欠熱にキナ皮が大量に投与されるのだ。これは紛れもなくこれまでの医師たちの浅はかさを示している。なぜなら、この病気は、ほとんど毎年異なった特徴で現れるので、治療のためにはたいがい別のホメオパシーのレメディーをいつも必要とするから。事実、そのレメディーを一回から数回ごく微量で投与すると、数日で徹底的に治療される。

さて、これまでの医師たちがそのように考えたのは、こうした流行性の熱病には、病気の特徴として周期的に発症するパターン（類型(テュプス)）が見られたからである。しかし彼らは、すべての間欠熱にそのパターンだけを認める。また、キナ皮以外には何も解熱剤を知らない。これ以外の解熱剤を知りたいとも思わない。というのも、私が述べているように、だらだら仕事をする今までの医師たちは、キナ皮や、その高価な抽出物であるキニーネを大量に投与して、流行性の間欠熱のパターンだけを抑え込むことができれば（バイタルフォースは確かに知性を欠いているが、しかしここでは理にかなった働きを見せ、たいていい数か月間、間欠熱を止めようと努力する）、この間欠熱を**治療した**と思い込んだからである。だが、だまされた患者は、周期的に現れる熱病の症状（類型）をそのように抑え込んだ後には、熱病を抑え込まないでそのままであったときよりも、常により悲惨な状態になる。たとえば、顔色が鉛色になり、呼吸困難になる。下肋部に狭窄感、内臓に機能障害が起こる。健康な食欲が失われ、安らかに眠れなくなる。疲れきって気力もなくなり、たいてい両足と腹部に、おそらく顔面と両手にも、パンパンに張った腫脹が生じる。患者は脚を引きずりながら歩いているのに、病院から**治療されたものとして退院させられる**。このような患者は根こそぎ健康を損ない（これが治療か？）、治療によって悪液質となる。こうなっては、死から救い出すためだけでも、ましてや治療して健康を回復させるためでも、ホメオパシーの治療をさらに手間をかけて何年も行なう必要がある。

神経熱[※1]で意識が混濁した状態になったとき、ここでアンティパシーの方法に基づいてカノコソウを使い、数時間で一種の覚醒の状態へと変えることができたなら、これまでの医師たちはそれで満足した。しかしこの状態は続かない。すると、彼らは、より多くのカノコソウを投与することによって、数時間だけでも強制的に覚醒の状態を引き起こさざるを得ない。そのうち、どれほど大量に投与しても、もはやまったく覚醒しなくなるであろう。緩和剤はこの場合、単に一次作用において刺激を及ぼしたにすぎないが、この緩和剤の二次作用のときにバイタルフォースは完全に弱まる。このようになった患者は、これまでの医師たちが行なってきた**合理的な治療の処置**によって死期が迫ってきたことを確信する。誰もそれを免れることはできない。それによって彼らは、どれほど確実に患者を死なせていることか。それにもかかわらず、だらだら続けられている仕事のようなこうした医学の実情を認めない。彼らは、患者の死を、病気の悪性のせいにしてしまう。

慢性病の患者にとってまったくそれ以上に恐ろしい緩和剤は、ジギタリス・プルプレア［ムラサキジギタリス］である。これまでの医師たちはこれを自分の裁量で用いて、慢性病のときに非常に速くなった脈拍の速度を強制的に落とそうとした（これが真に兆候に基づいた治療だというのだ）。ここでエナンティオパシーのやり方でこの恐ろしい薬を適用すると、速くなった脈拍は遅くなる。**初回の投与の後から数時間**、動脈の打つ回数は大いに減った。しかしまもなくすると、また速くなってくるのだ。これは奇妙なことだが、真実なのである。わずかだけでも再び脈拍を遅くするために、投与量を増やす。投与量を増やすと確かに遅くなるのだが、遅くなっている時間がだんだん短くなる。こうして緩和剤の投与量をどんどん増やしていくと、もはや効き目はなくなってしまう。そしてついには、もはや抑制の利かなくなったジギタリスの二次作用において、脈拍はこの薬草を使う前よりもはるかに速くなる。もはや**測定できないほど**である。すべての睡眠、すべての食欲、すべての体力が失われる。これは生ける屍といってよい。虐待されているのだから。**患者の誰一人として、**精神錯乱に陥らない限り**死から免れない**(1)。

（1）それでもなお、従来の医学の代表者たるフーフェラント※2は、脈拍を下げるためにジギタリスを自分の裁量で使用することを推奨している。そして次のように述べる（Homöopathie、22ページ参照）。「非常に激しい血液の循環はジギタリスによって**消し去ること**（どんな意味だ?）ができる。これは誰も否定しないだろう」と（ただしいつもの経験だけはこれを否定するのだが）。それは「持続的に」消し去るのか。そもそも「消し去る」とは何か。エナンティオパシーの劇薬を使ってそれができるのか。フーフェラントはお気の毒さまである。

第八節　見せかけの治療の失敗

アロパシーの医師たちは、これまで述べたように治

第七節―※1　神経熱（Nerbenfiever）。当時、神経熱とは、意識の混濁とともに始まる高熱を伴うすべての病気を指した。とくにパラチフスや腸チフスのようなチフス性の病気など。

―※2　フーフェラント（Christoph Wilhelm Hufeland, 1762-1836）。フーフェラントは『オルガノン』においてホメオパシーの対立者として登場するが、ブラウン説がドイツで席巻しているとき、彼もこの説に反対している。医学専門誌の編集者として歴史的に評価が高い。『最新フランス医学外科学年報』（Neuesten Analen der französischen Aryneikunde und Wundaryneikunst）、『臨床医学外科学雑誌』（Journal der praktischen Arzneikunde und Wundarzneikunst）、『臨床医学研究誌』（Bibliothk der praktischen Heikunde）。『オルガノン』で『フーフェラント誌』と呼ばれているのは二つ目の雑誌のことであり、ハーネマン自身もホメオパシーの最初の論文をこの雑誌に発表している。このようにフーフェラントは、自分の論敵であっても発表する場を提供するような、学問的に寛容な人物であった。

療した。しかし患者たちは、悲しむべき、こうしたやむを得ない運命に従わざる**を得なかった。**アロパシーの医師たちは欺瞞（ぎまん）に満ちた同じ本から教わっていたので、患者たちは、ほかのアロパシーの医師のところへ行っても、より優れた治療を見つけることはなかった。

慢性病（性病以外の）の根本原因もその治療薬も、こうした治療師たちには依然として未知のままであるのに、彼らは、「原因に基づいた治療」と「生成因（ゲネシス）の探究」(1)を行なっているということを無意味に得意がる。あの恐ろしいほど膨大な数の慢性病を、間接的な治療によってどのように消し去るつもりなのか。知性を欠いたバイタルフォースの自助努力は治療の模範となるべく定められていないのだから、これを模範とする間接的な治療は、破壊の模倣にほかならない。

彼らは、誤って病気の特徴と考えられたものを病気の原因とみなす。それゆえ、痙攣、炎症（多血症）、発熱、全身および局部の衰弱、粘液分泌、腐敗［腐敗膿の分泌］、梗塞など、これらの症状に対して彼らのいわゆる「原因に基づく治療」を差し向ける。こうした症状は、鎮痙剤、消炎剤、強化剤、刺激剤、防腐薬、解消剤、解凝（かいぎょう）剤、誘導剤、排出剤、拮抗剤（これらは実際には表面的にしかその働きがわかっていない薬なのだが）を使えば取り除けると思い込んでいたからである。

これほど一般的な兆候に基づいていては、治療に役立つ薬は見つけられない。少なくともこれまでの医師たちのマテリア・メディカには見当たらないものだからである。彼らのマテリア・メディカは、別のところで(2)私が示したように、たいていは当て推量と、疾病時の使用からの間違った推測に基づく。虚偽と欺瞞が入り交じったものなのだ。

（1）従来の似非医学にとって無駄なことに、フーフェラントは、小冊子『ホメオパシー（"DIE HOMOEOPATHIE"）』（20ページ）において、生成因の探究に関してその正当性を主張した。というのも、周知のように、自著『慢性病論』が出る前は二五〇〇年来このかた、アロパシーの医学は、慢性病の起源（ソーラのこと）については何も知らなかったからである。それゆえアロパシーの医師たちは、慢性化した病気に対して偽りの起源（生成因）を嘘でも設定せざるを得なかったのか。

（2）『純粋マテリア・メディカ』の第三部の前に載せた「従来のマテリア・メディカの典拠について」を参照。

第九節　混合薬に対する批判

大胆なことに、彼らが治療しようと挑んだのは、よりいっそう憶測的な、いわゆる兆候と呼ばれるものだった。すなわち、体液中の酸素・窒素・炭素・水素の欠乏または過剰、または、被刺激性と感受性の増減や、再生・動脈・静脈・毛管の異常、そして無力症、などである。もちろん、これほど空想的な標的を射抜くのに役立つ薬は知る由もない。それは見せびらかしであったから。彼らにしてみれば治療ではあったが、患者の幸福のためにはならなかったのである。

事実、本来の病気の治療は完全に廃れてしまったらしい。その代わりに登場したのが、太古の昔から導入され、**それどころか法則にまでもなった**、薬物の混合である。**処方のために**使う薬物は、真の作用に関してはほとんど例外なく知られておらず、種類に関してもこれまた例外なく、常にまったく相互に異なった薬物であった。こうした薬物の中からある薬（この薬の効果の及ぶ範囲は知られていない）を中心の薬（主薬）として決める。当然、薬は、医師が想定した病気の主要な特徴を取り除くものでなければならない。さらに、いろんな種類の付随的な兆候を取り除くために、（同じく作用の及ぶ範囲が知られていない）いろんな種類の薬を加える。あるいはほかにも、効果を強める薬（補助薬）として加えたり、おそらく、その上さらに、（同じく効力の及ぶ範囲が知られていない）いわゆる服用しやすくする薬（矯正剤（コリゲンス））を加えることもあるだろう。これらすべての薬を（煮て抽出し）**混合する**。これ以外に、薬用のシロップや、蒸留した薬用の水溶液と混ぜることもある。

彼らは次のように思い込んでいた。すなわち、一緒に混ぜられたそれぞれの部分（成分）は、処方者の考えのとおり、各部分に割り当てられた働きを、患者の体の中で発揮するであろうと。それゆえ、一緒に混ぜられた各成分が相手の働きを妨げたり狂わせることはないであろう、と考えたのである。しかしこんなことは、当然ながら期待できるはずがない。薬が作用するとき、そのすべてにせよ一部にせよ、相手の作用を相互に打ち消し合う。あるいは、相互に別の薬に対して、予想も推測も難しい作用の性質を与えたり、効果の方向を変えさせたりする。その結果、予想した効果を発揮させることが**不可能**となる。つまり、説明のできない謎に満ちた混合の働きによって、予想していないことや、予想もできなかったことが起こる。**多くの場合**、病気の兆候が混乱する中では気づくことのできない、**病的な新しい撹乱状態**が生じるのである。この状態は、処方薬を長く使い続けると、永続的なものとなる。本来の病気と一緒になって、複雑化した医原性の病気が加わる。すなわち、本来の病気の悪化である。

あるいは、そのように処方された薬を頻繁に繰り返し使っていなくても、前に飲んだ薬とは別の成分から処方された新しい薬を一つまたはいくつか使っていると、薬の働きはすぐに次から次へと排除されてしまう。この場合やはり、**少なくとも体力の大幅な減退**が起こる。なぜなら、こうしたやり方で処方された物質は、本来の病気に対してほとんどあるいはまったく直接の病理的な関係をもっていないし、もっているはずもないからである。むしろそのような物質は、少なくとも病気に襲われていない部分を、無駄で危険なやり方で攻撃するにすぎない。

薬にはいろんな種類のものがある。そうした個々の薬すべてに関して人体に及ぼす影響を正確に知っていたとしよう（しかし多くの場合、実際は、その何千分の一すら処方者は知らない）。たとえそれを知っていたとしても、私が言うように、成分にもいろんな種類のものがある。多くの薬はそれ自体いろんな仕方でそのような成分から構成されている。成分の一つ一つの正確な作用に関しては、根本においては常にほかの成分からまったく区別されるものではあるけれども、知らないも同然である。すべてが一緒に混ぜられて一つの処方薬の形にされたからである。その結果、患者は、この不可解な混合薬を大量に、しばしば繰り返し服用することになる。それでもなお、こうした薬を使って、思いどおりにある種の治癒の作用を患者に引き起こそうとする。熟考し偏見にとらわれない人なら誰でも、こうした無知蒙昧（もうまい）に憤る(1)。

彼らの治療によって起きたことは、もちろんどんな一定の期待をも裏切るものである。確かに変化が始まり、結果に至る。しかしそれは本来の目的にかなったものでも、好ましいものでもない。有害で破壊的なものだ。病んだ人体へこのような薬を見境なく送り込むことを治療と呼ぼうとする人がいるだろうか、私はそのような人物にお目にかかりたいものだ。

（1）混合薬が無意味であることは、通常の医学校を出た医師たちですら見抜いている。それでも彼らは、自分の理解に反していても、現場の実践において、いつもの決まり切った手続きに従う。マルクス・ヘルツは、良心の動揺を次のような言葉で表した（in HUFEL Jour.d.pr.A. Ⅱ .S.33.）。「われわれは炎症の状態を除去したいとき、硝酸カリウムも、塩化アンモニウムも、植物酸も、単独では使わない。通常は、いくつかの、いや、たいていは非常に数多くの、いわゆる抗フロギストン剤［抗炎症剤］を混ぜ合わせる。でなければ、それらを同時に次々と使用する。腐敗を阻止する必要があるときわれわれは、すでに知られた防腐性の薬、すなわちキナ皮、無機酸、アーニカ、蛇紋石（じゃもんせき）などを単独では使わない。単独では量を多く与えても、腐敗を止めるという最終の目的を十分に期待することができないからである。むしろそれらのいくつかを合成した方がよいと考える。各薬の共通した作用を頼みとするからだ。あるいは、目の前の症例においてどの作用が最も適切であるかを知らなかったとしても、いろんな種類のものを混ぜ合わせる。いわば偶然にゆだね、意図した変化をそれによって生じさせるというのだ。こうしてわれわれは、発汗を促したり、血液を改善させたり（これは何のことか?）、鬱血を散らす（これも何のことか?）。さらに、嘔吐を催させたり、下剤をかける。一つの薬を使うのはきわめてまれである。要するに、われわれの処方薬はこうした最終の目的のために合成されるのであり、単一で純粋なものはほとんどない。**したがって、含有された個々の物質の作用に関して経験したことは何もないのだ。**確かにわれわれは、学校で習ったとおりの方式において、いろんな薬に一種の役割分担ともいえるようなものを定め、それを次のように呼ぶ。すなわち、本来の作用を割り当てられた薬を**主薬**（バシス）、それ以外の作用を割り当てられた薬を**支援薬**、**補助薬**（アディュワンティア）、**矯正剤**（コリゲンティア）などと呼んだ。

しかし明らかに、このように特徴づけたとしても、大部分がまったく勝手になされたにすぎない。**支援薬**や**補助薬**であっても、**主薬**とほとんど同じくらいにすべての作用に関与している。ただし、測定する物差しを持ち合わせていないので、どのくらい関与しているのか、決めることはできない。また同様に、ほかの薬の効力に対する矯正剤の影響力に関しても、どうでもよいではまったく済まされないだろう。この薬は主薬の効力を高めたり、下げたり、あるいは別の方向に向けたりしなければならないのだから。それゆえ常に、このような方式によって生じた治癒の変化（本当に治癒の変化か?）は、合成されたすべての含有物が引き起こした結果とみなさなければならない。**以上のことから、われわれは、薬を構成する単一**

の物質が単独でどのように作用するのか、ということに関して純粋な経験を手に入れることはできない。いずれにせよ現に、もともとわれわれの使うすべての薬についての本質的な知識［単一薬の］に関しても、さらには、混合されて相互に絡み合ったおそらく無数にも及ぶ親和的な関係についての本質的な知識［混合薬の］に関しても、われわれの持ち合わせている情報はあまりに貧弱すぎる。したがって、それほど重要でないような物質であっても、ほかの物質と混ぜて人体に用いたとき、どれほどの強さで、どれほど多様に作用するのか、ということを確信して報告することができないのである。」

第一〇節　アロパシーからホメオパシーへ

適切なレメディーによってバイタルフォースが正しく作用するように仕向けられたとき、患者にバイタルフォースが蓄えとしてまだ後に残っていれば、それだけで治癒は期待できる。しかし治療法として正しくても、死へと駆り立てられるほどまでに体が弱り切ってしまうと、治癒は期待できない。それでもこれまでの医師たちが、病気を長く患っている患者に対してやってきたことは、薬を患者の体内へ送り込み、その薬でひたすら患者を苦しめ、体力と体液を浪費し、寿命を奪うことだけだった。これで彼らは患者を救えるのか。その間、患者の健康は滅びていく。彼らの医学を呼ぶのに、「**健康破壊術**（ウンハイルクンスト）」の名前以外にふさわしいものがありうるだろうか。彼らは、処方の規則（レーゲ・アルティス）に従って、すなわちできる限り本来の目的に反したやり方で治療する。彼らが行なっていること（ほとんど**故意に**やっているように見える）は、反対のこと（アロイア※1）、本来やるべき治療に反したことである。それは褒められることだろうか、許せることだろうか。

最近、彼らは競って、病気になった人類同胞に対して残忍なことをしたり、治療のときには本来の目的に反したことをするようになった。このことは、公平な観察者なら誰でも認めるにちがいない。また、従来の医師たちに属していたとしても、（クリューガー・ハンセン※2のように）良心の育った医師であるなら、そのように世間の人々に告白したにちがいない。

まさに今、賢明なる慈悲深き、人類の創造者にして保護者なる神は、こうした残忍な所業を禁止し、拷問の中止を命じ、ある医術をお示しになったのだ。その医術は従来のすべての医術とは正反対のものである。つまり、吐剤とか、長期の腸管内容物の排出、温水浴、発汗剤、唾液分泌剤によって、生命液と体力を浪費させない。生命の血液を流出させない。鎮痛剤によって患者を苦しめたり弱めたりしない。病気に苦しんでいる患者を治療する代わりに、どう作用するのか自分にもわからない間違った薬を長期間押しつけない。攻撃的に治療することによって、治療不可能な状態になるまで新しい慢性的な医原病を背負い込ませない。「反対のものは反対のものによって治療されねばならない（コントラリア・コントラリイース・クーレントゥル）」※3という、昔から好まれた標語に従い、激しい緩和剤を使って、馬車の後ろに馬をつなぐような本末転倒の治療は行なわない。だらだらと仕事をする心ない人のように、患者を、治癒の道の代わりに死の道へと案内することはしない。

では何をするのか。これまでの医学とは正反対のことである。患者の体力をできる限り維持する。数少ない単一のレメディーを十分に吟味し、プルービングされた作用に基づいて選択する。そして選んだレメディーをごく微量で、自然の法則に適した唯一の治癒の法則、すなわち「類似のものは類似のものによって治療されねばならない（シミリア・シミリブス・クーレントゥル）」という法則に従って投与する。こうしてこの医術は、苦しむことなく、速やかに、持続的に、治癒と健康をもたらす。まさに今、神はホメオパシーの発見をお許しになったのだ。

第一一節　ホメオパシーの治療がなされた形跡

私は、観察・熟考・経験を通じて、従来のアロパシーとは正反対の、最も優れた真の正しい治療は、次の原則に見出せることを知った。すなわち、「**あらゆる症例において、穏やかに、速やかに、確実に、持続的に治癒させるためには、治療すべき病的状態に類似の病的状態**（ホモイオン・パトス）[※1]**を単独で生み出る一つのレメディーを選ばなければならない**」という原則である。

今まで、誰もこのホメオパシーの治療法を**教示**しなかったし、**実行**もしなかった。しかし真実はこの治療法にのみあるなら、本書でこれから私が示すように、数千年来ずっと**認められて**こなかったとしても、それでもやはり、この治療の行なわれた痕跡がすべての時代に見つかるであろう。このことは期待してもよいのではないか(1)。

期待してもよいのだ。すべての時代に、**レメディーによって、効果的に、速やかに、持続的に、明らかに治療された**患者がいたからである。もちろんこうした患者は、

第一〇節—※1　アロイア(aloia)。ギリシャ語alloios(ほかの、異なった)の中性複数の形。

—※2　クリューガー・ハンセン（Krüger-Hansen, 1776-1850)。独立独歩の医師であり、同時代の医学としばしば対立し、とりわけ瀉血の治療を非難した。その意味では、学校医学に対してホメオパシーとは共同戦線をはっていたといえる。

—※3　「反対のものは反対のものによって治療されなければならない」(contraria contrariis curentur)、「類似のものは類似のものによって治療されなければならない」(similia similibus curentur)。前者がアロパシーの、後者がホメオパシーの「治癒の原則」を述べたもの。このラテン語の動詞の形は接続法なので命令の意味（「治療されねばならない」または「治療されるべし」などというように）で訳す。直説法で述べるなら、curantur（治療される）である。ハーネマンは接続法を用いて書いている。彼が「類似のものは類似のものによって」(similia similibus) を用いたのは、一七九六年に『フーフェラント誌』に公開された論文が最初である。

第一一節—※1　「ホモイオン・パトス」(homoion pathos)。ギリシャ語で、「類似の病的状態」の意。ここから、ホメオパシー（Homöopathie〈独語〉、homoeopathy〈英語〉）の語がつくられた。

アロパシーの治療や拮抗の作用を利用した治療を受けたにもかかわらず、ほかの幸運な出来事や、急性病がたどる自然の経過によって、あるいは、長い時間がたつうちに徐々に体力が回復することによって、最終的に**健康になった**のではない。というのも、直接的な治療法は、間接的な方法とまったく相いれないものだからである。つまり、患者は（医師に知識がないのに）、類似の病的状態を単独で生み出る効力をもつという、（ホメオパシーの）薬によってのみ治療されたのである。

　周知のように、きわめてまれであるが、いろいろと混ぜた薬を使って**効果的な**治癒があった場合でさえ、中心的な役割を果たした薬は、常にホメオパシーの薬のように働く薬であった。

　このことに関して、特に一段と説得させられる事例がある。原則として、処方する際にはこれまで混合薬だけを認めていたが、ある医師たちはこの原則に反して、ときおり単一の薬物を使って治療を速やかに成功させていた。驚くべきことに、そうやって成功するとき常に使っていた薬は、症例に認められる症状と類似した病的状態を**単独で**生み出すことのできる薬であったことが知られていたのである。それでもこの医師たちは、そのとき自分たちが何をしたのか、自分でもわかっていなかった。彼らは、これとは反対の、学校で習った教えを突然忘れて、この治療を行なったのである。事実、彼らは何らかの薬を処方した。しかし、もし彼らが従来の治療法に従っていれば、実際に処方した薬とは正反対の薬を使ったはずである。患者は、**学校の教えに反した薬を使ったときだけ**、速やかに治療されたのである[2]。

（1）というのも、真理は、全知全能なる慈悲深き神と同じく、永遠なる始原から発するものであるから。神の御意思の決定に従い、真理の一条の光が、朝焼けの光、夜明けの光として、偏見の靄（もや）をとめどなく突き抜けるべきときが来るまで、人間は、いつまでも真理に気づくことができない。真理に気づくことによって、人類の幸福のために道は明るく永久に照らされるのである。

（2）この事例は前の版[※2]の『医術のオルガノン』に載っている。

第一二節　民間に伝承された治療薬

通常の医師たちは、なかなか治らない病気に対する特効薬を（捏造の術からではなく）**一般の人々の経験**から手に入れることがあった。だから彼らはこれによって直接的な方法で治療することができた。たとえば、性病の下疳には水銀、挫傷にはアーニカ、マラリア熱にはキナ皮、発症したばかりの疥癬（かいせん）には硫黄、などのように。しかし、こうした症例を除けば、周知のように、慢性病のときにこれまでの医師たちが行なってきたほかのすべての治療は、ほぼ例外なく、ともかくすでに病んで苦しんでいる患者を衰弱させ、虐待し、拷問する。患者の病気は悪化し、健康は破壊される。医者は上品ぶった態度で、患者の家族は出費がかさんで破産する。

ときおり彼らは、見境なく経験することでホメオパシーによる病気の治療にたどり着くことがあった（1）。こうした治癒の現象は自然の法則に基づいて起きたのであり、しかも必然的に起きたのだ。それでも彼らは、自然の法則を認めることはなかった。

それゆえ、きわめてめったに見られないこの治療法が、抜群の治癒をもたらす治療法としてそもそもどのように成立したのか、ということを研究することは、人類の幸福にとってきわめて重要である。この点に関して私が見出した解明は最も重大な意味がある。すなわち、このような治癒の現象は、ホメオパシーの薬以外のものでは決

第一一節—※2「前の版の『オルガノン』に載っている」。かなりの分量であるが、第五版、第六版では省略された。現在、ドイツ語では“Organon-Synopse”（Haug, 2001）の147ページ以下、英訳では、“Organon of Medicine”（Bjain, 1970）の159ページ以下で読める。

して生じないということである。ホメオパシーの薬とは、治療すべき病的状態と類似した病気を生み出す、という効力をもった薬のことである。つまり、治癒が速やかに持続的に起きたときに使われた薬を処方した者は、従来のすべての体系や治療法の教えに反してすら、まるで偶然であるかのように、その薬を手に入れたのである（しかし多くの場合、自分たちは何をしたのか、なぜそれをしたのか、彼ら自身でも正しくはわかっていない）。こうして彼らは、自分の意に反して、自然に唯一適合する治癒の法則の必然性を実地で証明せざるを得なかったのである。**医学の**栄えたいかなる時代においても、医学的な偏見によって曇らされていたために、今まで、この治癒の法則を発見しようとする努力はなされなかった。これほど多くの事実や、これほど無数の証拠の片鱗があっても、彼らはその法則へたどり着けなかったのである。実際にはそれどころか、医療に従事しない階級の、健全な観察眼をもった人たちが、家庭の常備薬として使用してきたおかげで、さまざまな場面で経験的にこの治療法は、最も確実で、最も徹底した、最も信頼のおける治療法であるとみなされていた。

凍傷になったばかりの手足には、凍らせた塩漬けキャベツをあてがうか、雪でこする(2)。

煮立ったただし汁が手にかかったとき、熟練の料理人は、少し離れたところから手を火にかざす。はじめのうちは火にかざすと、手は痛くなるが、気にしない。そうすれば短時間で、たいてい数分で、やけどした箇所が、痛みの取れた健康な皮膚に回復できることを経験的に心得ているからである(3)。

ほかにも医師でないのに心得のある人がいる。たとえば、塗物師は、**やけど**した箇所に、類似のやけどした状態を生み出す薬として、十分に温めた強い**アルコール**(4)、または**テレビン油**(5)をあてがう。すると数時間のうちに回復する。他方、これまでの医師たちが心得ていたような冷却軟膏では、実際、何か月も回復しない。むろん冷たい水(6)は症状を悪化させる。

熟練した高齢の草刈り人夫は、灼熱の太陽に照らされて体温が上昇したとき、冷たい水（「反対のものは反対のものによって（コントラリア・コントラリイース）」）は決して飲まない。冷たい水を飲むと体を壊すことがわかっているから。普段からブランデーを飲みつけていない人でも、**体温**を上昇させる飲み物を少しだけ、つまり一口の適量のブランデーを摂取する。真理の導き手である経験から、この人夫は、こういうホメオパシー的な処置がどんなに優れ、治癒の効果があるのかを確信していたわけである。こうして人夫の体温は速やかに下がり、同じく疲れも取れる[7]。

（1）　彼らの考えによると、感冒熱の寒気があるときにニワトコの花の煎じ汁を飲ませれば、感冒の後に皮膚にたまるといわれている発散物質［汗］を、皮膚を通じて排出させることができるという。この煎じ汁は、作用の特有な類似性によって（ホメオパシーの意味で）このような熱を消し去ることができるからである。しかもこの煎じ汁は、あまり飲まなくても、ましてやその後も飲み続けなくても、最も速やかに最も良好に、汗をかかずに患者を回復させることができる。

次に、急性の硬い潰瘍がある場合である。これがひどい炎症を起こし、我慢できないほどに痛みが生じ、化膿した状態に移行しないなら、非常に温かい湿布剤を何度も新しく貼り換える。すると、見てのとおり、すぐに潰瘍が形成され、速やかに炎症と痛みが引く。そして、幹部に黄色っぽい光沢の盛り上がりが生じ、触ると軟らかいことに気づく。ところが、湿布剤の**湿り気**によって硬い患部が軟らかくなったのだろうと思い違いをするであろう。というのも、実際には、主として湿布剤の**熱**がより高まることによって過剰な炎症をホメオパシー的に食い止め、化膿を最も速やかに形成することを可能にしたからである。

たいていの眼の炎症に対しては聖イヴ軟膏を使うとよい。なぜか。聖イヴ軟膏に含まれる赤い酸化水銀は、いずれにせよ眼に炎症を生じさせることができるからである。これがホメオパシー的な処置であると理解するのは難しいだろうか。

幼い子供の場合、おしっこが出そうだと不安にさせる排尿衝動があっても、それが無駄に終わることも珍しくない。また、一般的にいって淋病に特に気づくのは、ほとんどたいてい、激痛を伴う排尿衝動があっても、それが無意味な場合である。もし仮に、新鮮なパセリの液汁が、痛みを伴うほとんど無意味な排尿衝動を健康な人に引き起こさないとしたら、なぜ、この液汁を少し飲んだだけで上に述べたような子供と淋病患者にたちまち効果があるのであろう。これはホメオパシーとして効いたのである。

ミツバグサの根を使っていわゆる粘液性の扁桃炎を処置したのは幸運だった。その根は、気管と喉において粘液分泌を大いに促すからである。

また、子宮の大量出血を単独で生じさせるサビナの葉を少し用いると、子宮の出血をいくらか止めた。けれどもホメオパシーの治癒の法則を認識しなかった。

腸狭窄や腸疝痛によって便秘になったとき、多くの医師たちは、排泄を止めるアヘンを少量で投与するなら、きわめて優れた確かな薬の一つになることを認めていた。それでもなお、ここで支配していたホメオパシーの治癒の法則には気づかなかった。

性病と無関係な喉の潰瘍が水銀を微量で投与することによって治療されたのは、そのとき水銀がホメオパシー的に働いたからである。

緩下作用のあるダイオウを少し投与して、いろんな下痢の症状を止めた。

狂犬病は、これと類似の症状を生み出すベラドンナで治療した。

高熱でほとんど危険な昏睡状態を回復させるために、魔法にかかったように高熱で朦朧（もうろう）とした状態を生じさせるアヘンを少し投与した。

　それでも彼らはホメオパシーを罵倒し、怒りにまかせてホメオパシーを責めたてる。怒りにできることは、改められない心の中に悪意を目覚めさせることだけである。
（2）家庭での治療経験から得られた実例に基づいて、ルクス[※1]氏は、いわゆる、**等しいものと同じものに**よる治療法を作り上げた。彼自身はそれを**アイソパシー**[※2]と呼ぶ。すでに常軌を逸した数人の人たちは、どうしたらそれができるのかも知らずに、これを、限界を超えた究極の治療法であるとみなした。
　しかしこれらの事例を厳密に判断するなら、事態はまったく異なってくる。

　純粋に物理的な力は、生体に影響を及ぼすダイナミックな治癒の力とは本質的に異なる。

　私たちを取りまく空気と水の温かさや冷たさ、そして食べ物と飲み物の温かさや冷たさは（**温かさや冷たさとして**）**それ自体**、健康体に端的に害を及ぼすことはない。温かさと冷たさの変化は、健康な生命を維持するためになくてはならない。したがって温かさと冷たさは、薬そのものはでない。それゆえ、温かさと冷たさは、体に障害が生じたとき、その本質的性質によって薬として作用するのではない（したがって温かさや冷たさがそれ自体作用するのではない。たとえばごく微量で

第一二節―※1　ルクス（Johann Josef Wilhelm Lux, 1776-1849）。ライプチィヒ大学で獣医学を講義した。一八二〇年代よりホメオパシーの活動を開始する。彼は、病気になった動物の血液を一滴希釈して服用させた経験から、どんな感染症に対してでも、血液の中や、膿疱とか腫瘍のようなできものの中に含まれていると思われた感染物質を希釈して服用させるとよいと考えた。

―※2　アイソパシー（Isopathie）。前注のルクスによる造語。彼がこの治療を始めた。病気を治療するのに、病気の原因となった物質や、病気が進行する過程で生じた産物を使って希釈し服用させる。ただしプルービングを経ていない点、症例の個別化を無視する点でホメオパシーとは決定的に異なる。

投与したときのレメディーやダイオウやキナ皮などのように、それ自体有害なものとして作用するのでもない）。むしろ、もっぱら**変化量**が大きかったり小さかったりすることによってのみ、すなわち温度変化の大きさによってのみ作用するのである。では（物体的な力だけが働いた事例をほかにも取り上げよう）、大きな鉛の重りで手を打撲して痛めたとしよう。手を痛めたのは、鉛の本質的な性質によってではない。なぜなら、鉛が薄い板であれば打撲しなかったであろうから。痛めたのは鉛の塊の量と重さのためなのである。それゆえ温かさや冷たさは、凍傷ややけどのような障害が体にあるとき治療に役立つ。同様に、温度変化の程度が極端に大きかっただけでも、体の健康を損ねる。

さらに、家庭での治療経験から得られたこうした事例を見てみよう。**アイソパシー**のやり方に倣って、手足が凍傷になったときの寒さにその手足をずっとさらしていても、手足は回復しない（もしそんなことをしたら患部は完全に生命を失い、壊死してしまうだろう）。むしろ（ホメオパシーのやり方に倣い）、凍傷になったときの温度にほぼ近い冷たさから始まって、少しずつちょうどよい温度に上げながら、たとえば、室内が適当な温度のとき、凍らせた発酵キャベツを凍傷の手にあてがっていると、すぐに解けだして一度から二度へ上昇する。最終的には部屋の温度にまで上がる。室温がわずか一〇度であっても、少しずつ温まっていく。こうして手足は、発酵キャベツの物体的な性質によってホメオパシー的に回復するのである。

手を煮立ったお湯でやけどしたときも同じである。アイソパシーのやり方に倣い、煮立ったお湯を手にかけても回復しない。それより少し低めの熱さによってのみ回復する。たとえば六〇度にまで熱したお湯の入った容器に手を入れると、一分ごとに温度が少しずつ下がり、最終的には室内の温度になる。こうしてやけどした部分はホメオパシー的に回復する。

ジャガイモやリンゴから霜を引かせる場合、アイソパシーのやり方に倣い、氷結してどんどん氷になっていく水では、霜は引かない。氷点に近い温度の水によってのみ霜は引く。

物体的な性質の影響を受けた事例をもう一つ取り上げよう。何か硬い物が額に当たって傷（激痛を伴うこぶ）ができたとき、ホメオパシーのやり方に倣って、親指の膨らんだ部分で患部をしばらく強く押し、少しずつ押す力を弱めていくと、まもなくして痛みとはれはすっかり引く。しかし同じ硬さの物を同じ強さでぶつけては治らない。アイソパシーのやり方では患部をいっそう悪化させてしまうであろう。

ルクス氏のあの本の中でアイソパシーによる治療として引き合いに出されているものを取り上げよう。人間に見られる拘縮（こうしゅく）［一回の刺激によって生ずる筋肉の持続的収縮］と犬に見られる後脚部の筋肉麻痺は、どちらも冷えによって起こるけれども、冷水浴によって速やかに治療される。こういうことがどのように起きるのか、アイソパシーによる説明は間違っている。確かに、「冷え（エアケルトゥンク）」の障害は「冷たさ（ケルテ）」に由来する病名をもっているにすぎない。しかしそのような体質の体であれば、体が隙間風の速い流れにさらされていると、その風が決して冷たくなかったとしても、そのような障害が起こるのである。健康な状態のときでも、病気の状態のときでも、冷水浴が生体に及ぼすいろんな影響は、一つの概念でとらえることはできない。したがって、そのような大胆な治療体系を一つの概念に基づかせることは同じく不可能であろう。

ヘビの咬傷は、ルクス氏の本にあるとおり、ヘビの一部によって最も確実に治療されるであろう。この事実もそうなのだが、とても本当とは思えないことをいくら主張しても、疑う余地のない観察と経験によって証明されるまで、ずっと長い間、前の時代の作り話にされてしまうのも当然である。今後は、そんな事態にはならないであろう。

恐水症によってすでに凶暴化している（ロシアの）患者に、狂犬の唾液を服用させると、患者は治療された**という**（ソレン）。だが、うわさなどの伝聞を意味する「**という**（ソレン）」を使っているので、賢明なる医師なら誰も、危険な模倣に釣られることはないであろう。あるいは、体系の構築へと誘い込まれることもないであろう。ここでいう体系とは、非常に危険であると同時に、きわめて本当とは思えないような、いわゆるアイソパシーの体系のことである。常軌を逸した盲信する人たち（小著『感染のアイソパシー』（"Der Isopathik der Contagionen", Leipzig, bei Kollmann）を書いたあの謙虚な著者ではない）は、アイソパシーを体系的なものであると嘘を言う。とりわけグロス[※3]博士[※4]（Allgemaine homöopatische Zeitung. II. S.72を参照）は、このアイソパシー（「同等のものは同等のものによって（アエクァーリア・アエクァーリブス）」）を、唯一正しい治癒の原則であると言いふらし、「類似のものは類似のものによって（シミリア・シミリブス）」には応急処置の役割だけを認めようとする。彼が得た富と名声は、「類似のものは類似のものによって（シミリア・シミリブス）」のおかげであるにちがいないのだから、そんなことを言うとは恩知らずにもほどがある。

（3）すでにフェルネリウス[※5]（Therap., Lib. Ⅳ, chap.20）も、やけどした患部を火に近づけることが一番よい治療法であり、これによって痛みは止まるという。ジョン・ハンター[※6]は（On the Blood, Inflammation, etc., p.218）、冷水でやけどを治療すると大きなダメージを受け、火に近づけた方がはるかによいとする。さて、このような治療法は、炎症の治療には冷えたものを必要とするという、これまでの医学の教え（「反対のものは反対のものによって（コントラリア・コントラリイース）」）に従ったものではない。類似の熱さのもの（「類似のものは類似のものによって（シミリア・シミリブス）」）が最も効くという経験によって教えられたものである。

（4）シデナム[※7]（Opera, p.271）によると、「**アルコール**は、繰り返しこれで湿布するなら、ほかのどの薬よりも優れている」という。

ベンジャミン・ベル[※8]（System of Surgery, third edition. 1789）も経験を重んじているにちがいない。経験は、ホメオパシーの薬だけを治癒をもたらす唯一のものとして示すからである。彼は次のように述べる。「どんなやけどに対しても一番効く薬の一つは**アルコール**である。アルコールの湿布をすると、しばらくの間、痛みが増したように感じる（§167参照）。だがまもなくしてこの痛み

第一二節—※3　グロス（Gustav Wilhelm Gross, 1794-1847）。一時期、アイソパシーに近づき、ハーネマンの怒りを買った。一八三二年から一八四七年まで『一般ホメオパシ雑誌』の共同編集を担当した。

—※4　『一般ホメオパシー雑誌』（"Allgemeine homöopathische Zeitung"）。臨床医ルンメル（Friedlich Rummel, 1793-1854）によって一八三二年に創刊された雑誌。彼はアロパシーの医師として活動してきたが、一八二五年にホメオパシーに転向。ハーネマンの弟子シュタプフ(Johannes Ernst Stapf, 1788-1860）と知り合い、ハーネマンと交流する。最初のホメオパシー専門誌は、このシュタプフによって一八二二年に創刊された『ホメオパシー療法誌』（"Archiv für die homöopathische Heilkunst"）である。

—※5　フェルネリウス（Fernelius）。ジャン・フェルネル（Jean Fernel,1497-1558）のこと。フランスの医師。ハーネマンが利用したのは彼の死後に出た『総合医学』（Universa Medicia，1567）に所収の「治療法」であろう。この本は医学の教科書として広く読まれた。フェルネルは、生理学と病理学を明確に区別し、現代の生理学の先駆者に位置づけられている。彼は、パラケルスス（1493-1541）と同時代の人である。

—※6　ジョン・ハンター（John Hunter, 1728-1793）。外科学が医学の一分科としての地位を得るのに大きく貢献したのがこの人物である。外科学はもまた、科学的な解剖学・生理学・病理学に基づいていなければならないとした。

—※7　シデナム（Thomas Sydenham, 1624-1689）。医学の理論化に抵抗し、臨床を重視するヒポクラテスの医学を復活させた。彼がイギリスのヒポクラテスと呼ばれるゆえんである。友人には、化学者のロバート・ボイル、ジョン・ロックなどがいる。

—※8　哲学者のベンジャミン・ベル（Benjamin Bell, 1749-1806）。スコットランドの外科医。

は引いて、その後は快適で和らいだ感覚が生じる。患部をアルコールの中に浸すと最も効果がある。しかしこれが無理なときは、アルコールでぬらした麻布で患部を隙間なく覆っておかねばならない。」と。私はこれに加えて述べたい。すなわち、**この場合、温かいアルコール、しかもよく温めたアルコールであれば、はるかによりいっそう迅速で確実に効く。なぜなら、温かくないアルコールよりも温かいアルコールの方が、よりいっそうホメオパシー的だからである。**驚くべきことに、このことはすべての経験から明らかである。

（5）

エドワード・ケンティシュ[※9]は、炭鉱労働者たちを治療しなければならなかった。労働者たちは、可燃性ガスの爆発によってひどいやけどを負うことが非常に多い。彼はこう述べる。「**熱く**したテレビン油またはアルコールで湿布する。ひどい大やけどには、これが一番効く治療薬である。」（Essey on Burns, London, 1798, second essay）と。これ以上にホメオパシー的な治療はあり得ない。むろんこれ以上に効く治療もない。

誠実で熟練したハイスター[※10]（Institut. Chirurg. Tom. Ⅰ. S333）も、このことを経験から確信していた。彼の推奨は、「やけどを治療するためなら、テレビン油、アルコール、そして耐えられる程度にできるだけ熱くした軟膏の湿布。」である。

しかし、やけどで炎症を起こした部分の治療には、緩和し冷却する薬よりも、やけどの感覚や熱さを単独で生じさせる（それゆえここではホメオパシーの）薬の方が驚くほど優れているということを、最も反論の余地のない仕方で見せるには、**純粋な**実験をするしかない。すなわち、同じ体に生じた二つの同程度のやけどに対して二つの正反対の治療法を比較するために適用する、という実験である。

ジョン・ベル[※11]（Kuhn's Phys. Med. Journale, Leipzig, June 1801, p.428）は、両腕をやけどした

婦人の片方の腕には**テレビン油**を用い、もう片方の腕は**冷水**に浸した。テレビン油で治療した腕は半時間で**快癒**した。しかし冷水に漬けた腕は六時間たっても痛みが続いた。この腕を少しの間だけでも冷水から抜き出すと、**もっとひどい痛みを感じ、テレビン油で治療した腕よりもかなり長い時間を治療に要した。**

ジョン・アンダーソン（bei Kentish a.a.O.,S.43）も、沸騰した油で顔と腕をやけどした婦人を治療した。「顔は非常に赤く、やけどした状態である。激痛があり、数分後にテレビン油で湿布。しかし腕の方はすでに自分で冷水に突っ込んでいた。数時間で腕を治したいと思ったからだ。顔は、七時間後にはすでにとてもよく改善したように見えた。顔の症状は緩和された。しかしこの婦人は、腕を冷やすために新しい水に何度も取り換えた。腕を水から出すと、ひどく痛みを訴えた。実際、炎症は**悪化した。**翌日私は、婦人が腕のひどい痛みに一晩中苦しんだことを知った。炎症は肘の下まで広がっていた。さまざまな大きな水ぶくれが現れ、厚いかさぶたが腕と手に生じた。今度はそこに加温作用のある軟膏を塗った。顔の痛みは完全に引いた。腕は、治るまで一四日間、皮膚軟化剤で覆っていなければならなかった。」

第一二節―※9　エドワード・ケンティシュ（Edward Kentish, -1832）。イギリスの医師。炭鉱での爆発の犠牲者を治療した。『温水浴と蒸気浴について』（"Essay on Warm and Vapour Baths", 1809）などの著作がある。

―※10　ハイスター（Lorenz Heister, 1683-1758）。ドイツの解剖学者。ドイツで当時最も大きくて美しいと言われた植物園を建設。患者を診るために旅に出た途中で急性の気管支炎になり死亡。彼の外科学書（1717）はドイツ語で書かれた最初の外科学教科書であり、現在でも復刻されていて読める。

―※11　キューン（Gottlob Kühn, 1754-1840）。この人のおかげでガレノスが全集で読める。

太古から普及した医術に基づいて反対の作用（「反対のものは反対のものによって（コントラリア・コントラリイース）」）によって悲惨な処置をすることよりも、類似の作用の薬によって（ホメオパシーの）治療をすることの方が計り知れないほど優れている、ということを認識しない人がいるだろうか。

（6）冷水によるやけどの治療が非常に危険だと述べたのは、ジョン・ハンターだけではない。W[※12]・ファブリック・フォン・ヒルデン（De combustionibus libellus, Basel, 1607, chap.5, p.11）も、きっぱりこう述べる。「やけどしたとき、患部を冷水に漬けることはきわめて危険であり、悪化した状態を生み出す。それをすると炎症が起こり、化膿し始め、ときには壊疽することもある。」

（7）ツィンマーマン[※13]（Über die Erfahrung, Ⅱ, p.318）の教えによれば、暑い土地の住民も同じようにして、とても首尾よくいっているという。つまり、体がひどく熱をもったときには少しアルコールを摂取する。

第一三節　ホメオパシーと思われる言及

いや、そればかりか、いつもではないにせよ、医師たちは、類似した病気の症状を生み出す力によってレメディーは類似した病気の状態を治療する、ということに気づいていたのである[1]。『ヒポクラテス全集』の「人体の部位について」[2]の著者は、次のような注目すべき言葉を述べる。「類似のものによって病気は生じ、類似のものを適用することによって病的状態から健康になる。嘔吐は嘔吐するものによって止まる。」と。

同じく後世の医師たちも、ホメオパシーの治療法の真実を直感し、それを言葉にした。たとえば、ブルデュ[3]は、下痢を引き起こす特性のあるダイオウには、下痢を止める効力があることを見抜いていた。デタルディング[4]は、センナの葉は疝痛に類似した症状を健康な人に引き起こすので、その葉を挿入すると成人の疝痛を止める、ということを知っていた。ベルトロ[※1]（5）は、電気それ自体が引き起こす痛みが病気の痛みにきわめて類似していたら、電気はその病気の痛みを和らげて消し去ることを認めている。ソーリ[※2]（6）が明らかにしたところによると、プラスの電気そのものは確かに脈拍を亢進させるが、病気のためにすでに脈拍が非常に速くなっているときには、脈拍を遅らせるであろう。フォン・ステルク（7）はこう考えるようになった。すなわち、「健康な人々にとってストラモニウムは精神を錯乱させ、妄想を生じさせるものである。ならば、考え方を変えて、ストラモニウムは妄想を抱く患者に健全な知性を蘇らせることができるかどうか、ということを試してみるべきだといってよいのではないか」と。デンマークの軍医シュタール（8）は、この問題についてきわめてはっきり自分の確信するところを述べた。「反対の作用を引き起こす薬によって（「反対のものは反対のものによって（コントラリア・コントラリイース）」）治療しなければならないという、医学において想定された原則はまったく間違いで、本当は逆であろう。自分は、逆のことを確信しているという。すなわち、類似の病的状態を生み出す薬によって（「類似のものは類似のものによって（シミリア・シミリブス）」）、病気は衰えて治療されるのであると。たとえば、やけど

第一二節—※12　W・ファブリック・フォン・ヒルデン（W. Fabric. Von Hilden, 1560-1634）。ファブリキウス・ヒルダヌス（Fabricius Hildanus）として知られ、ドイツの外科医。外科用器具や外科的な新しい治療法を考案し、「ドイツのパレ」とも呼ばれた。パレは「近代外科学の父」とも呼ばれたフランス人。

—※13　ツィンマーマン（Johann Georg Zimmermann, 1728-1795）。ハラーの弟子。メランコリーをテーマに論じた『孤独について』（"Über die Einsamkeit"）によってヨーロッパの言論界で有名になる。医学上の主著は、『医術の経験について』（"Von der Erfahrung in der Arzneikunst I-III, 1763"）である。これも知識人たちの間でよく読まれた。ハーネマンは"Über die Einsamkeit"とタイトルを書いているが、参照したのはこの本であろう。

第一三節—※1　ベルトロ（Pierre Bertholon, 1741-1800）。モンペリエの物理学者。

—※2　ソーリ（Thourry, 一七七七年ごろ活躍）。彼は電気についての本を書いている。それによれば、「電気は、一種の硫黄であるか、酸であるか、フロギストンと結合した元素の火であるのは確実である」という。

には火に近づける。凍傷した手足には雪をあてがうか、最も冷やした水を使う。炎症や挫傷には蒸留酒を用いる。胃酸過多の傾向を治療するには、きわめてごく少量の硫酸を投与するが、吸収作用のある粉末を大量に使用するという無駄なことをした場合でも、好ましい結果が得られるであろう。」

　このように、偉大なる真理に大接近したこともあったのだ。しかし人々は、浅薄な考えに甘んじてしまった。太古からの医学的な病気の治療、すなわち本来の目的に反したこれまでの治療を、本物で確実な真の医術へと必ず転換させる、という仕事が、私たちの時代にまで手付かずのまま後に残されたのである。

（1）以下の箇所は、ホメオパシーに気づいている著述家たちから引用したものである。ただし私は、それを、ホメオパシーの学説を基礎づける証拠として持ち出したのではない。この学説はそれ自身で確固として成立しているからである。むしろ私としては、もしかしたら私がホメオパシー的な考え方の優先権を守るためにその手がかりを黙っていたのではないか、という非難を避けるために取り上げたのである。

（2）Basil. Froben. 1538. S.72.

（3）B.Boulduc, Mémoires de l, Académie Royale, 1710

（4）Detharding, Eph. Nat. Cur. Cent. X, obs. 76.

（5）Bertholon, Medicin. Electrisität, II , S.15 und 282.

（6）Thoury, Mémoire Lu à l, Academie de Caen.

（7）Von Stoerck, Libell. De stram., S.8.

（8）In Jo. Hummeli Commentatio de arthritide tam tartarea, quam scorbutica, seu podagra et scorbuto, Büdinge, 1738, 8, S.40-42.

オルガノン本文

§1

❶医師の最高で❷**唯一**の使命❶は病人を健康にすることであり、これが本来「治療」と呼ばれるものである(1)。

(1) ❷したがって治療とは、目に見えない内部で起きている生命の活動や病気の発生における内的本質に関して無意味な思いつきや憶測を、いわゆる学説へと仕上げることではない。病気のときに生じる現象や、そうした現象の背後にいつも隠され続けている直接の原因などについて、医師でない人たちを驚かせるために、難しい言葉や抽象的で大仰な言い回しでいいくるめ、無数の説明を試みることでもない。確かに、そういう説明の仕方をすれば、学のある専門家のように聞こえるだろう(今まであまりに多くの医師たちは、名誉欲に駆られてこのようなことに時間と労力をつぎ込んできた)。その一方で、病気になった一般の人々は、助けを求めても助けられず、いたずらに嘆くしかなかったのである。このような衒学(げんがく)的なおしゃべりはうんざりである。こうしたおしゃべりが**理論医学**と呼ばれ、専用の教授の地位までもが用意されているのである。まさに今こそ、自分を医師と呼ぶのであれば、苦しむ人々をおしゃべりでいいくるめることは、もはややめなければならない。そして**行動を起す**ときである。真に人々を助け治療することに取りかかるべきである。

§2

❶理想的な最高の治療は、速やかに、穏やかに、持続的に、健康を回復させることである。すなわち、明白に理解できる根拠に基づき、最も短期間で、最も確実に、最も負担なしに、心身のすべてにわたって病気を除去し根絶することである。

§3

❷(❶)明らかに医師は次のことを洞察すべきである。病気において何が治療されるべきか、すなわち、一つひとつのすべての症例において特に何が治療されるべきなのかということ（[※1]**病気の認識、指標**）。

また、レメディーにおいて、要するに一つひとつの個々のレメディーにおいて何が治癒の働きをするのかということも、明瞭に洞察すべきである（[※1]**レメディーの治癒の働きに関する知識**）。

さらに、疑う余地なく患者に認めた病気に対してレメディーの治癒の働きを、必ず健康が回復するためにはどう適合させたらよいのかを心得ておく。適合させるときに注意すべきは、第一に、レメディーが適しているか、つまり、レメディーの作用がその症例に適しているかということ（[※1]**レメディーの選択、適用**）。第二に、レメディーの❺調製法❷(❶)と分量は厳密に要求されたとおりに従っているか（**正しい投与**）、投与の反復は適切かということである。

そしてこれが最後であるが、回復が持続的であるためにも、医師は、すべての症例において回復を妨げているものについてよく知り、それをどうすれば除去できるかを心得ておく。**こうして医師は適切で徹底した治療法を理解し、本物の治療師となるのである。**

§4

❷(❶)医師は、病気を治療する者であると同時に、健康を管理する者でもある。医師は、[※1]健康を妨げているもの、

§3―※1　「病気の認識」、「レメディーの知識」、「レメディーの選択・適用」はそれぞれ、「類似のものは」(similia)、「類似のものによって」(similibus)、「治療されねばならない」(curentur) に対応している。

§4―※1　「健康を妨げているもの」は、具体的には§77、94、208、244を参照。このテーマはもちろん食事法とも関連する（§260〜263、266を参照）。

病気を生じさせるもの、そして病気を持続させているものが何であるかを知っており、そういうものを健康な人たちからどうすれば遠ざけられるかを心得ているからである。

§5

❹急性病を生じさせた可能性が最も高いと考えられる**誘因**となったいろいろな事実は、治療を助けてくれるものとして医師に役立つ。同じく、病歴の全体を見渡せばわかるような、慢性病を生じさせた最も重要な要因は、慢性マヤズムに基づく**根本原因**を見つけだすのに役立つ。ただし、そうした根本原因を見つけるには、（特に長く患っている病人の）体に認められる特徴や、心情や精神の特色、職業、生活様式や習慣、地域❺や家庭❹での人間関係、年齢、性生活などを考慮しなければならない。

§6

❷（❶）偏見にとらわれない観察者は、感覚ではとらえることのできない空想されたものには何の意味もないことを知っている。そういうものは、経験において証明されないからである。それでも、このような人物がどんなに鋭い目で観察しても、一つひとつのすべての病気に関して知ることができるのは、外部から感覚によって識別できる［肉体と魂］の状態変化だけ、すなわち、**病気の徴候**、**現象**、**症状**だけである。それはつまり、今、病気である人が、かつての健康から逸脱した状態のことである。こういう状態は、患者自身が感じるものであり、周囲の者たちにもわかるものであり、医師が患者において観察するものでもある。こうした観察可能なすべての徴候によって、心身すべてにわたる病気が示される。つまり、こうした徴候は、真に唯一であると考えられる病気の形態（ゲシュタルト）を生みだす(1)。

(1) ❷(❶)したがって、なぜ次のようなことができるのか、私にはわからない。患者のベッドのそばで症状に注意を払わず、そうした症状を基準にして治療をしない。そうやって、病気において治療すべきものを、識別のできない隠された内部にのみ探さなければならないと考える。しかも、それを見つけることができると思い込んでいる。症状に対して特別に注意を払わなくても、目に見えない内部で起きている変化が識別でき、薬（何と未知の薬である）によってまた健康を回復させることができると、仰々しい愚かな言い訳を述べる。そんなものが、唯一の徹底した合理的な治療と呼べるのか。

❺(❷)そもそも、病気の徴候によって感覚的に識別できるものが治療師にとって病気そのものではないのか。病気を生みだす精神的な本質、すなわちバイタルフォースを見ることはできないからである。したがって治療師は、このバイタルフォースによって病気の治療ができるために、バイタルフォースそのものを見る必要がない。それによって生じた病的な作用を観察し経験しさえすればよいのである。だとすると、これまでの医師たちは、「病気の第一原因」を求めて、そのうえさらにいったい何を探し出そうとしているのか。しかしそれに対し、彼らは、感覚で明白に観察されるものとして病気が示してくれるもの、つまり、私たちに特別に語りかけてくる症状を、治療の対象として認めず、とりわけないがしろにする。いったい、症状以外に病気の何を治療しようとするのか。

§7

❹病気を明らかに生みだすきっかけとなる原因や、もしくは病気を持続させる原因（どちらも「**偶然の原因**」(1)である）を一つも除去するに及ばない病気であるな

ら、❶病気の徴候のほかに観察できるものは何もありえない。❹それゆえ、たとえ、もしかしたらマヤズムの可能性があるかもしれないと考えたり、付随的な要因に注意を向けたりすることがあるとしても、❶それでもやはり、唯一、症状だけしか存在しないにちがいないのである。というのも、そうした症状を通じて、病気は治療を要求し、治療を指示することができるからである。

したがって、こうした症状の全体像とは、**病気の内的な本質を、すなわちバイタルフォースを像（ビルト）として外部に映し出したもの**のことであり、これこそ唯一最も重要なものでなければならない。これを通じて病気は、その病気がどのレメディーを必要としているのかを知らせることができるからである。この唯一のものこそ、最も適したレメディーがどれなのかを決定できる。❷一言でいうと、治療師にとって症状の全体像(2)が、❹最も重要なもの、❷唯一のものでなければならない。どんな症例においても治療師は、それを認識し、医学的な方法によって**除去**しなければならない。こうして❻病気は❷治療され、健康が回復するのである。

（1）❹わかりきったことであるが、心得のある医師なら誰でも最初にこれらの原因を取り除く。普通はそうすると、おのずから悪い状態が軽減されるからである。具体的にいうと、香りの強い花によって失神やヒステリーの状態が起るのであれば、花を部屋から持ちだす。小さい破片によって目に炎症が起きたのであれば、角膜からそれを引き抜く。負傷した手足に非常にきつく包帯を巻いたために、壊疽を引き起す恐れがあるなら、包帯をゆるめてもっと適切に巻く。動脈の損傷に伴って失神が起きたなら、損傷部分を取り出して結紮する。ベラドーナの実などをのみ込んだら、吐き出させる。体の開口部（鼻・喉・耳・尿道・直腸・生殖器）に異物が入ったら、それを引き出す。膀胱の結石は砕く。新生児の肛門が閉鎖されていれば、それを開く、など。

（2）❷従来の医師たちはずっと前から、病気の際にいくつもの症状があっても、そのなかの**たった一つ**の症状だけを、薬によってできるかぎり抑え込んで克服しようとした。たいていほかに治療の仕方を知らなかったからである。この治療は、病気のある**一面**にしか注目しない。それゆえ「**症候に基づく治療法**」と呼ばれ、当然ながら一般には重要視されなかった。これで治療すると効果がないだけでなく、非常に健康を損ねたからである。今表れている症状のなかから一つの症状だけを取り出しても、それは病気そのものではない。このことは、一本の足だけでは人間そのものについていっていることにはならないのと同様である。

この治療法はいっそう強く非難されるべきである。なぜなら、そのような一つの症状だけを、この症状とは反対の状態を生みだす薬によってのみ治療したからである（したがって単にエナンティオパシーの治療によって緩和させたにすぎない）。持続期間の短い緩和作用が終わった後には、かえってそれだけいっそう悪化するだけである。

§8

❶すべての病気の症状を除去し、観察できる病的現象の総体をすべて取り除いた後になっても、健康以外の何らかのものが後に残っているがゆえに、あるいは残っている可能性があるがゆえに、体内には依然として病的な変化が根絶されずに続いているであろうということは、考えることもできないし、いかなる経験によっても絶対に証明できない（1）。

（1）❺本物の治療師によって病気から回復したのであれば、誰であっても、もはやいかなる病気の徴候も症状も後に残っていない。すべては健康が回復したことを示しているからである。それでもこの場合に、体の病気が完全にまだこの人物の体内に宿っていると仮定することができるとするなら、人間の知性を侮っていることにならないか。

　それでもなお、従来の医師たちの代表格のフーフェラントは、「ホメオパシーは症状を除去できても、病気は後に残っている」（『ホメオパシー』、27ページ、19行参照）と主張して同じことを述べた。彼がそう述べた理由をいえば、一つは、ホメオパシーが人類の幸福に向けて歩みだしたことへの悔しさのためである。もう一つは、病気を物質的に理解していたからである。つまり、彼は、病気というものが、病的に撹乱されたバイタルフォースによってダイナミックに変化した体の状態であると考えることはできなかったし、健康から変化した状態のことであると考えることもできなかった。むしろ彼は、病気は**物質的なもの**であり、治療し終わった後でもまだどこか体内の片隅に残っている可能性があると考えたのである。

　したがって、どんなにすばらしく健康であっても、物質的に後に残っているので、そのうちにいつか、突然、勝手気ままに発症するであろうというのである。今まで病理学は何を見てきたのか、ひどい話である。このような病理学によって生みだされた治療法が、憐れな患者に単に下剤をかけることに終始したのも不思議ではない。

§9

❺人間の健康状態を限りなく支配しているのは、精神のようなバイタルフォース（自己統治の力〔アウトクラティー〕）である。これはダイナミック・エネルギーとして、物質的な体（有機的身体〔オルガニスム〕）に生命を付与する。しかもこのバイタルフォースは、感覚と機能において生命活動が驚嘆するほどに調和した状態にあるように、体のすべての部分を維持する。したがって、私たちの内に住まう理性的な精神は、この生きている健康的な道具を、私たちの人生にお

ける、より高邁な目的のために自由に役立てることができるのである。

§10

❺物質的な体にバイタルフォースがないと考えられるなら、そういう体は、いかなる感覚も、いかなる機能も、いかなる自己保存も、能力としてももちあわせていない[1]。すなわち、健康な状態のときにせよ病気の状態のときにせよ、物質的な体に生命を付与する非物質的な本質❻（生命原理、❺バイタルフォース）だけが、体にすべての感覚を授け、体の生命活動を生じさせる。

（1）❺このような体は死んでいる。物理的な外界が及ぼす力に服従しているにすぎない。したがって体は腐敗し、再び化学的な成分に分解される。

§11

❺このバイタルフォース（生命原理）は、精神のようであり、体のあらゆるところに存在し、自発的に活動する。さて、人間が病気になると、本来こうしたバイタルフォースだけが、生命にとって有害に作用するダイナミックな[1]病原因子の影響によって撹乱される。このように異常な状態に撹乱された生命原理だけが、反抗的な感覚を体に授け、規則に反した活動をするように体を促すことができる。これを私たちは**病気**と呼ぶ。生命原理そのものは目に見ることができない。体に働きかけたときにはじめて、それとわかるエネルギーである。したがって生命原理は、感覚と機能において病気を発現させることによってのみ、自分が病的に撹乱していることを知らせる（体が告げる唯一この側面が観察者および治療師の感覚にとらえられる）。言い換えると、**病気の症状**によって知らせるのである。しかも、ほかの仕方では知らせることができない。

（1）❻ダイナミックな作用、ダイナミックなエネルギーとは何か。私たちは、たとえば次のような現象を観察する。隠された見えない力によって地球は、月を二八日と数時間で回転させる。他方、月は、周期的に一定の時間で北海を**満潮**にし、同じ時間内で再び**干潮**にする（この際、満月と新月のときに生じる多少の誤差は度外視する）。私たちはこういう現象を見て驚く。なぜなら私たちの感覚では、そうした現象がどのような仕方で起きているのかを観察することができないからである。この現象が生じたのは、明らかに物質的な道具によるのでもなく、人間のように働く機械装置によるのでもない。私たちの周りにはまだ、ある物質が別の物質に働きかけた結果として起きた出来事をたくさん見ることができる。けれども、そこに、感覚的に観察しうる因果関係を認めることはできないであろう。

　こういう場合、教育を受けた人だけは、比較や抽象化する訓練を受けているので、一種の超感覚的に考えられたものを思い描くことができる。こうして超感覚的に考えられたものであれば、そのような概念を把握するとき、自分の思考において、物質的なものや機械的なものをすべて概念から排除しておくことが十分にできる。教育を受けた人は、そのような作用を、**ダイナミックな**作用、**潜在的な**作用と呼んだ。それはすなわち、あるものから別のものへと、無条件で、特殊な仕方で、純粋に働きかけるエネルギーであり、作用である。

　たとえば、健康な人間に対して病気を生みだすように働きかけるダイナミックな作用がそうである。同じく、人間を再び健康にさせるために、レメディーが生命原理に働きかけるダイナミックなエネルギーもまたそうである。こうした作用の仕方こそ、感染にほかならず、まったくもって物質的でもなく機械的でもない。たとえば棒磁石の磁力のようなものである。棒磁石は、近くにある鉄や鋼の破片を強力に引きつけるからである。鉄の破片が棒磁石の端（極）にくっつくのを見ることができる。だが、**どのように**起きているのかを見ることはでき**ない**。こうした目に見えない磁力は、鉄を自分に引きつけるために、機械的な（物質的な）助けとなるものを必要としない。留め金や梃子（てこ）は必要ない。したがって、非物質的な、目に見えない、精神のような、純粋で固有なエネルギーによって、鉄の破片や鋼の針に働きかけて引きつける。すなわち、**ダイナミックに**作用しているのである。さらに鋼の針も、同じように目に見えない仕方で（ダイナミックに）磁力を伝える。磁石が鋼の針に触れずに少し離れていても、鋼の針そのものが磁石となり、同じ磁力の特性が別の鋼の針に（ダイナミックに）感染する。この特性は、あらかじめ棒磁石からの感染で伝わったものである。天然痘や麻疹がうつった子供についても同じことがいえる。この病気にかかった子供は、近くに健康な子供がいると、接触していなくても、その子供に天然痘あるいは麻疹を、目に見えない仕方で（ダイナミックに）伝えるからである。つまり、離れていても感染する。しかし物質的なものが、すでに感染していた子供からこれから感染する子供に伝わったのではない。伝わる可能性もない。このことは、棒磁石の端の極から、何か物質的なものが、近くにあった鋼の針に伝わったのではないのと同様である。棒磁石が近くの針に磁力の特性を伝えたのと同じく、まったく特殊な仕方で働き、精神のように作用する力が、近くの子供に同じ天然痘あるいは麻疹の病気を伝えたのである。

　生きている人間に対してレメディーが働きかける作用についても同じように判断することができる。自然物質は、私たちにレメディーとして示されているけれども、そのどれもが特殊で固有なエネルギーをもっている場合にかぎってはじめて、レメディーと呼べるものなのである。そのエネルギーとは、生命を管理する精神的な生命原理に対してダイナミックに精神のように働きかける作用によって（生きている受容線維［神経のこと］を介して）、人間の健康状態を変えることができるエネルギーのことである。

私たちが厳密な意味でレメディーと呼ぶ、薬として用いる自然物質は、動物の生命の状態に変化を引き起すエネルギーにだけかかわる。つまり、状態を変化させる、精神のような（ダイナミックな）レメディーの働きは、こうした生命に対してのみ、言い換えると、精神のような生命原理に対してのみ影響が及ぶ。このことは、磁石の極がもっぱら磁力だけを近くの鋼に伝えることはできるが（しかも一種の感染とでも呼べる仕方で伝える）、それ以外の特性（たとえばほかに硬さや延性などの性質）は伝えることはできないのと同様である。

こうしてレメディーとしての特殊な物質はどれも、一種の感染とでも呼べる伝わり方によって、もっぱらそのレメディーだけの特有な方法、しかも、ほかの薬にはみられない方法で人間の健康状態を変化させる。確かに、天然痘の病気にかかっている子供の近くでは天然痘だけが伝わり、麻疹は伝わらないだろう。レメディーが私たちの健康状態に対して働きかける作用は、**ダイナミックに**、すなわち、感染とでも呼べる仕方によって生じる。ただしレメディーとしての物質は、物体的な性質をまったく伝えないのである。

最もよくダイナミック化されたレメディーをごく微量で投与する。このときその分量を量ってみると、物質としての量はごくわずかしか存在しえない。したがって、どんなに優れた数学的な頭脳によっても、その微量さは、もはや考えることも、把握することもできないほどなのである。適切な症例においてこれほどの微量で投与するなら、同じ種類の薬剤を大量に投与するよりも**はるかにずっと多く**治癒力が現れる。それゆえ、ほとんど唯一、ごく微量で投与されるものだけが、精神のような、自由に解放される、純粋な治癒の効力をもつことができるのである。粗野な薬剤そのものを大量に服用することによってはとうていなしえないほど、ずっと大きな効果を**ダイナミックに**発揮することができる。

　そうした治癒の効力は、高度にダイナミック化されたレメディーの物体的な原子に由来するもののことではない。物理的または数学的な表面的構造に由来するもののことでもない（ダイナミック化されたレメディーのより高められた効力を、今なお相変わらず物質的に存分に解釈しようとしてもむなしいだけである）。非常に湿らせた粒の中や、それが溶けた溶液の中に、目に見えない仕方で存在しているものは、レメディーとしての物質からできるかぎり解放され自由となった、特殊な治癒の効力なのである。このエネルギーは、生きている動物の線維組織に触れることによって体の全体にダイナミックに働きかける（しかし、どんなに微細な物質と考えられたとしても、物質的な何らかのものを体に伝えるわけではない）。さらに、ダイナミック化されることによって（§270）、より解放的なもの、より非物質的なものになればなるほど、それだけいっそう強いものになる。

　私たちの時代は、偏見をもたずに考えることができる人物を非常に称賛する時代である。ならば、それ以外の仕方では説明のしようもない現象を毎日目にしているのに、ダイナミックな効力を非物体的なものとみなすことがどうしてまったくできないのか。

　では、君が何か吐き気を催させるものを見たとする。それで君が吐きそうになったとき、たとえば、物質的な催吐薬のように、胃の蠕動運動を妨げるものが、君の胃の中に入ってきたのか。吐き気を催すものを見てしまったことが君の想像力に対してダイナミックに作用することによって、ただそれだけでそうなったのではないか。さらに例をあげよう。君は自分の腕を上げたとする。腕を上げたのは、目に見える物質的な道具によってなのか。梃子（てこ）によってなのか。君自身がもっている、精神のような、ダイナミックな意思の力によって、ただそれだけで腕が上がったのではないか。

§12

❺唯一、病的に調和の崩れたバイタルフォースだけが、病気をもたらす(1)。したがって、私たちの感覚に把捉（はそく）しうる病気の発現は、すべての内的な変化を、すなわち、内的なダイナミック・エネルギーのあらゆる病的な撹乱を示す。そして病気全体を白日の下にさらす。

だがこれに対して、病気がまったく発現しなくなったとき、言い換えると、健康な生命活動から逸脱した、気づくことのできる変化がすべて治療によって消滅したとき、それは、先の場合とまったく同じく、確実に生命原理の完全調和状態の回復がなされたのである。したがってその場合、必然的に、体全体の健康が回復したといってよい。

（1）❺バイタルフォースは、どのように体に病気の発現をさせるのか、つまり、どのように病気を生みだすのか。こういう「**どのように**」とか、❻「どうして」とか、❺という問いから、治療師は何も役立つものを引き出すことはないだろう。その答えは、治療師には永遠にずっと隠されたままであろうから。つまり、生命の支配者は、病気について知る必要のあるものだけ、過不足なく十分に治療に役立つものだけを、治療師の前に示すからである。

§ 13

❺それゆえ、病気というもの（外科的な手術が必要なものは除く）は、アロパシーの医師たちが思い描くようなものでは❻決して❺ない。病気は、生きているもの全体からも、体からも、体に生命を付与するダイナミック・エネルギーからも、分離されるとみなされるものではない。それは、どれほど微細なものであると考えられたとしても、内的に隠されたものであるとみなすこともできない（そういう無意味なもの(1)は、物質主義的に発想する頭のなかでのみ生じることができるにすぎず、数千年来、これまでの医学に対してすべての破滅的な方向を与えてきた。こういう方向に向かったために、医学は真の医学ならぬものとして生みだされたのである）。

（1）❻これこそ有害物質[※1]といえるものであろう。

§ 14

❺治癒不可能な病的なもの、目に見えずに人間の内部で病的に変化する治療不可能なものが、もし仮にあるとすれば、そういうものは、病気の徴候と症状を通じて厳密に観察する医師に知らされることはないだろう。このことは、人間の生命をつかさどる全能なる神の無限なる善に完全に一致する。

§13—※1　「有害物質」（Materia peccans）。文字通りには、peccans（罪づくりな）は、ラテン語の動詞 pecco（罪を犯す）の現在分詞を形容詞的に用いたもの。

§15

❺病的に乱れたダイナミック・エネルギー（バイタルフォース）は、精神のようであり、私たちの体に生命を付与し、目に見えない内部にある。その一方で、このエネルギーによって体に引き起された症状は今の悪い状態を示し、外部で観察できるものである。そのようなバイタルフォースの病的状態と、外部で観察できるこうした症状の総体とは、いうなれば一つの全体を形成する。この二つは同一のものだからである。

確かに体は生命のための物質的な道具である。しかし、体がなければバイタルフォースについて考えることができないのと同様に、本能のように感じて応じる❻ダイナミック・エネルギー❺によって生命が付与されなければ、体についても考えることができない。したがって両者は一つのものである。よりわかりやすくするために、こうした一つのものを、考えるうえで二つの概念に分けたにすぎない。

§16

❺潜在的に作用する敵対力が外界からやってくると、調和的な生命活動が妨げられる。こうして健康な体に危険な影響が及ぼされるのである。だがこのとき、私たちのバイタルフォースは精神のようなダイナミック・エネルギーとして、精神的な（ダイナミックな）レベルでのみ攻撃され影響されるが、それ以外のレベルでは決して攻撃や影響にさらされることはないのである。確かに治療師は、このようなすべての病的な撹乱状態（病気）をバイタルフォースから取り除くことができる。けれどもその場合、治療師は、精神のようなバイタルフォースに対して働きかけるのに役立つレメディーの効力によってでなければ、すなわち、精神のような（ダイナミックで(1)潜在的な）、状態を変化させる効力によってでなければ取り除くことはできない。レメディーの効力は、体の至るところに存在する神経の感覚器官によってとらえられる。したがって治療に用いるレメディーは、生命原理

に対してダイナミックに働きかけることよってのみ、健康の状態と生命の調和を再び回復させ、実際に生みだすことができる。回復する以前、病気は、私たちの感覚が気づくことのできる患者の状態変化（症状の総体）によってすでに示されており、しかも、注意深く観察し研究する治療師には、病気の治療ができるために必要なだけのものが十分に示されているのである。

（1）❻§11（1）を参照。

§17

❶いつも治療のときには、観察できる病気の徴候および病的現象の総体をすべて取り去ることによって、病気の根底にあるバイタルフォースの内的な変化が同時に消え去り、それゆえ病気の全体が除去される(1)。したがって治療師は、単に症状の総体だけを取り除きさえすれば、その症状の総体と一緒に生命原理の内的変化を、❺すなわち病的な撹乱状態を❶同時に除去し根絶することができる。つまり、病気の全体、**病気そのもの**が除去され根絶されるのである(2)。

❷しかし病気の根絶とは、健康の回復のことであり、医師の使命の重要性を心得ている医師にとって最高で唯一の目的である。医師の使命は、学があるように聞こえるおしゃべりをすることにあるのではなく、患者を助けることにあるのだから。

（1）❻同じことは、想像力によって生命原理が非常に乱れて生じたきわめて重い病気についてもいえる。そういう病気は同じようにして再び除去することができるからである。❷（❶）不吉な夢とか、迷信的な空想とか、または、ある特定の日、ある特定の時間に必ず死が訪れると儀式的に宣告された運命の予言とか、こういうものによって、迫ってくる死の病気を発症させ、悪化させるすべての徴候が現れることも、そして告知された時間に実際に死んでしまうことも珍しくはない。（外部から観察できる症状に対応した）内的な変化が同時に起らなければ、そういうことはありえない。それゆえこの場合、同じ理由から、意図的に思い違いをさせたり、あるいは反対のことを納得させたりすることによって、死が近いことを知らせる病気の徴候はすべてなくなる。すると健康が突然回復することもまれではない。心に語りかけるレメディー［言語］によって、死を準備する内部や外部の病的変化を除去しなければ、回復はできなかったであろう。

（2）

❺もっぱらこのようにして人類をつかさどる神は、この世で人類の身にふりかかる病気を治療することにおいて、ご自身の知恵と善をお示しになることができたのである。したがって神は、病気を根絶し健康を回復させるために、病気において何を取り除かなければならないかを治療師に知られるようにした。もし仮に、病気において治療すべきもの（従来の医師たちが、事物の内的本性を神のごとく直観的に洞察できるかのように装いながら述べたようなこと）を、神が神秘のベールに包んで内部に閉じ込め、そのために人間は、病気をはっきり認識することもできず、したがって治療することもできないとしたなら、私たちは、神の知恵と善についてどのように考えなければならなかったであろうか。

§18

❻たとえ患者の付随的な要因（§5）を考慮しなければならないとしても、❷症状の全体像以外に、病気において見いだせるものは何もない。また、症状の全体像以外のものによって病気は治療に必要なものを表現することはできないであろう。このことは疑問の余地のない真実である。したがって、すべての各症例において観察されるあらゆる症状の総体と付随的な要因はすべて、選ぶべきレメディーへと導いてくれる**唯一の指標**、唯一の手

がかりであると反論の余地なくいうことができる。

§19

❷ところで、**病気**は**健康な人たちの状態が変化すること**にほかならない。そういう変化は病的徴候を通じて示される。同じく**治癒**は**病気の人たちの状態が健康な状態へ変化すること**によって可能である。したがってレメディーは、感覚と機能を基盤とする人間の状態を変化させる効力がなければ病気を治療することは決してできないであろう、ということが容易にわかる。ともかくレメディーの治癒力は、唯一、人間の状態を変えるこうした効力にのみ基づいてい❸なければならないといってよい。

§20

❸人間の健康状態を変化させ、それゆえ病気を治療することができる❷効力は、レメディーの内的な本質に隠された、精神のようなものである。だが、この効力そのものは、頭で理解しようとしても、それだけでは決して認識できるものではない。効力は、人間の健康状態に作用したときに現れるものによってのみ、経験において、しかも明確に観察されうる。

§21

❷(❶)それゆえ、これから述べることは誰も否定できない。すなわち、レメディーにおいて治癒の作用をもたらす本質それ自体は認識できないこと。さらに、レメディーを正しくプルービングしているとき、どんなに鋭い観察眼をもった人であっても、レメディーをレメディーたらしめるもの、あるいは、薬剤を薬剤たらしめるものを、何も観察することはできないこと。したがって、人体にはっきりとした状態の変化を引き起す効力、とりわけ**健康な人**の状態を変えて体の内部にも表面にも特定の病気の症状をいくつか生じさせる効力以外には、何も観

察できないことである。

それゆえこのことから次のようにもいえる。レメディーは、薬として作用するなら、❸特有の症状を生じさせることによって❷(❶)人間の状態を変えるという効力を通じてのみ、同様の治癒力を発揮させることができる。だから私たちは、レメディーが健康な体に生みだす病的現象を、レメディーの内に住まう治癒力の唯一可能な発現とみなさなければならない。そうすれば、すべての一つひとつのレメディーが、どんな病気を生みだす効力をもっているか、それと同時に、どんな病気を治癒させる効力をもっているかということを、経験的に知ることができるのである。

§22

❷(❶)病気の状態を健康な状態へ変えるために、病気において取り除くべきであると示されるものは、徴候と症状の総体以外に何もない。また、レメディーが治癒力として示しうるものは、健康な人には病気の症状を生じさせ、病気の人にはそれを取り除くという特性以外に何もない。したがって次の二つのことがいえる。一方では、レメディーは、ある種の病的現象や症状を引き起こすことによって、つまり、ある種の病的状態を人為的に生じさせることによって、すでに今現れている症状を、すなわち、治療すべき自然の病的状態を除去し根絶する。こうすることによってのみレメディーは治療の薬となり、病気を全滅させることができる。他方では、これに対し、治療すべき病気の症状の総体に対して、**類似の**症状あるいは**反対の**症状を最も生じさせる特性があると明らかにされたレメディーを探し出さなければならない(ただし、病気の症状が最も容易に、最も確実に、最も持続的に除去されて健康になるのは、薬の生みだす症状が**類似の**ものによってか、あるいは**反対の**ものによってか(1)は、経験が示すとおりである)。

(1) ❷病気に対する薬の使い方としてこの二つのほ

かに考えられるのが、**アロパシーの方法**である。この場合、処方される薬によって生じる症状は、病気の状態に対して直接の病的関係がなく、つまり病気の症状に類似したものでもなく、反対のものでもなく、まったく本質的に無関係なものである。❻すでに別のところで示したように、この方法で治療すると、無責任なことに患者の生命を賭けの対象にする一種の殺人ゲームをすることになる。どのように作用するのかもわからない危険な劇薬を、無意味な憶測によって大量に頻繁に使用するからである。その次には、別の部位に病気を誘導するはずの、痛みを伴う手術をする。催吐薬や下剤、発汗薬や唾液分泌促進薬で排出させ、患者の体液と体力を減少させる。特に、かけがえのない血液をむだに排出させる。こういうやり方で、一般に行われているようにむやみに容赦なく薬を使用するのである。通常は、「病気になった自分を助けようとする自然の努力を、医師は模倣し促進しなければならない」と述べて言い逃れをする。また、どれほど愚かなことであるかをよく考えもせずに、バイタルフォースの努力を模倣し促進しようとする。バイタルフォースは単に本能のように行動するだけで、知性を欠いているので、その努力はきわめて不完全であり、ほとんど本来の目的に反しているからである。しかもこのバイタルフォースは、病気のときに自分を助けるためではなく、体が健康であるかぎりにおいて、私たちの生命に調和的な活動を続けさせるため、もっぱらそれだけのために、生まれながらにして私たちの体に付与されたものだからである。バイタルフォースの能力がそもそも模範となれるものであるなら、体を病気にさせることはないだろう。有害な要因によって病気になったとき、バイタルフォースのできることは、体の正常な生命活動を妨げて、病苦の感覚によって自分の撹乱した状態を発現させることだけである。こうすることによってバイタルフォースは、治療を求めて知性のある医師を呼びだすのである。しかし治療ができなかった場合、病的状態を悪化させ、とりわけ激しく体液を排出させ、どんな犠牲を払ってでも自分を救おうと努力する。最大の犠牲を伴うことも多い。つまり生命そのものが滅ぼされる。だから病的な撹乱状態にあるバイタルフォースは、模倣すべき価値のある能力をもっていないのである。したがって、バイタルフォースによって体に生みだされた状態の変化や症状はすべて、まさに病気そのものであるといってよい。自分の患者を犠牲にするつもりがないなら、治療の際にバイタルフォースを模倣したいと考える、知性のある医師がいるだろうか。

§23

❷すべての純粋な経験と厳密なプルービングによって確信したことをいえば、長引いている病気の症状は、薬が生みだす反対の症状（アンティパシー、❸エナンティオパシー、❷あるいは緩和の方法）によって除去もされず根絶もされない。結果的には、短い期間、見た目に緩和されたように見えるけれども、その後に、よりいっそう激しく再発し、明らかに悪化するだけである（§58～62および69参照）。

§24

❷だから、病気に対して薬を使用する治療法として役立つと約束できるものは、ホメオパシーを除けば、ほかには何もない。ホメオパシーの場合、❻たとえ、知られるかぎりでの病気の発生原因や付随的な要因（§5）を考慮するにしても、❷症例に見いだせる症状の全体像

に対して一つのレメディーが求められるのである。それは、症例に最も類似した病的状態を人為的に生じさせる効力と特性をもったレメディーであり、多くのレメディー（健康な人において示された健康状態の変化によって知られたもの）のなかから選ばれたものである。

§ 25

❷ところで、注意深くプルービングを行うと、私たちは、医学に関して神からのお告げともいえるような唯一の誤りなき真実から、すなわち、純粋な経験(1)から次のことを教わる。レメディーとは、健康な人の体に作用したとき、治療すべき症例にみられうるほとんどの症状を**類似したものとして**生じさせることができると明らかにされたものであるが、実際にこのようなレメディーは、❹適切に活性化され、投与量が微量化されるなら、❷こうした病的状態における症状の全体像を、すなわち（§6～16参照）、今現れている病気全体を、速やかに、徹底的に、持続的に取り除き、健康な状態に変えるだろう［§2］。また、すべてのレメディーは、類似した症状にできるかぎり似ている病気を例外なく治療し、いかなる病気も癒されないままにしておくことはないのである。

（1）❷私がここでいう経験とは、通常の従来の医師たちが称賛してきた経験のことではない。彼らは、長年にわたり、たくさんの病気に対していろいろなやり方で合成した処方薬をどんどん与えて仕事をしてきたからである。病気について彼らは調べず、学校で習ったとおりに病理学ですでに取りあげられているものであるとした。そして、病気に病原物質（空想されたもの）を見つけたと思い込んだのである。でなければ、憶測することによって、それとは別に内的な異常をでっちあげ、それが病気の原因であるとした。現にいつも彼らは、何かあるものを見てはいるのだけれども、自分は何を見ているのかわかっていなかった。未知なる対象に働きかけるさまざまな力から生じた事柄を解読できるのは神だけであり、いかなる人間にもできない。したがって、こうした事柄から習得できるものや経験できるものは何もないのである。このようなことを五〇年間経験したとしても、万華鏡を五〇年間ずっとのぞき見しているかのようである。万華鏡は、変化に富んだ、訳のわからないものがいっぱい詰まっていて、常に回転して動いている。見える形はいつも何千種類にも変化し、どうしてそうなるのか説明がつかない。これと同じである。

§26

❷以前述べたことは、ホメオパシーの自然法則をよりどころにしている。この自然法則は、❻いろいろなところで❺その存在がうすうす感じられてはいたけれども、❷今まで認められてこなかった。昔から起きていた真の治癒はこの法則に基づいていたのに。その法則とは次のとおりである。

生きている体において二つの作用（アフェクチオン）がダイナミックに働くとき、より弱い作用はより強い作用によって永続的に消される。ただし、二つの作用が発現した状態に関して（両者は本質的には異なっているけれども）、より強い作用はより弱い作用にきわめて類似していなければならない(1)。

（1）❷体に起る作用も精神的に悪い状態も、このように調節される。例をあげてみよう。明け方には明るく輝いていた木星が、観察する人の視神経からどうやって消えることができたのか。より強い力がきわめて類似したやり方で視神経に作用したからである。つまり、夜が明けて明るくなったからである。

悪臭に満ちた場所で、不快を感じている嗅覚神経の要求に効果的に応えるにはどうするか。かぎたばこを使うとよい。かぎたばこは、類似の状態を生じさせるやり方で、しかしより強めに嗅覚神経を刺激するからである。だから、音楽でもだめ、ビスケットでもだめである。ほかの感覚の神経に作用するものでは、こうした嗅覚の不快感は調節されないであろうから。

戦争の指揮官は兵士たちの撻刑（たっけい）［鞭を持って打つ二列の間を走りぬけさせる軍隊の私刑］によって鞭で打たれた者のすすり泣く声を、その声を聞くと同じ気持ちになりやすい兵士たちの耳からどうやって消すのかを心得ている。その手口はどんなに抜け目ないことか。耳をつんざくように横笛を鳴らし、これに太鼓のすさまじい音を加えるのである。では、敵の大砲が遠くでとどろくと、部隊に恐怖心が生じるが、その轟音をどうやって消すのか。大きな太鼓を、大地が揺れるほど鳴らすのである。どちらの場合も、栄光ある勲章を配っても、連隊に懲罰を与えてもむだであろう。

悲しみや嘆きについても同様である。悲しみや嘆きは、自分以外の人の身に新たに起った、より強烈な悲しい出来事によって、たとえその出来事が作り話であったとしても心のなかから消える。非常に激しい喜びのために体調を崩したら、過剰な喜びの興奮状態を生みだすコーヒーを飲むと回復する。ドイツ人は、何百年にもわたって、気力を失った無関心な態度と卑屈な奴隷意識に、次第にますます染まっていった。このような民族は、西からの侵略者［ナポレオン］によって、耐えられなくなるまで徹底的に屈辱を受けなければならなかった。これによってはじめて卑下する気持ちは消えてなくなり、人間としての尊厳を自分たちにも感じるようになった。そして、自分たちはドイツ人としてここにいるのだと再びいえるようになったのである。

§27

❷これまで述べたこと［§22〜26］から、レメディーの治癒の能力は、病気に類似した症状、しかも病気よりも強めに作用する症状に基づいているといえる。したがって、一つひとつのすべての症例の病気は、レメディーによってのみ、最も確実に、最も徹底して、最も速やかに、最も持続的に根絶され除去される。ただしレメディーは、できるかぎり類似した、できるかぎり完全な症状の全体像を自然状態の人間におのずから生みだせるもので❸あると同時に、病気よりも強めに作用するものでなければならない。

§28

❷治癒に関するこの自然法則は、すべての正しいプルービングと人々のあらゆる真の経験において証明されている。事実としてそのとおりなのだから、**それがどのように起るのか**ということを科学的に説明することはそれほど重要ではないし、それをすることはあまり価値のあることではないと思う。それでも以下の見解［§29〜34］は、起りうる確率が最も高い事柄として明らかにされる。なぜなら、それは真の経験の前提に基づいているからである。

§29

❹すべての病気（ただし外科的な手術の必要なものだけは除く）は、本来、私たちのバイタルフォース（生命原理）が、感覚と機能において特殊でダイナミックな、病的な撹乱状態にあることを示す。それゆえホメオパシーで治療する場合、自然の病気によってダイナミックに撹乱された生命原理は、症状の類似性に従って厳密に選ばれたレメディーの効力を取り込むことによって、少し強めに働く人為的な類似の病気の作用（アフェクチオン）を**受け入れる**。❻これによって、自然の病気によるダイナミックな

（弱めの）作用の感覚が消えてなくなる。この作用は、それ以降もはや生命原理にとって存在していない。このとき生命原理は、人為的な病気の強めに働く作用によってのみ管理され統制されているからである。しかしこの作用はまもなくして働きを終え、病人を解放し健康を回復させる(1)。

こうして解放されたダイナミック・エネルギーは、今や生命の健康状態をいつまでも保つことができる。こうした、起りうる確率が最も高い事柄は、以下の前提に基づいているのである。

（1）❺私たちは人為的に病気を生みだす効力のあるものをレメディーと呼ぶが、それが作用する持続期間は短い。このおかげでレメディーの作用は、自然の病気よりも強いにもかかわらず、自分より弱い自然の病気よりもはるかに容易に、バイタルフォースによって打ち負かされる。しかし、ほとんど一生にも及ぶ、持続期間の最も長い自然の病気（ソーラ、スフィリス、サイコーシス）だけは、バイタルフォースが単独で克服し消し去ることはできない。したがって結局は、きわめて類似した病気を生みだし、もっと強い効力のあるもの（ホメオパシーのレメディー）を使って、治療師は、バイタルフォースがよりいっそう強く作用するようにしなければならない。長年患っていた病気が、突然発生した天然痘や麻疹（どちらも発症期間は数週間にすぎない）によって治療された（§46）というのも、似たような事柄である。

§30

❹人間の体は、自然の病気がおよぼす刺激よりもレメディーによってのほうが、より効果的に健康状態を変化させているようである（私たち自身でレメディーの投与の加減を調節できることもその理由である）。実際自然の病気は、適切なレメディーによって治療され

克服される。

§31

❹心理的なものにせよ物理的なものにせよ、この世の生活で潜在的に作用する有害なものを、病的な有害因子と呼ぶ。しかしこういうものは、人間の健康状態を変える力を無条件に発揮するわけではない(1)。要するに、私たちがそういう有害因子によって病気になるのは、今そこに存在している病気の原因に襲われやすく、さらに健康状態の変化と撹乱が起きやすく、そして感覚と機能が異常になりやすいという、強い傾向や素質が体にみられる場合にかぎってのことである。

（1）❷私は、病気を、人間の健康状態におけるある種の状態、すなわち**撹乱状態**であると述べた。ただしそう述べることで、病気一般あるいは個々の症例の内的な自然本性について超自然的にとりたてて解明しようとしているのではない。このような言い方が暗に意味しているのは、病気は「何」で**ない**のか、「何」でありえ**ない**のか、ということであるにすぎない。病気は、具体的な物質の構造的な変化あるいは化学的な変化でもなく、具体的な病原物質に基づくものでもない。病気とは、生命が精神のようにダイナミックに撹乱した状態以外の何物でもないのである。

§32

❷前の節（§31）で述べた有害因子は、私たちがレメディーと呼んでいる、人為的に病気を生みだす効力のあるものとはまったく関係がない。要するに、すべての真のレメディーは、**どんな**時間でも、**あらゆる**状況下で、**すべての**生きている人間に対して作用し、そのレメディーに特有の症状（この症状それ自体は投与量が多すぎてもはっきり現れる）を人間に生じさせる。したがってすべての生きている人間の体は、常に徹底して**無条件**

でレメディーの病気にかかり、いわば感染とでもいえるような仕方で病気が必ずうつされるのである。これは、すでに述べたように自然の病気の場合とはまったく違う。

§ 33

❷これまで述べてきたことに基づくなら、すべての経験(1)から次のようにいっても否定することはできない。すなわち、生きている人間の体は、❻通常の❷病的な有害因子や感染毒素（マヤズム）によってよりもレメディーの効力によって刺激を受けやすく健康状態を変えやすいという、はるかに強い素質や傾向をもっているのである、と。あるいは次のようにいっても同じことである。**病的な有害因子とレメディーの効力はどちらも、人間の健康状態を変化させる力をもっている。ただし病的な有害因子は、何らかの要因に従ってでなければ、また何らかの条件がなければ力を発揮しない。この力が働くには、きわめて多くの場合、条件が必要である。他方、レメディーの効力は何の制約も条件もなしに力を発揮し、その威力は有害因子をはるかにしのぐ。**

(1) ❺この種の顕著な例をあげよう。一八〇一年以前、表皮が剥離して肌がてかてかになるシデナムのような猩紅熱が子供たちの間でときおり流行病のように猛威をふるったことがあった。以前流行したときにこの猩紅熱を克服しなかった子供たちはすべて、例外なくこの病気にかかった。しかし、私がケーニヒスルターで体験した流行病では、早めに余裕をもってごく微量のベラドーナを服用させた**すべての**子供たちは、いつまでも、このきわめて感染力のある小児病になることはなかった。感染前に服用したレメディーは流行病を防ぐことができるのだから、レメディーには、私たちのバイタルフォースの状態を変化させる威力が必ずあるのである。

§34

❷しかし、レメディーによって生じる人為的な病気は自然の病気よりも作用が強くなければならないということが、自然の病気を治療するレメディーの能力を条件づける唯一のものではない。治療するために何よりも必要なのは次のことである。❻すなわち、**自然の病気によって生じた生命原理の撹乱状態を弱めるだけでなく、そうした状態を完全に消えてなくすために、❷人為的な病気は、治療すべき病気にできるかぎり類似した病気であること。❻自然の病気よりも少し強めに作用すること。そして、熟考すること[※1]も想起することもできない本能のような生命原理を、自然の病気にきわめて類似した病的な状態に移行させることである。**これこそ真実である。というのも、さらにいえば、以前から患っている病気は、**類似していない**新しく加わった病気の作用がどんなに強かったとしても、この病気によって根本から治療することができないからである。まったく同じく、健康な体に**類似した**病的状態を生みだすことのでき**ない**薬を使った医学療法、たとえばアロパシーによっても治療することはできない。

§35

❷このことを説明するために異なった事例を三つ取りあげよう。それらの事例において次の二点を考察する。一つは、同じ人間に互いに類似していない自然の病気が二つ同時に発生したときにたどる自然の経過について。もう一つは、不適切なアロパシー薬によって、一般に普及した治療をしたために起きた結果についてである。この薬は、治療すべき病気に類似した人為的な病的状態を生みだすことができない。したがって明らかに、自然の病気がホメオパシー的なものでなければ、どんなにその作用が強くても、すでに現れている類似していない病気を取り除くことはできない。同様に、ホメオパシー以外

のやり方で薬を適用したなら、どんなに作用の強い薬であっても、何らかの病気をそのうちに治療できるということもないのである。

§36

❷I：一つ目の事例は、二つの**類似していない**病気が同じ人間に発症し、その強さが両者とも等しいか、もしくは**古い**病気のほうが**より強い**場合である。この場合、古い病気は新しい病気を体に寄せ付けない。たとえば、すでに重い慢性病に苦しんでいる患者は、秋の赤痢[※1]やその他あまり症状の激しくない流行病に感染しない。ラリー(1)によれば、レバント地方のペストは、壊血病がはやっている地域まで及ばなかった。また、苔癬（たいせん）にかかった患者にも感染しなかったという。ジェンナー[※2]によれば、種痘をすると、くる病にならないという。フォン・ヒルデンブラント[※3]によれば、潰瘍性の肺結核の患者は、それほど激しくない流行性の熱病には感染しないとい

§34—※1　「熟考することも想起することもできない本能のような生命原理」。序文でも述べているようにハーネマンは、生命原理、すなわちバイタルフォース（生命力）に、知性の働きを少しも認めていない。ハーネマンの少し後の世代に属するショーペンハウアーの「意志」（すなわち「生（レーベン）」）も非理性的で衝動的なものであるが、これに対してニーチェ（F. W. Nietzsche）は生に知性の働きを認める。ところでニーチェの父はハーネマンの信奉者であった。

§36—※1　秋の赤痢（Herbstruhr）。赤痢は秋に発症することが多かったので、このようにいわれた。天然痘や麻疹は春に、赤痢や四日熱は秋にかかることが多く、「春の病気」、「秋の病気」とも呼ばれた。

—※2　ジェンナー（Edward Jenner, 1749-1823）。イギリスの医師。天然痘が流行したときにこの病気に感染しなかった女性がいたことに注目し、牛痘による免疫を発見した。一七九六年に実験を開始し、一七九八年にその成果を公開した。ジェンナー側に立ち、その普及に貢献した人たちのなかに、本書にたびたび出てくるフーフェラントがいる。

—※3　フォン・ヒルデンブラント（Johann Valentin von Hildenbrand, 1763-1818）。『感染チフスについて』（"Über den ansteckenden Typhus", 1810）。ハーネマンが読んだのはこれであろう。この本は何度も再版されて広く読まれた。一八一一年にはフランス語版が出版され、フランスではチフスはヒルデンブラント病と呼ばれることもあった。

う。

（1） ❷Mémoires et observations, in der Description de l 'Egypte, Tom.I.

§37

❷**通常の医学療法**でも［§36と同様に］、以前から患っている慢性病は依然として治療されないままである。一般に普及している治療法に基づいて**アロパシーの治療によって**、すなわち、健康な人に病気に類似した状態を単独で生みだすことができない薬を使い、緩和の処置を施した場合、たとえこの治療を何年続けたとしても、事態は同じだった。このことは、毎日、治療を実践するなかで見ているとおりであろう。それを証明する実例はもちだすまでもない（1）。

（1） ❻このような病気をアロパシーの劇薬で治療すると、その代わりに、もっと困難で命に危険な別の種類の病気が形成される。

§38

❷（❶）II：二つ目の事例は、**類似していない新しい病気のほうがより強い**場合である。この場合は患者がすでに患っている病気のほうがより弱い。だからこの病気は、後から加わったより強い病気によって活動を止められる。活動を再開するのは、新しい病気が峠を越してからか、あるいは治療されてからである。そうして後、古い病気は**治療されていない状態**で再び現れる。

では、具体例をあげよう。トゥルピウス[※1]（1）の観察によれば、ある種のてんかんの症状がみられた二人の子供が、頭部の皮疹に感染した。するとその間、てんかんの発作が出なかった。しかし頭部の皮疹がなくなると、発作が以前と同じようにまた再発した。

シェープフ（2）のみたところ、壊血病を発症すると、疥癬が消滅した。だが壊血病が治療されると、疥癬は再発した。

潰瘍性の肺結核は、患者が激しい症状を呈するチフスにかかると進行が止まった。しかしチフスが峠を越すと、この肺結核はまた進行を始めた(3)。

❸精神異常が肺結核の患者に現れると、肺結核のすべての症状が精神異常によって取り除かれる。しかし精神異常が消えると、肺結核はただちに再発し患者は死亡した(4)。

❷麻疹と天然痘が同時に猛威をふるい、同じ子供にこの二つの病気が感染したとき、通常、麻疹が発症し、少し遅れて天然痘が生じたなら、麻疹は天然痘によって進行が止められる。しかし天然痘が完全に快方に向かいはじめれば麻疹は進行を再開する。

だが、マンゲット(5)の所見によれば、種痘によって発症した天然痘の進行が、その間に生じた麻疹によって四日間ずっと止められることもまれではない。ただし皮膚の表面が剥離すると、天然痘は峠を越えるまで進行し続けたという。

天然痘の接種の効果がすでに六日間続いていたとしても、そのとき麻疹が発症すると、接種によって生じた炎症は止まり、麻疹が七日間の経過をたどって峠を越してから天然痘は再発した(6)。

多くの人々の間に麻疹が流行したとき、天然痘を接種して四日目か五日目で麻疹が発症すると、天然痘の発症が止まった。麻疹が完全に峠を越すと、やっと天然痘が現れ、順調な経過をたどった(7)。

症状が丹毒に似て、表皮が剥離すると肌がてかてかになる真性のシデナム猩紅熱(しょうこうねつ)(8)に、喉の炎症が伴った場合、この猩紅熱は牛痘(ぎゅうとう)を発症させると四日目に止まる。牛痘が峠を越すと、その後やっと猩紅熱は再び現れる。しかし、両者の強さが同じくらいのようであるとき、

§ 38 ―※1　トゥルピウス（Nicolaus Tulpius, 1593-1674）。オランダの医師。ハーネマンが参照した『医学所見』（"Observationes Medicinae", 1641）は二三一の症例が記述されているが、その内容がグロテスクなことで知られる。画家のレンブラントがこの人物の肖像画を残している。

牛痘の進行はこの真性のシデナム猩紅熱によって八日目に止まった。牛痘の紅暈（こううん）も消えた。そして猩紅熱が峠を過ぎると、ただちに牛痘は峠を越すまで進行し続けた(9)。

　麻疹が牛痘を止めた事例について。八日目、牛痘がもう少しで峠にさしかかるときに、麻疹が発症すると、牛痘は進行を止めた。麻疹が表皮を剥離させると、牛痘はようやく活動を再開し、峠を越えるまで進行した。牛痘の峠は通常なら一〇日目に現れるのだが、結局、一六日目に現れた。これはコルトゥム[※2]の所見による(10)。

　麻疹がすでに発症していた場合も同じである。牛痘を接種しても、麻疹が消えてからようやく牛痘は経過をたどりはじめた。これもコルトゥムの報告である(11)。

　私が自分で見た例では、おたふくかぜ（**流行性耳下腺炎**）が、牛痘を接種してその効果が十分に出はじめるとすぐに消えた。そして牛痘が完全に峠を越して紅暈（こううん）が消えると、耳と下顎あたりに熱を伴う腺腫瘍（おたふくかぜ）が再び現れ、七日間の経過をたどった。もともと、この腺腫瘍は特有の感染毒素（マヤズム）［急性マヤズムのこと、§73］によるものである。

互いに類似していないすべての病気は、前述したように、強いほうの病気が弱いほうの病気の進行を停止させ、決して互いに治療しあうことはない（急性病の場合では複雑化しなければまれに起る）。

（1）❷ Obs. lib. I. obs. 8.

（2）❷ In HUFERAND's Journal, XV.II.

（3）❷ CHEVALIER in HUFERAND's neuesten Annalen der französichen Heilkunde. II. S.192.

（4）❸「肺結核の患者に現れた精神異常は肺結核とそのすべての症状を取り除く。しかし精神異常が消えると、すぐに肺結核が再発し死亡する」（REIL, Memorab. Fasc.III. v. S.171）。

（5）❷ In Edinb. Med. Comment. Th. I. I.

（6）❷ JOHN HUNTER, über die vener. Krankheiten. S.5.

（7）❷ RAINAY in med. Comment. Of Edinb.III. S.480.

（8）❷シデナム猩紅熱は、ウィザリング[※3]とプレンチズ[※4]によっても正確に記述されている。紫斑疹とはきわめて違うものである。これは、好んで猩紅熱と呼ばれたが、誤りである。本来非常に異なるこの二つの病気の症状が互いに似ているとされたのは、最近のことにすぎない。

（9）❷JENNER in Medicinische Annalen, 1800. Augst. S.747.

（10）❷In HUFELAND's Journal der practischen Arzneilunde, XX.III. S.50.

（11）❷A.o.O.［同上］

§39

❷今述べたことを、通常の医師たちは何百年もの間しっかり見ていた。つまり、どんなに強い別の病気を加えることによっても、加わった病気がすでに体に住まう病気に**類似していない**のであれば、自然みずからは決して病気を治療することができないということを、見て知っていたのである。こういう医師たちについてどう考えるべきであろう。それでも、彼らは、アロパシーの治療法によって、すなわち、治療すべき病気に類似していない病的状態だけしか生みだすことのできない薬剤や処方薬

§38—※2　コルトゥム（Carl Armord Kortum, 1745-1824）。ハーネマンのいうコルトゥムはこの人物か。このコルトゥムは医師にして詩人で、著作も多い。一七七九年に、感染症にならない方法を論じた本を出している（"Anweisung, wie man sich vor allen ansteckenden Krankheiten verwahren könne"）。

—※3　ウィザリング（William Withering, 1741-1779）。イギリスの医師、植物学者。ハーネマンが読んだのはおそらく『猩紅熱と咽頭炎について』（An account of the scarlet fever and sore throat, or scarlatina, 1779）であろう。一七九三年に第二版が出る。この人物は、ジギタリスの恐水症に対する効果を、エラズマス・ダーウィン（進化論のチャールズ・ダーウィンの父）に剽窃されたことでも有名。

—※4　プレンチズ（Marcus Antonius Plenciz, 1705-1780）。ウィーンの医師。『医学生理学論集』（"Opera Medico-Physica", 1862）で伝染病の細菌説を定式化した。伝染病の種子が空気によって運ばれることを述べている。

を使って、❹慢性❷病の治療を続けたのである。彼らは、その薬がどんな病的状態を生みだすことができるのか、まったく知らないのに。

こういう医師たちは、これまで自然を厳密に観察したことがなかったとしても、それでもやはり、自分たちが治療したために起きた悲惨な結果を目の当たりにすれば、それが本来の目的に反し間違ったものであったことがわかったはずである。長く患っている病気に対して、まったくいつものように攻撃的なアロパシーの治療法を使用したとき、そもそも彼らは、そうすることによって自分が、本来の病気に類似していない病気を人為的につくりだしているだけであることに気づいていなかったのではないか。そういう治療が続けられているかぎり、彼らのつくりだした病気は、本来の病気を沈黙させる。つまり、本来の病気を抑えつけてその進行を止めることしかしない。しかし再び必ず本来の病気は現れる。しかも、患者の体力が衰えたために、生命に対してアロパシー的に攻撃する治療の継続にもはや耐えられなくなると、本来の病気が必ず現れてくるのである。

たとえば、激しい下剤を繰り返し多く使うと、もちろん疥癬はすぐに皮膚から消える。しかし、強引につくりだされた**類似していない**腸の病気に患者がもはや耐えることができず、これ以上、下剤を飲むことが不可能になると、皮膚の発疹がまたもや生じてくる。❹そうでなければ、内的なソーラが進展して何らかの悪性の症状が出る。❷こうなると患者は、勢いが衰えない本来の病気のほかにも、痛みを感じる消化不良や体力消耗の症状がさらに加わり、これに耐えなければならない。

一般の医師たちは、人為的に起した皮膚の潰瘍と排膿孔を体の表面に維持する。それによって慢性病を根絶するためである。医師たちの思ったとおりには決してならない。慢性病をそれで決して治療することもできない。人工的に起したそのような皮膚の潰瘍は、内的な病気に対してまったく無関係であり、アロパシーによるものだからである。しかし数個の排膿孔によって受けた刺激が、体内に住まう病気よりも強い（**類似していない**）病的状態となる場合がある。ただし、こういうことは起りうるとしても、それほど多いことではない。いずれにしても起きた場合、この内なる病気は、最初の二週間、そのために沈黙し進行を止めることがある。しかし、進行を止めているのは❺きわめて短い期間❷**だけ**で、しかもその間に患者は少しずつやせ衰える。

　何年もの間ずっと排膿孔によっててんかんを抑えつけていたが、排膿孔をふさぐとすぐにてんかんがいっそう悪化して必ず再発したという。これは、ペクリン[※1]（1）やほかの人たちの報告による。

　疥癬に対する下剤、そして、てんかんに対する排膿孔は、確かに、無関係で類似していない症状を生みだすことのできる力をもったものであり、アロパシーによる攻撃的な薬剤であるといってよいだろう。しかしこのようなことは、未知の成分物質からごく普通に混合された処方薬、すなわち、名前のない無数のほかの種類の病気に対して実践の場面で使われている処方薬に関してのほうが、よりいっそう当てはまることなのである。こういう薬は、短い期間だけ病気を和らげて抑え込み、進行を止めるにすぎない。結果的に病気を治療することはできないのである。こうした薬を長く使っていると、古い病気に新しい病的状態をますます付け加えることになる。

（1）❷Obs. phys. Med. Lib. 2. obs. 30.

§40

❷III：三つ目の事例は、**新しい病気**が体に長期間影響をおよぼして結局は**類似していない古い病気に加わっ**

§39—※1　ペクリン（Johann Nicolas Peclin, 1646-1706）。『生理医学所見』（“Observationum physico-medicarum libri tres”, 1691）では、注意深く臨床的な症例が収集され、とくに精神や神経の病気を集めた。

て、**複雑化した**病気をそれと一緒になって形成する場合である。そうなった場合、どちらの病気も、体において自分の取り分となる部位、つまり、自分にとりわけ適した器官や、いわば本来自分のものとすべき場所を占拠する。ほかの場所は、類似していない病気に譲る。

　性病の患者が疥癬になることもあれば逆のこともある。**しかし、この二つの互いに類似していない病気は互いに相手を取り除いて治療することができない**。疥癬の発疹が現れはじめると、性病の症状は最初は鎮まり、進行を止める。しかし、そういうときでも（性病は少なくとも疥癬と同じくらい強いので）、どちらの病気もお互い一緒に現れて[1]、要するに、体のなかで自分に適した部位だけを占拠する。そのために患者は病気が重くなり、治療も難しくなる。

　互いに類似していない急性の感染症、たとえば天然痘と麻疹が同時に発症したとき、先に説明したように通常はどちらか一方の病気がもう一方の病気の進行を止める。ところが症状の激しい流行病であれば、まれなことであるが、互いに類似していないこの種の二つの急性病が同じ体に現れる。要するに、短期間だけでも複雑化する。

　通常の流行病として天然痘と麻疹が同時に蔓延したとき、三百近い症例でこの二つの病気は互いに相手を避けるか、相手の進行を止めた。天然痘の症状が出ると、その症状が出終わってようやく患者は、二〇日間、麻疹を患った。麻疹の症状が出ると、その症状が出終わった後に患者は、一七日間から一八日間、天然痘を患った。したがって最初の病気は、次の病気が出る前にすでに峠を越えるまで進行したのである。それでもしかし、二つの類似していない病気が同一人物に発症した症例を、P.ラッセル[2]が一つだけ報告している。レイニー[3]の所見によれば、天然痘と麻疹が二人の女の子に同時に発症したという。J.モーリス[4]は、生涯の臨床経験のなかでそのような症例を二つだけ診察したことがあったという。[※1]エトミュラー[5]や、さらに数人のわずかな人たちも、同じ症例を見たという。ツェンカー[6]の所見によると、牛痘と麻疹が一緒に、また牛痘と紫斑疹が一緒に自然の経過をたどったという。ジェンナーの所見によると、梅毒に対する水銀治療の最中に、牛痘は進行を妨げられずに自然の経過をたどったという。

（1）❷私は、この種の複雑化した病気を正確に検証し治療したことによって、今や強く次のことを確信している。二つの病気は融合せずに、このような場合には一**緒に**並存し、どちらも自分に適した部位にとどまるということである。❻スフィリスに対する最良のレメディーと、❸疥癬を治療するレメディーを❷適切なときに交換しながら使うと、完全に治療される。

（2）❷S.[※2] Transaction of a soc. for the improvem.of med. and med. and chir. knowl.II.

（3）❷In den med. Commentarien von Ednb. III. S.480

（4）❷In Med. and phys. Journ. 1815.

（5）❷Opera, II. P.I. Cap.10.

（6）❷In HUFERAND's Journal, XVII.

§ 41

❷前節で述べたのは、同じ体でお互い一緒に現れて複雑化する、類似していない自然の病気についてであった。しかし、こういう病気よりも比較にならないほど頻繁に生じているのが、治療によって病気が複雑化した状態である。それは、本来の目的に反した医学的な処置（アロパシーの治療法）によって不適切な薬をずっと長く使

§40—※1　エトミュラー（Michael Ettmüller, 1644-1683）。ドイツの医師。

§40—※2　『医学外科学向上委員会報告』（"Transactions of a Society for the Improvement of Medical and Chirurgical Knowledge" 1793）。これには、ジェンナーやジョン・ハンターなどの重要な論文が含まれていた。

っていたために常に生みだされていた。不適切な薬を繰り返し投与したために、こうした薬の自然本性に対応した病的状態が、たいていきわめて長く患い続ける病的状態として、治療すべき自然の病気に加わり、一緒に現れることになる。こういう病的状態は、この状態に類似していない慢性的な悪い状態（これは彼らが類似性の作用によってホメオパシー的に治療できなかったものである）と少しずつ結びついて複雑化する。こうした状態にあると、慢性的な性質をおびた、類似していない新しい病気が人為的に生みだされ、こうして新しい病気が古い病気に加わる。そうなると、今までは一つだけの病気であった患者を二倍に重い病気にさせ、ときにはまったく治療不可能な状態にさせることもある。それどころか、たいてい死亡する。今述べたことは、相談のために医学雑誌に掲載された多くの症例や、ほかにも医学論文に述べられた症例によって裏づけられている。

　次の症例はよくみられるが、これも同じであるといってよい。❸すなわち、性病の下疳が特に疥癬と一緒になって複雑化したもの、さらにおそらく性病の下疳が重篤なコンジローム性淋病と一緒になって複雑化したもの。❷これらの治療は長期に及ぶ。不適切な水銀薬を大量に投与して何度も繰り返し処置するからである。そしてこの病気は、治癒されることはなく、そのうちに少しずつ慢性的な水銀病(1)も併発し、体における自分の占めるべき場所を占拠する。こうして水銀病と一緒になって、たいてい非常に恐ろしい怪物のような複雑化した病気を形成する（一般には「仮面をかぶった性病」と呼ばれている）。これはまったく治療不可能ではないにしても、それでもやはり多大な困難を伴って何とか回復するといえるくらいである。

（1）❷なぜなら、水銀が効果を発揮して生みだすことのできる症状には、この性病をホメオパシー的に治療することができる類似の症状のほかに、類似していないさらに多くのほかの症状があるからである。❻たとえば、骨の腫瘍やカリエスなどを生じさせる。❸こういう症状は、大量に投与すると、とくに❹ソーラと一緒になって❸複雑化することが多く、そうなると新しい症状と深刻な障害が体に現れる。

§ 42

❷自然それ自体は、すでに述べたように二つ（それどころか三つ）の自然の病気を同一の体に同時に発症させることができる。しかしこういう複雑化は、互いに類似していない病気が生じたときだけ起るということによく注意しなければならない。こうした病気は、永遠なる自然法則に基づいて互いに相手を除去することも、根絶させることも、治療することもできないからである。しかも外見的には、二つ（もしくは三つ）の病気が、いわば体を分けあって自分の取り分である部位や器官を占拠しているようにみえる。こういうことは、これらの病気が互いに**類似していない**ために当然起るのであるが、それでも生命の統一が損なわれることはない。

§ 43

❷では、同じ体に同時に発生した二**つの**病気が**類似している**場合はどうであろうか。つまり、すでに現れている病気に対して、これよりも強くて類似した病気が加わった場合である。こういうときは、前節で述べた結果とはまったく違う。ここでは、治癒が**どのように**自然の経過において生じるのか、人間によって**どのように**治療されるべきか、ということを述べよう。

§ 44

❷二つの病気がきわめて**類似している**ときは、互いに相手を**寄せ付け**ざるをえない（類似していない場合については一つ目の事例［§36～37］で述べた［古い病気は類似していない新しい病気を寄せ付けなかった］）。

また、相手の進行を**止める**こともできない（類似していない場合については二つ目の事例［§38～39］で述べた［古い病気は類似していない新しい病気によって進行を止められた］）。それゆえ、新しい病気が峠を越した後に、古い病気は再び現れないであろう。

　同様に、二つの**類似した**病気は、同じ体に**並存する**ことも、**二重の**複雑化した病気を形成することもできない（類似していない場合については三つ目の事例［§40～41］で述べた［二つの類似していない病気は複雑化した病気を形成した］）。

§45

❷類似していない病気で起きていたことが、類似した病気では起らないのである。つまり、二つの病気が、本質の点で[1]異なっていても、その発現や作用の点で、また、どの病気によっても生じる病的状態や症状の点できわめて類似しているのであれば、同じ体に現れるとたちまち、いつでもどこでも互いに根絶しあう。いうなれば、強いほうの病気は弱いほうの病気を根絶する。しかもそうなる原因を推定することは難しくない。つまり、加わった病気のより強く作用する力は、その作用する仕方が類似しているために、体のなかでも**同じ**部位を、しかも、弱いほうの病気の刺激によってそれまで影響を受けていた部位を、**優先的に**要求するからである。それゆえ、この病気の刺激はもはや作用することができずに消える[2]。別の言葉で次のようにもいえる。❻類似した新しい病気のより強く作用する力が患者の感覚を制御するとたちまち、生命原理は、一つの状態でしか存在できないために、より弱い類似した病気をもはや感じることができない。つまり、病気は消滅し、もう存在していないのである。というのも、それは何か物質的なものではなく、ダイナミックな（精神のような）作用（アフェクチオン）でしかないからである。レメディーの生みだす新しい病気が類似しているだけでなく、その効力がより強ければ、それだけで生命原理は、たとえ一時的ではあっても影響を受け

続ける。

（1）❷§26（1）参照。

（2）❹この現象は、私たちの目に入り込む太陽の光がランプの炎より強烈ならば、太陽の光によって視神経からランプの炎の像がたちまち消えてしまうのと同じである。

§ 46

❷自然の経過をたどりながら類似の症状を生じさせる病気によってホメオパシーの治療がなされた病気に関して、非常に多くの具体例をもちだそうと思えば、そうすることもできたであろう。しかし、そういうことはしない。私たちは、疑問の余地のない確実なことについて話をするためにも、次のような数少ない病気に限って話を進めたいからでる。すなわち、いつも変わらずあり、特定できる感染毒素（マヤズム）から発生し、したがって特定の病名で呼ぶに値する病気である。そのなかでもとりわけ目につくのが天然痘の病気である。天然痘は、きわめて多くの激しい症状が現れるために、すこぶる評判が悪い。しかしこの病気は、数々の類似の症状によって実にたくさんの悪い状態を取り除き治療してくれる。

ごく一般的に、天然痘にかかったときは目に炎症が生じて失明することがある。注目すべきことに、天然痘の接種によって、長く患っていた目の炎症が完全に永久に治療された。これはデゾトゥ（1）による報告である。目の炎症に関してはほかにルロワ[※1]（2）の報告もある。

頭部膿痂疹（のうかしん）を抑え込んだために、二年間、失明の状態だった。クライン[※2]（3）によれば、天然痘によって完全に

§46—※1　ルロワ（Alphons Leroy, 1742-1816）。正式なタイトルは、『母親のための医術、あるいは子供を養育する術』（"Heilkunde für Mütter oder Kunst Kinder zu erziehen und zu erhalten", 1805）。

—※2　クライン（Ludwig Gottfried Klein, 1716-1756）。ドイツの医師。シュトラスブルクで医学を学ぶ。著書は『臨床の解釈者』（"Interpres clinicus", 1759）。

克服されたという。

天然痘の病気によって難聴や呼吸困難の症状がどれほど多く生じたことか。天然痘の症状が最も悪化したとき、長く患っていたこの二つの症状がなくなった。これはクロス[※3](4)の所見による。

精巣のはれ、特にその激しいはれは、天然痘にしばしばみられる症状である。それゆえ症状の類似性によって天然痘は、挫傷による左精巣の大きな硬いはれを治療することができたという。これはクライン(5)の所見である。症状として類似した精巣のはれに関しては、ほかの観察者(6)も、天然痘によって治療されたのを目撃したという。

天然痘が引き起すたいへんな病的現象に、赤痢のような便が出る症状がある。それゆえ天然痘は類似した病気を生みだす効力をもつものとして、赤痢を克服したという。これはヴェンド(7)の所見による。

周知のように、牛痘の接種後に天然痘が加わったとき、牛痘が天然痘よりもまだ弱い段階であれば、両者はとても症状が類似しているので、天然痘はたちまち牛痘をすべて(ホメオパシーの治療のように)取り除く。したがって牛痘は峠を越すまで発病することができない。これに対して、牛痘がほとんど峠に達している段階で、天然痘が加わったのであれば、両者はとても症状が類似しているので、牛痘は天然痘を非常によく減退させ、良性のもの(8)に変える。これは、ミューリ(9)やほかの多くの医師たちの証言による。

接種された牛痘の痘苗には、天然痘から守る働きをもつ物質のほかに、天然痘とは本質的に異なった、全身に及ぶ皮膚の発疹を点火装置のように生じさせるものがさらに含まれている。この発疹は吹き出物である。吹き出物(丘疹(きゅうしん))そのものは、まれに大きくなって膿むこともある。通常は小さく乾いていて、赤い斑点の上に生じ、先がとがっている。たいてい赤くて丸い小斑が混ざる。きわめて激しいかゆみが伴うことも珍しくない。牛痘の紅暈が出る数日**前に**、この発疹が現れる子供も確かに少なくはない。しかし多くの子供では、紅暈が出た数日**後**

に発疹が現れる。発疹は二日で消えて、赤くて硬い小斑を後に残す。牛痘の接種を子供たちに行った後では、その接種された牛痘は、こういう二次的な感染毒素（マヤズム）から生じた症状の類似性によって、たいてい非常に古くて厄介な、子供の類似した皮膚の発疹を、ホメオパシーの治療のように完全で持続的に治療する。これは、多くの観察者(10)が証言するとおりである。

牛痘の特有な症状は、腕のはれ(11)を引き起すことである。したがって牛痘が発症すると、半ば麻痺した**はれた腕**(12)を治癒する。

牛痘では、紅暈が現れると同時に熱が出る。この熱の症状は二人の患者の間欠熱を（ホメオパシーのように）治療した。ハーディジの弟(13)による報告である。これは、ジョン・ハンター(14)がすでに気づいていたこと、すなわち、二つの熱の症状（類似の病気）は一つの体に同時に発生することはありえないということを実証している。

熱や咳の特徴に関して麻疹は、百日咳と非常に類似性がある。それゆえ、ボスキロン※4(15)の所見によれば、麻疹と百日咳が流行病として猛威をふるったとき、すでに麻疹を克服した多くの子供たちはずっと百日咳にかからなかった。もし百日咳が一部だけ麻疹に類似した病気ではなく、もっと類似した病気であったなら、要するに、百日咳が皮膚の発疹に関しても麻疹に類似した症状を伴っていたなら、子供たちはすべて今後においても百日咳にかからないようになり、麻疹によって百日咳に感染しないようになったであろう。こうして麻疹によって、すべてではなくとも多くの子供たちは、今回流行した百日

§46—※3　クロス（Johann Friedrich Closs, 1653-）。ドイツの医師。『小児天然痘の新治療』（"Neue Heilart der Kinderpocken", 1769）。

—※4　ボスキロン（Marie Edouard François Bosquillon, 1744-1814）。パリ大学教授。この人物は、M. カレンの本を英語から訳した（1785-87）。最晩年にヒポクラテスの注解を残している。

咳だけのこととはいえ、この病気にかからずにすんだのである。

　その一方で、麻疹と一緒に発症した病気が、麻疹の主症状ともいえる発疹の症状に類似した病気であったとき、確かに麻疹はその病気を取り除き、ホメオパシーのような治療をすることができる。たとえば、なかなか治らなかった苔癬が、麻疹が発症するとたちまち完全に持続的に（ホメオパシー療法のように）治療された(16)。これはコルトゥム(17)の所見である。

❹六年間、顔から、首、腕にかけて、ものすごく焼ける感じのする粟粒疹が天候の変わるたびに出ていたのであるが、この病気のときに麻疹が発症して加わると、皮膚の表面がはれだし、麻疹が峠を越した後、この粟粒疹は治癒し、再発はしなかった(18)。

（1）❷Traité de l'inoculation, S.189.

（2）❷Heilkunde für Mütter, S.384.

（3）❷Interpres clinicus, S. 293.

（4）❷Neue Heilart der Kinderpocken, Ulm 1769. S.68 und specim. Obs. Nr.18.

（5）❷Ebendasselbst

（6）❷Nov. Act. Nat. Cur. Vol.I. Obs.22.

（7）❷Nachricht von dem Krankeninstitut zu Erlangen, 1783.

（8）❻これが、次のようなとても有益で重要な成果がもたらされた理由である。すなわち、ジェンナーの牛痘の接種が一般に普及してから、決して私たちの間では、天然痘は四、五〇年前のように猛威をふるわなかったし、悪性の病気としても現れなかった。当時、天然痘に襲われた都市では、子供の人口が少なくとも半分、たいていは四分の三、あの痛ましい疫病によって失われた。

（9）❷Bei Robert Willan※5, über die Kuhpockenimpfung.

（10）❷Vorzüglich CLAVIERm HUREL und DEZORMEAUX, im Bulletin des sc. Médicales, publié par les membres du comité central de la soc. de médicine du départment de l'Eure, 1808. So auch im Journal de Médecine contiunué, X. II.

（11）❷BALHORN, in HUFEKAND's Journal. X. II.

（12）❷STEVENSON in DUNCAN'S[※6] Annals of medicine, Lustr. II. Vol.I. Abth. 2. No.9.

（13）❷In HUFELAND'S Journ. Der. Pr. Arzneik. XXIII.

（14）❷Ueber die vener, Krankeheit. S.4.

（15）❷Elements de médec. prat. de M. CULLEN, traduits P.II.I.3.Ch.7.

（16）❷あるいは少なくともこの症状が取り除かれた。

（17）❷In HUFELAND'S Journal. XX.III.S.50.

（18）❹RAU, über d. Werth des homöop. Heilverfahrens, Heidelb. 1824. S.85.

§47

❷自然の経過に従って、確実に、速やかに、持続的に治療するために、人為的な病気を生みだす効力のあるもの（レメディー）を選ぶにあたって、医師はどんな性質のものを選ばなければならないかということをわからせてくれる事例として、天然痘の話［§46］以上に明白で納得できるものはありえない。

§48

❷これらすべての事例から見てとれるように、自然の経過によるにせよ医師の治療によるにせよ、それによ

§46—※5　ロベルト・ウィラン（Robert Willan, 1757-1812）。皮膚科医。一八〇八年に乾癬（psoroasis）を独立の疾患として記載した。『牛痘接種論』（"On Vaccine Inoculation",1806）は、牛痘をめぐってジェンナー自身に対する偏見や抵抗を抑えることに大きな力があった。独訳は一八〇八年に出る。

—※6　ダンカン（Andrew Duncan, 1744-1828）。エジンバラの医師。弟子にチャールズ・ダーウィンがいる。

って生みだされた病気が類似していなければ、病気の力がどんなに強いものであっても、今現れている症状や悪い状態を取り除くこともできないし、治療することもできない。しかし、生みだされた病気の**症状が類似していて少し強ければ**、自然法則に従ってそれができる。けれどもこの自然法則は永遠普遍であるのに、これまで認められてこなかったのである。

§49

❷観察者が、自然によって治療された事例にもっと注意を向けていたなら、さらにその一方で、自然界にホメオパシーのような治療を行う病気がもっとあったなら、私たちは、天然痘のように自然がホメオパシーの治療をする事例をはるかに多く見つけだしていたであろう。

§50

❷周知のように、大自然のなかにおいてさえ、ホメオパシーのように治療するための手段として利用できる病気はほとんどない。感染毒素(マヤズム)によって生じ、確実に特定できる病気だけ、すなわち、疥癬、麻疹、天然痘(1)だけである。そのなかでも麻疹と天然痘は、治療すべき病気よりもよりいっそう命にかかわる恐ろしい病気である。他方、疥癬は、類似した病気を完全に治療した後に、これまた同様に疥癬を根絶するために、それ自体を治療する必要があった。したがってどちらの場合も、病気をホメオパシーの治療に使用することは困難であり、安全でなく、危険である。

しかも、天然痘や麻疹や疥癬の類似した症状によって(ホメオパシーのように)治療できる人間の病的状態は、どんなに少ないことか。それゆえ、自然の経過をたどりながら、ホメオパシー療法のように働く危険で面倒な症状によって治療できる病気は、ほんのわずかしかないのである。治療の結果には、危険と大きな困難だけが伴う。なぜなら、確かに病気を薬のように投与した場合、レメディーの投与ならできたように、状況そのものに応じて投与量を微量化することができないからである。他方、それに対して、以前から類似の病気にかかっていた患者は、病気からの回復が目的であったのに、この危険きわまりない困難な病気、すなわち本当の天然痘や麻疹や疥癬によってむしばまれてしまう。

それでもなお、私たちは、二つの病気が幸運なことに同時に発症することによって、周知のようなすばらしいホメオパシー的治癒を証拠として示さなければならない。その証拠は、治癒に関して唯一存在する偉大なる自然法則、すなわち「**症状の類似性によって治療せよ**」という自然法則について非常に多くのことを語ってくれるからである。

（1）❷牛痘の痘苗に含まれている、皮膚の発疹を点火装置のように生じさせるもの。これについてはすでに述べた［§46］。

§51

❷この治癒の法則は、こうした事実から人間の有能な精神の知るところとなる。だから事実はそれだけで十分であろう。では、注意してもらいたい。偶然の出来事しか引き起せない粗野な自然に対して、人間はどんなに優れていることか。病気に苦しむ仲間を助けるために、人間は、天地創造のときに世界中にまき散らされた医薬物質から、ホメオパシー的に病気を生みだす効力のあるものを、どれほど無数に手に入れていることか。そうした物質から人間が手に入れた、病気を生みだす効力のあるレメディーは、思いつくだけの自然の病気に対しても、思いも寄らない自然の病気に対しても、ともかく無数に及ぶすべての自然の病気に対して可能なかぎり別々に作用し、こうした自然の病気をホメオパシー的に治療することができるのである。病気を生みだす効力のあるレメディー（医薬物質）の働く力は、治療の働きを終えると、バイタルフォースによって打ち負かされてみずから消え

る。したがって疥癬の場合のように、再び症状を取り除くために再度治療する必要はない。人為的に病気を生みだす効力のある物質を、医師は、無限ともいえるほどに希釈し、微細化し、活性化することができる。そして、治療すべき類似した自然の病気よりもわずかだけ強くなる程度にまで投与量を減らすこともできる。したがって、類まれなこの治療法では、なかなか治らない古い病気を根絶するためであっても、体を激しく攻撃する必要はない。実際、この治療法は、ひどく苦しい自然の病気から望ましい持続的な健康への移行を、穏やかに、気づかないうちに、それでいてしばしば速やかに実現させる。

§52

❻主要な治療法は二つだけである。一つは、すべての治療行為を、もっぱら自然の厳密な観察のみに、すなわち、綿密な実験と純粋な経験だけに基づかせたものである。これが**ホメオパシー**療法である（私以前には決して意識的に用いられたことは**なかった**）。もう一つは、そうした治療行為をしないものである。これが（**ヘテロパシー**あるいは）**アロパシー**療法である。この二つはまっこうから対立する関係にある。両者を知ら**ない**者だけが、かつて両者は緊密に関係しあうことができたとか、いやそれどころか両者は統合されていたとか、こういう妄想に取りつかれるであろう。さらには、患者の好みによってあるときはホメオパシーで、またあるときはアロパシーで治療を行うので、すっかり恥をかくこともあるだろう。こうしたことは、神聖なホメオパシーに対する犯罪的な裏切りであるといってよい。

§53

❷真の穏やかな治癒は、ホメオパシーの方法に基づいてのみ可能である。この方法は、私たちが、先のところ（§7〜25）では別の仕方で経験と推論によって見いだした。だからこれも明らかに正しいものである。この

方法に基づく医術（クンスト）によって私たちは、最も確実に、最も速やかに、最も持続的に、病気の治療を達成する。なぜなら、この治療法は、永遠普遍の自然法則をよりどころにしているからである。❻**純粋なホメオパシーの**治療法のみが正しく、もっぱら人間の医術（クンスト）によってのみ唯一可能な、最も一貫した治療法である。これは、任意の二点間には一本の直線だけが可能であるのと同じくらいに確実なものであるから。

§ 54

❻アロパシー療法は、病気に対してさまざまなことを企てる。ところがいつも、やってはならないこと（関係のないこと（アロイア））だけをしようとする。この治療法は有史以来、きわめていろいろな形をとりながら流行した。人々はそれを治療体系と呼んだのである。それらの治療法は、ときには互いに協力しあうこともあれば、反目しあうこともある。しかしそのどれもが、**合理的医学**の名で栄誉を得ていたのである(1)。

これら治療体系のどれかを築いた人たちはすべて、自分には、健康な人および病気の人における生命の内的な本質を見抜いてそれをはっきり認識できる能力があると、思いあがった考えをもっていた。こうした考えによって彼らは、患者を健康にするためには患者から**どんな**有害物質(2)を**どのように**除去したらよいのか、指示を出していたのである。

すべては無意味な憶測と独りよがりの仮説に従い、誠実な態度で自然に問いかけもせず、偏見をもたずに経験に耳を傾けることもしない。病気はきわめて同じように、いつも再度現れてくる状態であるといわれていた。それゆえ、たいていの治療体系では、病気の捏造されたイメージに対して病名が与えられ、病気が分類され、体系ごとにばらばらだった。憶測によって薬に割り当てられたいろいろな作用は（多くの『マテリア・メディカ』を見よ）、こうした異常な状態を取り除くのだという。すなわち治療するというのである(3)。

（1）❻このような言い方をすると、まるで、自然の観察だけをよりどころとし、純粋な実験と経験にのみ基づく科学が、いたずらに思考を重ね煩雑に推論することによって発見されたかのようである。

（2）❻というのも最近まで、病気において治療すべきものは、除去すべき物質に求められていたからである。なぜなら、病気を生みだす効力のある物質とか、動物的身体の生命に働きかけるレメディーとかのダイナミックな（§11注（1）を参照）作用について理解するまでには至らなかったからである。

（3）❻すっかり有頂天になると（相当な物知りであるかのように）、いつもいくつかの薬を混ぜる。いやむしろ、たくさんのいろいろな薬を混ぜる。そしてしばしば大量に服用させた。人間の壊れやすい貴重な生命は、こうして治療とは正反対のことを行う危険な人たちの手に落ちる。とりわけ彼らは、瀉血、下剤、催吐薬、吸い出し膏、排膿孔、串線、腐食薬、焼灼を利用しているからである。

§55

❻しかし、どの治療体系も、どの治療法も採用されるとまもなく、一般の人たちは、それに忠実に従うと患者の状態が悪化し深刻になることを確信するようになった。もし、なおも患者の信用をある程度つなぎとめておくための、一時的に作用する緩和薬がなかったとしたら、とっくの昔にこうしたアロパシーの医師たちは見捨てられていたことであろう。ところが彼らは、たまたま見つけだされたいくつかの薬（効果ははっきり出るが、たいていほとんど短期間であり、実際よりも効いているようにみえる）を使って、ときどき患者に緩和作用を引き起せばよいと心得ていたのである。

§ 56

❻こうした**緩和**（**アンティパシー、エナンティオパシー**）の方法は、一七〇〇年前に「反対のものは反対のものによって」という**ガレノス**[※1]の説によって導入された。❷この方法によってこれまでの医師たちは、ほとんど短期間のうちに症状を改善させて患者をあざむき、患者の信頼を最も確実に得ることができた。しかし、根本においてこの治療法が❻（それほど速く進行しない病気の場合）❷どんなに役立たないか、どんなに危険であるか、私たちはこれからみることになるだろう。❹確かにこの説は、アロパシーの医師たちによる治療法において唯一重要なものである。すなわち、自然の病気にみられる症状の一部分に対して明白な関係をもたなければならない。しかし、それはどんな関係か。実に、逆の関係なのである。しかしこうした関係は、慢性病患者をあざむかず粗末にするつもりがないなら、慎重に避けなければならない（1）。

（1）❺いわゆる**アイソパシー**と呼ばれている方法によって、病気に対して薬を使う第三の適用法を進んで編み出そうとする人たちがいた。今現れている病気を、この病気と同じ感染毒素（マヤズム）によって治療する方法である。しかしこの方法は、感染毒素（マヤズム）に汚染された組織を高度に希釈するだけで、それゆえ変化した状態でそれを患者に渡すことになる。したがって、もしこのやり方で治療できたということがあるとするならば、その場合はやはり、最も類似（シミリマム）したものに対して最も類似したものが投与されることによって治療を実現したことに

§56—※1　ガレノス（Galenos）。　小アジア、ペルガモン生まれの医師。ガレノス自身が述べているように、ヒポクラテスから始まった医術を完成させた人物。中世を席巻したガレノス医学は次の新しい時代の医学にとって克服の対象とされた。

なるであろう。

❻しかしこのように、**完全に同じ**病気を生みだす効力のあるものによって（同じものによって（ペル・イデム））**治療したいという考え**は、あらゆる常識に、それゆえあらゆる経験に矛盾する。いわゆるアイソパシーを最初に話題にしはじめた人たちは、おそらく牛痘の接種を活用することによって人類が受けた恩恵を、ありありと思い浮かべたのであろう。それによって接種を受けた人は、その後に起るすべての天然痘の感染から免れ、いわば、すでに前もってこの病気が治療されたのである。しかし牛痘と天然痘は、どちらもきわめて類似した病気にほかならず、決して完全に同じ病気ではない。互いに異なる点が多くあるからである。たとえば主に、牛痘は進行が速く穏やかである。特に近くに人がいても感染しない。こうして牛痘は、予防接種が一般に広く普及することによって、死ぬこともある恐ろしい天然痘のようなすべての流行病を終わらせたのである。そのおかげで、今の世代の人たちには、その当時見るも恐ろしい天然痘の疫病が蔓延した光景を鮮明に思い描ける人はもはやいない。確かに、これ以外にも動物に特有ないくつかの病気は、人間に発病する**きわめて類似した**重い病気に対して、レメディーの効力や治癒の力を提供してくれるであろうし、それによって私たちのレメディーの蓄えを補ってもくれるであろう。しかし、人間に生じた病気からつくった薬剤（たとえば人間の疥癬からつくったソーラ薬）によって、人間に生じる同じ病気（人間の疥癬やこの疥癬から生じる悪い状態）を治療したいと思うことは、とんでもないことである。これによってもたらされるのは、不治の病と病気の悪化にほかならない。

§ 57

❷このような通常の医師たちは、アンティパシーの治療を行うために、病気にみられるたくさんの症状は無視して、そのなかのたった一つの重い症状に対して薬を投与する。しかもその薬は、緩和すべき症状とは正反対の症状を生みだすものとして知られた薬である。というのも、一五〇〇年以上も前から医師に命じられてきた、大昔の医師たちの原則（「反対のものは反対のものによって」）に従うことによって、最も速やかな（緩和の）治療を期待することができるからである。

あらゆる種類の痛みにアヘンを強めに投与する。この薬はたちまち感覚をもうろうとさせるからである。これは下痢にも投与する。すぐに腸管の蠕動運動を停止させ、ただちに腸管を無感覚にさせるからである。アヘンは不眠症に対しても用いる。もうろうとした意識の不確かな睡眠状態を引き起すからである。患者がすでに長く便秘に苦しんでいるなら、下剤を与える。手にやけどをしたら、手を冷水につける。つけている間だけでも、冷たさによってやけどの痛みがなくなったように感じるからである。寒くて体が冷えていると患者がいってきたときは、温かい風呂に入れる。風呂に入っている間だけでも、患者の体は温まるからである。衰弱した状態が長く続く患者には酒を飲ませる。それによって患者は少しの間だけでも体が元気になり、気分が爽快になるからである。ほかにもまだアンティパシーの治療法が実地でいくつか使用されてはいるが、ここにあげたもの以外は、もうわずかだけである。なぜなら通常の医学には、数少ない薬について、いくつかの特有な（一次）作用だけが知られているにすぎないからである。

§ 58

❷こうした薬の使い方の是非を評価するにあたって、私は、次のことを問うことは控えよう。すなわち、この場合**きわめて間違った方法**で、単に**症候に基づく方法**で

治療していること（§7の注（2）を参照）。このとき考慮されているのが、**一面的にたった一つの症状に対してだけ**、したがって**全体のなかの小さな一部分に対して**だけであること。だからこれでは、患者の唯一の望みであるといってもよい病気の全体の治療は、明らかに期待できないことである。それでもやはり、たとえ私がこういうことを問わないとしても、その一方で、人々は、次の問いを経験に投げかけざるをえないのである。「長く患っている病気や、なかなか治らない病気に対して、アンティパシー的に薬を使うとしよう。すると、この薬によって緩和の状態が引き起され、短い期間は続くだろう。しかしその後はどうか。最初はあれほど緩和されていた症状がいっそうひどく悪化したということが、いやそれどころか、病気全体がますますひどく悪化したということが、一つの症例だけでもなかったかどうか」と。注意深い観察者の意見はすべて一致している。すなわち、そのようにアンティパシーによって短期の緩和作用があった後には**常に例外なく**悪化が始まると。それでも通常の医師たちは、後に生じる悪化について患者に別の説明をする。本来の悪性の病気が今ようやく現れたのだとか、新しい病気が発生したのだとかいって別のせいにするのが、彼らの常套手段である（1）。

（1）❷そうした緩和薬を使用した後に確実に起る悪化の現象について医師たちは、これまでいつも決まって注意したことがなかった。だが、この現象を無視することはできなかったのである。この種のうってつけの例が、J．H．シュルツェの学位論文「人体の病変に関する標本の考察」（ハレ、一七四一年、§28）にみられる。[※1]ウィリスにも似たような証言がある(Pharm. rat. Sect. 7. Cap. I. S.298)。「通常、アヘン剤はどんなに激しい痛みでも鎮め、無痛状態を生みだす。そして、一定の期間しばらくはその状態を持続させる。ただし、その期間が終わると痛みがすぐに再発し、やがていつもの激しい痛みに戻るまで悪化する」。295

ページでは、「アヘンの効き目がなくなると、すぐに疝痛が再発する。同じ薬によって再び和らぐことがなければ激しい痛みは緩和しない」。ジョン・ハンターは次のように述べる（über die vener. Krankh. S.13)。「衰弱した患者はワインによって活力が増大する。しかし真の強さが与えられるのではない。その後、体力は以前に生みだされたのと同じ割合で再び弱まる。それによってよかったことは何もなかった。むしろ、体力の大部分が失われたのである」。

§ 59

❷なかなか治らない病気の重い症状は、そのように反対の症状を生じさせる緩和薬によって治療されることは絶対に**ない**のである。しばらくすると、逆の状態、つまりぶり返した状態が、いやそれどころか、明らかに病気の悪化した状態が引き起されるであろう。

昼間に眠くなる傾向がいつまでも続いたので、コーヒーを処方した。その一次作用で目が覚めるからである。効き目が消えると、よけいに昼間眠くなった。

夜に、わりと頻繁に目が覚めるので、病気のほかの症状には目もくれずにアヘンを投与した。一次作用によってその夜だけは、意識が不確かな状態でもうろうとして眠ったが、次の夜はかえってよけいに眠れなくなった。

慢性的な下痢に対して、病気のほかの症状を考慮することなくアヘンを与えた。まさにアヘンは一次作用で便秘を促すからである。下痢は少しの間止まったが、その後かえっていっそうひどくなった。

あらゆる種類の激しい痛みがしきりに再発したとき、

§58—※1　ウィリス（Thomas Willis, 1621-1675）。一六七四年に刊行された『合理的薬学』（"Pharmaceutice rationalis"）は一七世紀イギリスで出版された重要な医学書の一つ。この本は最初の科学的な薬学書であり、この時代の最先端の『マテリア・メディカ』でもある。

感覚を鈍らせるアヘンによって短期間だけ抑えつけることができた。その後にまた痛みは激しくなって現れた。耐えられないほど激しくなることが多い。そうならないときには、いっそう悪化した別の症状が現れる。

長く患っている夜間の咳に対して通常の医師たちは、アヘンを与えることよりも優れた処置の仕方を知らない。一次作用が働くとアヘンは、咳をさせるどんな刺激をも抑え込むからである。最初の夜はおそらく落ち着いていられるであろうが、次の夜にはそれだけいっそう激しく症状が戻ってくる。この緩和薬をもっと大量に何度も繰り返し与えると、発熱と寝汗が加わる。

膀胱が衰えると起る尿閉には、カンタリスチンキで尿管を刺激し、アンティパシーの治療で反対の症状を生みだすことによって克服しようとした。これによって尿は、確かに最初は強制的に排出されたが、しかしその後、膀胱は刺激をますます感じなくなり、収縮させることもできなくなった。膀胱は麻痺する一歩手前の状態にある。

長期にわたる便秘の傾向を取り除きたいのであれば、下剤や緩下塩を大量に投与することによって腸を刺激して何度も排出させる。しかし二次作用では、それだけいっそう便秘になる。

通常の医師たちは、ワインを飲ませることによって長く続く衰弱を回復させようとする。だが、刺激を受けるのは一次作用のときだけである。二次作用では、よりいっそう深刻に体力が衰える。

胃が弱って冷えた状態が長く続いたときには、苦いものや辛い薬味によって胃を強化し温めようとする。しかし、この緩和薬は一次作用のときだけ刺激を与えたにすぎず、二次作用のときには、それだけいっそう胃を不活発にさせた。

体温の低い状態がいつまでも長く続き、寒けも感じるなら、薬効成分の含まれる風呂に入ると回復するという。しかしその後、患者はかえっていっそう衰え、体も冷え、寒けも感じるようになる。

ひどくやけどした部分を冷たい水で処置すると、確かにしばらくの間だけは和らいだ感じがする。しかし、その後は、信じられないほどやけどの痛みが増す。炎症も周囲に広がって程度もひどくなる。

ずっと前から閉塞性鼻感冒［鼻づまり］であったら、咳を起して鼻汁を分泌させる刺激薬によって取り除こうとする。しかし、こうした反対の症状によってよりいっそう（二次作用において）悪化し、よけいにひどく鼻が詰まるだけであることに気づかない。

長い間に手足が弱ってほとんど麻痺状態にあるなら、電気刺激やガルバニズムの一次作用によって筋肉の運動を強く刺激すると、活発な運動がすぐにでもできるようになる。しかし、その結果（二次作用）は、刺激を受け取る筋肉の能力が全滅する。そして完全に麻痺する。

頭部やその他の部位に流れる血管で充血が長く続いたとき、たとえば心臓の鼓動が激しくなったとき、瀉血をしてそうした症状を取り除こうとする。しかし、その結果は常に、その器官の血液の蓄積量が増えたり、鼓動がより強く速くなったりする。

体と精神の器官が麻痺して活動が鈍り、この状態と意識不明が組みになった症状は、たくさんのチフス性の症状のなかでも際立ったものである。この症状に対して通常の薬物療法では、大量のカノコソウを投与することよりも優れた方法が知られていない。なぜならカノコソウは、最も強く活力と機能を回復させる薬だからである。ところが彼らは無知であるために、次のことがわかっていないのである。この作用は一次作用にすぎず、したがってその後、体は必ず二次作用（逆作用）のときに、いっそうひどくもうろうとした状態や意識不明の状態に、すなわち精神と体の器官の麻痺した状態に確実に陥る（死ぬことすらある）のである。彼らは、たいていこういう症状のときにはアンティパシーの治療によって反対の症状を生みだすカノコソウを患者に与えるが、まさにそういう患者こそ最も確実に死んでしまうことがわかっていないのである。

❺これまでの医師たちは、**一次作用**において脈拍を遅くさせるジギタリスを初回に投与したとき、異常な状態にある小刻みで速かった脈拍を強制的に数時間遅くさせ

ると、会心の気持ちになった。しかし脈拍はまもなく倍の速さに戻る。すると、量を増やして繰り返し投与する。だがそれをすればするほど、脈拍の遅くなる割合がますます少なくなり、最後にはもはやまったく遅くならなくなる。むしろ脈拍の速さは**二次作用**においては測定できないほどである。睡眠はとれず、食欲がなくなり、体力も衰える。そして、まもなくやってくる死をどうしても避けるためには、精神錯乱になるしかないのである。

❷では、一言でいってみよう。そのように反対の症状を生みだす（アンティパシーの）薬を使うことで、二次作用において病気の勢いを増幅し、それどころか多くの場合はその病気に加えて、何かもっと悪化した症状をもたらす。こういうことを何度繰り返してきたことか。間違った理論には、このことがわかっていない。ぞっとするような経験が恐怖をもってそれを教えてくれる。

§60

❷アンティパシーの治療薬として薬を使った場合、こうした好ましくない結果が引き起されることは当然予想される。けれども一般の医師たちは、どんな悪化が新たに生じても、薬の量をもっと増やして投与すれば、切り抜けることができると信じている。それによって同じく短い期間だけ緩和した状態(1)が生じる。ただしその次には、もっと強い緩和薬がますます必要になる。そうなると、ほかにもっとひどい病気が発生するか、あるいは多くの場合、まったく治療の不可能な状態や、命の危ない状態になり、そして死ぬことにもなる。比較的長く患っている病気も、以前から患っている病気も**決して治癒しない**。

（1）❻すでにここでみたように、患者の症状に対する通常の緩和薬はすべて、二次作用として働くときには、その同じ症状を悪化させる。それゆえ従来の医師たちは、似たような緩和の働きを生みだすためには、量を増やして繰り返し投与しなければならなかった。それでもなお緩和の状態は持続しなかった。強力になって戻ってくる症状を止めることはできなかったのである。

　しかしブルセは、いくつかの薬の材料を無意味に混ぜて医師の処方薬にするやり方に反論し、フランスでそれを終わらせた（この点では、もちろん人類は彼のおかげで助かったのである）。その一方で彼は、みずからのいわゆる生理学的方法なるものによって（ただし当時すでに広まっていたホメオパシー医学には注目しなかった）、患者の病的状態を**効果的に**減少させ、しかも、**患者のすべての病的状態が増幅されて再発するのを持続的に防ぐ**治療法（今まで普及していた緩和薬にはできないことだった）を導入した。この治療法の対象は人間の**すべて**の病気に及んだ。だがブルセは、穏やかで害のない薬によって病気を治療し健康を回復させることができなかった。彼が見つけた方法は、生命を犠牲にして患者の病的状態を和らげ、最後に生命を完全に絶つという**手軽な方法**だったからである。残念ながらこの治療法は、目先のことにとらわれる同時代の人たちを満足させた。

　患者に体力がまだ残っていればいるほど、患者の苦痛はそれだけいっそう目につくようになり、痛みもよりはっきり感じられる。患者は泣いてうめき、悲鳴をあげて助けを求める。その声はますます大きくなる一方なので、付き添いの人は、患者を落ち着かせるために、急げるだけ急いで医者を呼びに行こうとしても、そこを離れることができない。ブルセは、患者のバイタルフォースを弱めてどんどん減らしさえすればよかったのである。何ということをするのだろう、ブルセは、患者に瀉血をますます繰り返し行い、血吸ヒルや吸引ガラスの数をどんどん増やして生命の液体を吸い出させた（もともと血液には何の責任もなく、かけがえのないものであるのに、ブルセによれば、ほとんどすべての苦痛の責任は血液にあるのだという）。そうなると、よりいっそう患者は、苦痛を感じる体力を失い、あるいは、大きな声でうめくことも、体を激しく動かしてのたうちまわることもできず、悪化した状態を表現する体力も残っていない。患者は、衰弱すればするほど、かえっていっそう落ち着いたようにみえる。付き添いの人たちは、見た目に改善したように見える患者の様子にほっとする。痙攣、窒息、恐怖心、苦痛が、今にも始まりそうであるときには、急いで再び薬に頼る。薬を以前使ったとき、とてもよく患者を落ち着かせてくれたので、今回も患者を落ち着かせてくれるだろうと思えたからである（長く病気を患っているのに患者にまだ体力が残っていたときには、すぐにでも栄養の補給を絶って飢餓療法を続けなければならなかった。そうすれば、生命を削いで、目的の落ち着いた状態にもっていくことが、いっそう成功するからである）。すでにかなり弱っている患者は、瀉血、血吸ヒル、吸い出し膏、温水浴などによって、いっそう衰弱した状態に対して抵抗する力や反発する力が自分には残っていないと感じる。

このように**何度も繰り返し**バイタルフォースを低下させ使い尽くすと、その後には必ず死が訪れる。このことは、どんどん意識を失っていく患者にはもはやわからない。身内の人たちは、瀉血やぬるま湯の風呂によって患者の最後の苦痛ですら少し軽減されるとすっかり安心してしまう。だから、まさに治療を受けている最中に思いがけず患者が死んでしまうようなことがあると、驚くしかないのである。

身内の人たちは、特に亡くなった患者の家族の者たちは、次のように言って慰めるしかない。

「だが確かに医者は、ベッドの患者を見た目には乱暴に扱っていなかった。瀉血するたびにランセットを少し刺してもまったく痛がらないし、アラビアゴムの水溶液（これはブルセが許可したほとんど唯一の薬）は目に見える効能はなく、味が滑らかなだけである。ヒルは、何かにかみついて、医師が指示した大量の血液を、ひそかに吸い取ることができるだけである。ぬるま湯の風呂は、苦痛を緩和させることができるだけである。ということは、患者は病気によってそもそも最初から死ぬことになっていたにちがいない。それだから、医者がどんなに全力を尽くしても、患者はこの世から逝かざるをえなかったのである」

ヨーロッパやほかの地域の医師たちは、**どんな病気でもすべて一緒くたに治療する安易な方法**を受け入れた。この方法であれば、もはや何も考えなくてもすんだからである（考えることは、この世で最も苦労の多い仕事なのである）。だから彼らは、「記憶に残った良心の呵責を軽くして自分を慰めること」に気遣うだけでよかったのである。「おそらく次のようにいって慰めた」のだろう。「自分たちは、この体系的方法や治療法の創始者ではない。ほかの何千にも及ぶブルセの追随者たちだって同じことをしている。おそらくすべては死でもって終わるのだろう。ブルセ先生が公然と教えてくれたとおりである」

何千人にも及ぶ医師たちは、情けないことにそそのかされた（つまり、私たち医師の太古の立法者が打ち立てた、全身を震撼させる言葉、「なんじ、血を流すなかれ。生命は血のなかに宿るがゆえに」という言葉を忘れたのである）。そのために、治癒力のある患者の温かい血液を、冷酷にも勢いよく注ぎだしてしまった。こうして何百万人もの命が（ブルセの方法で）**少しずつ**奪われた。その数は、ナポレオン戦争の嵐に巻き込まれて命を落とした人の数よりも多い。

唯一の真なる医学、すなわち、すべての患者が健康と回復を見いだすホメオパシーに対して、世間の人々の目を見開かせるためには、**治療できる患者の生命を医学で根絶する**あのブルセの方法が、おそらく神の摂理によって、先に来る必要があったのだろうか。何しろ、このホメオパシーは、すべての医学のなかでも最も難しく、洞察力のある根気強い医師によって純粋に誠実に実行されなければならないからである。

§61

❷**もし医師たちが、反対の症状を生みだす薬によって引き起されるこのような悲しい結末について深く考えることができていたなら、彼らはすでにはるか昔に偉大なる真実を発見していたことであろう。**真実とは、そのようにアンティパシー的に病気の症状を治療する方法とは正反対の方向に、真の永続的な医学を見つけださなければならないということである。そしてさらに彼らは、次のことにも気づいたであろう。病気の症状とは反対の症状を生みだす薬（アンティパシー的に適用された薬）の働きによって、短期間だけ症状が緩和され、その作用が終わると必ず悪化が引き起されること。そして必然的に、これとは逆の治療法、すなわち、**症状の類似性に基づいてホメオパシー的に薬を適用する方法**は、❹大量投与とは反対にごく微量で投与するなら、❷持続的で完全な治癒をもたらすにちがいないということである。しかしこれによって彼らは、真実には達しなかった。

さらに述べよう。比較的長く患っている病気や、かなり長期間にわたって患っている病気に対して、持続的に治療できる医師は一人もいなかった。しかし偶然に、彼らが処方した薬のなかに、もともとホメオパシーの薬のように作用するものが紛れ込んでいたとき、それができたのである。それでも彼らは真実に至らなかった。

もう一つ述べよう。すべての迅速で完全な治癒は、これまで自然によって生みだされていた（§46）。その場合は必ず、古い病気に類似した病気が加わることによって実現されていた。こういうことがあっても真実に届かなかった。実に、何百年間もずっと、唯一、治癒を生みだすこの真実に到達しなかったのである。

§ 62

❷それにしても、アンティパシーによる緩和療法によって引き起される破滅的な結末は何で起るのか。また、それとは逆方向のホメオパシーによる治療法によって生じる治癒の現象はどうして起るのか。このことは、これから述べるように、多様な経験から得られた観察によって説明される。こうした経験は、非常に身近なものであり、治療の目的のためには明らかに限りなく重要なものである。しかし私以前にそれに目をとめた人は誰もいなかったのである。

§ 63

❷生命に作用する効力のあるすべてのもの、すなわち、すべてのレメディーは、❹作用の程度に差があるにしてもバイタルフォースの状態を変える。❷そして持続する期間に差があるとしても、人間にある一定の健康状態の変化を生じさせる。一般にこれを一**次作用**と呼ぶ。❹この作用は、レメディーとバイタルフォースから生みだされたものであるけれども、やはりレメディーの働きによるところが**より大きい**。❷私たちのバイタルフォースは、自分のエネルギーを、レメディーの作用とは反対の方向に向けようと努力する。こうした逆方向に向かう作用は、私たちの生命維持のエネルギーによるものであり、バイタルフォースの自発的行動である。これは二**次作用**もしくは**逆作用**と呼ばれる。

§64

❷人為的に病気を生みだす効力のあるもの（レメディー）が、私たちの健康体に一次作用を及ぼすとき、この私たちのバイタルフォースは（以下であげる例［§65］からも見てとれるように）、単に受容的（つまり受動的、あるいはいわば受身的といってもよい）にのみふるまっているようである。そしてあたかも強制的であるかのように、外部から作用する人為的なエネルギーを自分の内に受け入れ、それによって健康状態を変化させ、しかしその次には、再び自分をいわば奮い立たせているようにみえる。

❹その奮い立たせ方には二通りある。一つは、（A）

❷一次作用に対して正反対の状態が現れる場合である。この場合、バイタルフォースは、自分の内に受け入れたこの作用（一**次作用**）に対してまったく正反対の健康状態を生みだしているようにみえる（**逆作用**、二**次作用**）。

❹しかも、人為的に病気を生みだすレメディーの力が働きかけたのと同じ程度の力で、ただし自分の力の限界に応じてそうした正反対の健康状態を生みだしているようである。

もう一つは、（B）もともと一次作用とは正反対の状態が現れない場合である。この場合、バイタルフォースは、外部から（レメディーによって）自分の内に生じた変化を消すことによって、自分が優位に立とうと努力しているようである（二**次作用**、**治癒作用**）。それが終わると、バイタルフォースは、いつもの決められた仕事に戻る。

§65

❹（A）の❷事例は、誰もが見たことのあるものである。熱いお湯の中に片方の手を浸すと、確かにはじめは、お湯に浸さなかったもう片方の手よりも非常に温かい（一次作用）。しかし熱いお湯から手を抜き出してすっかり水気をふきとると、わずかな時間で冷えはじめ、しばら

くするともう片方の手よりも冷える（二次作用）。

激しく体を動かすと体温が上がる（一次作用）。その後、寒けと悪寒が起る（二次作用）。

前の日にワインを飲みすぎて体が熱くなった（一次作用）。その翌日、少しでも風に当たると、そのたびに体が非常に冷えた（体の逆作用、二次作用）。

冷え切った水の中にずっと腕をつっこんでいると、その腕は確かにはじめは、もう片方の腕よりも非常に血の気が失せて冷たくなる（一次作用）。しかし冷たい水から出して水気をふきとると、その後はもう片方の腕よりも温かくなり、それどころかむしろ熱くて赤くなり、燃えているような感じになる（二次作用、バイタルフォースの逆作用）。

濃いコーヒーを飲むと、非常に快活になる（一次作用）。その後ずっと、だるさと眠気が後に残る（逆作用、二次作用）。こうした状態は、もう一度コーヒーを飲んでも（緩和薬のように、一時的にですら）必ず取り除かれるとはかぎらない。

アヘンによってもうろうとして深く眠り込むと（一次作用）、その翌晩にはそれだけかえってますます眠れなくなる（二次作用）。

アヘンによって便秘になると（一次作用）、その後に下痢が起る（二次作用）。腸を刺激する薬を使って下痢の状態を引き起すと（一次作用）、その後、数日間、頑固な便秘になった（二次作用）。

したがって、健康体の状態を強く変化させる威力のあるものを大量に投与すると、どんな場合でも、それによって引き起されたすべての一次作用に対して、常に正反対の状態がバイタルフォースによって生みだされる（すでに述べたように［§64の（A）］、そのような正反対の状態が実際に現れる場合）。

§66

❷しかし、もちろん健康体において、状態を変化させる威力のあるものをホメオパシー的にごく微量で投与

して作用させた場合、逆の方向に向かう際立った二次作用は、その発現を認めることができない。確かに、ごく微量で投与したこれらすべてのものは、それ相当の注意を払えば観察できる程度の一次作用を生じさせる。だが、生きている体は、正常な状態を回復させるために必要とされるだけの逆作用（二次作用）を生みだす。

§67

❷矛盾のないこの事実［§66］は、自然と経験からおのずと立ち現れてきたものである。この事実は、ホメオパシーの治療によって生じる出来事が有益であることを教えてくれる。その一方でまた、逆方向に作用する薬によって病気をアンティパシー的に緩和する治療が間違っていることも示してくれる(1)。

（1）❷この治療法が有効なのは、きわめて緊急を要する事態に限る。❺要するに、命が危なくて死にそうなためにレメディーが作用するまで時間を待つことができないときである。数時間も待てないとか、たいていは数十分であることが多いが、これだけの時間すら待てないとか、数分ですらほとんど待てないこともある。❷さっきまで健康だった人が突然、たとえば呼吸停止の状態に襲われた場合、つまり、落雷死・窒息死・凍死・溺死する寸前の仮死状態にある場合である。こういうときは次のような緩和の治療をする。たとえば、微弱な電気ショック加える、濃いコーヒーで浣腸を行う、興奮状態をつくるかぎ薬をかがせる、少しずつ体を温める、といったことをする。こういう治療によってまず最初に被刺激性と感受性（生体の機能）を再び蘇生させることは許されているし、本来の目的にかなっている。そしていったん蘇生したなら、生物の器官は以前健康だったときのように活動し続ける。❺というのも、そこには取り除くべき病気はないからである(注)。❷むしろ取り除く必要があるのは、それ自体健康な状態にあるバイタルフォースを阻害し抑圧するものだけである。こういう治療に属するのが、急性の中毒に対するさまざまな解毒薬を使った治療である。アルカリは鉱酸を飲み込んだときに使う。硫酸カリウムは金属中毒を起したときに使う。コーヒーとカンフル（そしてイペカック）はアヘン中毒に対して用いる、など。

あるレメディーによって次々と生みだされる症状が、病気のそれほど重要でない症状やほとんど重要でない症状のいくつかに対して、もっぱらアンティパシー〔反対の病的状態〕としてのみ対応していることがある。だからといって、そのレメディーを選んだことが必ずしも不適切であるとはかぎらない。ただし、病気のほかの症状に関して、つまり、病気の症状のなかでもよりいっそう強くて特に際立った（特徴的な）特有の症状に関してだけは、（ホメオパシー療法として）症状の類似性の条件に該当し、それを満たしていなければならない。要するに、このような症状がそのレメディーによって消滅され、除去され、根絶されなければならないのである。すると、少なくとも治癒を遅らせることなく、レメディーの作用する期間が終わるころには、数少ないその反対の症状もおのずから消える。

（注）❺それでもなお（しかし、むだなことなのだが）、二つの方法を混ぜこぜにして治療する医師たちが新しく登場した。この注をよりどころとすることによって、彼らは、至るところで病気にこのような規則の例外を見いだす。そして、どの症例に対しても適切なレメディーを見つけだす手間を省くためだけに、アロパシーの緩和薬を、手はずよくばれないようにもちこむ。そのほかにも危険なアロパシーのがらくたも一緒にもってくる。その

うえまったくうまいことに、いかにもホメオパス［ホメオパシーの医師］らしくみえる。実際はそうでないのに。しかし、彼らのしていることがいかに危険であるかは後で示すことにする。

§68

❷ホメオパシーの治療について、❻経験❷に基づいて示すなら次のようになる。この方法で治療するには、きわめてごく微量でレメディーを投与しなければならないが、そうした分量だけでも十分に、症状の類似性によって類似した自然の病気を消し去り、❻生命原理の感覚から❷自然の病気を駆逐することができる。確かに、自然の病気が根絶されたばかりのときは、まだいくぶん、わずかにレメディーの病気**だけ**が体に残っていることもある。しかし、異常なほど極微量で投与したおかげで、レメディーの病気はそのまま何もせずに、とても簡単にすぐに消える。したがって、人為的に起された小さなこの撹乱状態に対して、バイタルフォースは、現時点での状態を健康な状態へと高めるために必要とされるほど大きな（すなわち完全に健康が回復できるくらいに相当する）逆作用を生みだす必要はない。というのも、以前の病的撹乱を消滅させた後では、バイタルフォースはこの小さな撹乱を消すためにそれほど努力する必要がないからである（§64（B）参照）。

§69

❷しかしアンティパシーの（緩和の）治療法では、前述したこと［§68］と正反対のことが起る。薬の症状は医師によって病気の症状とは反対になるように生みだされたものである（たとえば、感覚的な痛みに対してはアヘンの一次作用によって無感覚や麻痺が生みだされる）。こういう症状は、確かに病気の症状と無関係ではない。それは完全にアロパシー［無関係の病的状態］のような

ものではなく、つまり、薬の症状と病気の症状との間には、目に見えて明らかな関係があるからである。しかし、それは**逆の**関係なのである。こうした関係にあるとき、病気の症状が薬の**反対の**症状によって根絶されるのであるという。だが、そのようなことは不可能である。確かに、アンティパシーによって選んだ薬は、ホメオパシーによって選んだ、類似の症状を生みだす薬と同じく病気の急所を、体においてきわめて確実に抑える。しかし反対の症状を生みだすアンティパシーの薬は、自分とは反対の病気の症状をうわべだけ覆い隠し、短い期間だけ生命原理に気づかれないようにしてしまう。反対の症状を生みだす緩和薬が作用しはじめると、バイタルフォースは、どちらによっても（病気の症状によっても、逆方向に作用する薬の症状によっても）何ら不快なものを感じない。なぜなら、病気の症状と薬の症状は、生命原理の感覚から互いに相手を排除しあい、いわばダイナミックに中和したように思われるからである（たとえば、麻痺を生じさせるアヘンの効力は痛みを中和する）。バイタルフォースは、はじめの数分の間は自分が健康であるように感じる。アヘンの麻痺も感じないし、病気の痛みも感じない。しかし薬が生みだす反対の症状は、（ホメオパシーの治療の場合のように）**類似したより強い**（人為的な）病気ではないのだから、今現れている病気によって撹乱状態にある体の場所❻（生命原理の感覚における）❷を占拠することができ**ない**。それゆえ生命原理は、きわめて類似した人為的な病気の作用を受け入れることもでき**ない**し、自然の病気によってそれまで撹乱状態にあった場所に入り込むこともでき**ない**。緩和薬の作用は、逆方向を向いているので病気の撹乱状態とはまったく無関係であるといってよい。こうした薬が病気を根絶することは必然的にありえないのである。確かにはじめのうちは、見た目にダイナミックに中和したかのように見える緩和薬の働き[1]によって、バイタルフォースは自然の病気を感じなくてすむ。しかし、まもなくしてその働きが、すべての薬の病気のように消えると、以前存在していたように自然の病気を後に残す。だが、それだけではない。さらにバイタルフォースは、この緩和薬とは反対の状態（§63～65）を、すなわち薬の作用とは逆方向の状態を、どうしても生みださざるをえないのである（なぜなら、すべての緩和薬と同様に、見た目に緩和したように見せかけるために大量に投与されなければならなかったから）。したがってその状態は、根絶されずに残っている自然の病気によって生じた撹乱状態であるといってよい。こうした状態は、バイタルフォースによって生みだされたものがさらに加わることによって（緩和薬に対する逆作用）いっそう強く激しくならざるをえない[2]。

それゆえ病気の症状（病気における部分的な一つひとつの症状）**は、緩和薬の効き目が切れると悪化が始まる。**緩和薬の**投与量を増やせば増やすほど、その後の悪化は増量した分だけいっそうひどいものとなる。**同じことを具体的にいうなら、痛みを隠すために投与するアヘンを増量すればするほど、アヘンの効き目が切れるとたちまち、増量した分だけ本来の痛みの激しさをいっそう増す[3]。

（1）(2)生きている人間では、二つの感覚が競合もしくは対抗して持続的に中和されるということは起らない。化学実験室で、反対の特性をもった二つの物質に起ることとは違うからである。たとえば、硫酸と炭酸カリウムが一つになると、まったく異なる性質のもの、すなわち中性塩になる。これはもはや酸ではない。アルカリでもない。火のなかに入れてもそれ自体はもはや崩壊しない。しかし、私たちの感覚器官におけるダイナミックな二つの感覚・印象が対抗的な性質をもっていても、持続的に中和されて何の特性もないものに融合され、完全に一つのものになるということは、すでに述べたように決して起らない。はじめのうちは、まるで中和されて互いに打ち消しあったようなことが起きたとしても、この場合、反対の性質の感覚が互いに相手を持続的に消し去ったのではない。たとえば、悲しんでいる人が喜劇を見ると、ほんのしばらくの間なら涙は乾いているけれども、その笑って見ていた芝居のことはすぐに忘れ、涙はいっそうとめどなく流れるのである。

（2）❹このことは歴然として明らかである。それでもなお、ここで述べたことは一般に誤解されている。次のように反論されているからである。「緩和薬の二次作用は、今現れている病気に類似したものであろうから、ホメオパシーのレメディーの一次作用と同じくらいに病気を治療するにちがいない」という。

こういえるのも次のことをよく考えていなかったからである。すなわち、二次作用は薬が生みだしたものでは**ない**。逆方向に作用する体のバイタルフォースが**常に**生みだしたものである。緩和薬を使用したためにバイタルフォースによって生みだされた二次作用は、病気の症状に類似した状態であるといってよいが、しかし緩和薬はまさにこの状態を根絶されないままに後に残す。しかもそれゆえに、緩和薬に対するバイタルフォースの逆作用は、その状態をよりいっそう悪化させるということをよく考えなければならない。

（3）❷たとえば、地下の暗い牢獄の中に入れられた囚人は、必ず少しずつ、近くにあるものを何とか見分けられるようになる。突然油に火がつけられると、この哀れな囚人にとってお慰みなことに、周囲にあるものがすべていっぺんに照らしだされる。しかし火が消されると、たった今消された炎が明るければ明るいほど、今度は、以前にもまして囚人は、もっと暗い闇に包まれ、周囲にあるもののすべてがもはやまったく見えないようになる。

§70

❷これまで報告してきたことに基づくなら、以下に述べることは、誤解されることはないだろう。

医師は、病気において治療すべき真に病的なものを見つけだすことができる。そのすべては、患者の状態と障害、そして感覚的に患者に観察されうる健康状態の変化だけである。一言でいえば、それは症状の全体像にほかならない。症状の全体像を通じて病気は、治療に適したレメディーを要求するからである。これに対して、病気の原因と間違って考えられた内的原因とか、隠された性質とか、原因と勘違いされた具体的な病原物質とかは、夢想された無意味なものである。

こうした健康状態の撹乱を、私たちは病気と呼ぶ。この撹乱状態は、レメディーを使ってバイタルフォースを別の状態へ変化させることによって、健康な状態になることができる。したがって本来レメディーの治癒力の働きは、もっぱら、人間の健康状態を変化させることだけ、すなわち、病的な症状を特有の仕方で刺激することだけであるといってよい。しかもレメディーの治癒力は、健康体にプルービングを行うことによって最も明白に、最も正しく認識される。

治療すべき病気とは**異なった**無関係な病的状態（類似していない病的症状）を健康な人に生みだすことができる薬を使った場合、次のことがいえる。あらゆる経験によれば、そのような薬によって類似していない自然の病気は治療することができない（それゆえアロパシーの治療法によって治療はできない）。さらに、自然によってですら治癒は現れない。内に住まう病気は、新しく加わった病気がどんなに強くても、その二つ目の病気が類似していなければ除去も根絶もされないし、したがって治療もされない。

治療すべき病気のたった一つの症状とは**反対の**症状を健康な人に人為的に生みだす傾向をもつ薬を使った場合、次のことがいえる。あらゆる経験によれば、こういう薬を使うと、速やかに一時的に緩和されるだけで、長く患っている病気は治療されないであろう。むしろその後には常にその病気は悪化する。一言でいえば、長く患っている重い病気に対して、アンティパシーのようなこうした緩和するだけの治療を行うことは、まったく本来の目的に反したことである。

しかし最後に、第三の、なおも唯一可能性を秘めた治療法（**ホメオパシー**療法）がある。この方法によって、**自然の病気にみられる症状の全体像に対して**ある薬が適量で使用される。その薬が、できるかぎり類似した症状を健康な人に生みだすことのできる薬である。これだけが役立つ治療法であるといえる。この治療法では、病気はダイナミックに撹乱され刺激を受けた状態にほかならないとみなされる。❻だから、ホメオパシーのレメディーが、撹乱され刺激を受けた類似の状態をより強く生じさせることによって、病気は生命原理の感覚から消されて克服される。❷しかも病気は、非常に難なく、完全に、持続的に消され、存在することをやめなければならない。この方法に関して、偶然の出来事であるにせよ、自由な自然は私たちにその事例を示す。すなわち、新しく加わった病気が古い病気に類似しているなら、その新しい病気は古い病気を速やかに永遠に根絶し治療する。

§ 71

❷（❶）では、次のように述べても、もはや疑念の余地はないだろう。人間の病気は、ある種の症状が集まったものにほかならない。しかし、医薬物質が類似の病的な症状を人為的に生みだすことができるかぎりにおいて、その物質によって人間の病気は根絶され、健康へと変化する（これに即してすべての真の治癒にみられる経過は起る）。それゆえ、治療の仕事をするために知るべきことは、次の三点に絞られるであろう。[※1]

I．医師は、病気を治療するために知っておかなければならないことをどのように探究するのか。

II．医師は、自然の病気を治療するように定められた手段、すなわち、病気を生みだすレメディーの効力をどのように探究するのか。

§ 71―※1 「次の三点」。この三点はそれぞれ順番に、§ 3の「病気の認識」、「レメディーの知識」、「レメディーの選択・適用」に対応する。

Ⅲ．医師は、こうした人為的に病気を生みだすさまざまな効力のあるもの（レメディー）を、自然の病気を治療する目的に最もかなったやり方で適用するにはどのようにするのか。

§72

❷前記［§71］の第一点に関して述べよう。❹まず、以下のように人間の病気を二つに分類すると、全体を概観するのに便利である。一つは、乱れた異常な状態にある生命原理の病気の進行が速い場合である。この種の病気には、多少の差はあるにせよ適当な短い期間のうちに進行を終えるという特色がみられる。これを**急性**病と呼ぶ。

もう一つの病気は、生きている体を病気それぞれ独自のやり方でダイナミックに攪乱するが、はじめのうちはたいしたこともなく、気づかれないことが多いために、少しずつ体を健康な状態から逸脱させてしまう。したがって、健康を維持することを任務とする自立的な生命力は、バイタルフォース（生命原理）と呼ばれ、初期の段階でもその後になっても引き続き病気に対して抵抗を続けるが、その抵抗も不完全で不適切で役立たないだけであり、自分のところから病気を自力で消滅させることができない。むしろ、病気に蹂躙されてなすすべなく、体が完全に破壊されるまで❺自分自身をいっそう異常な状態に変化❹させる。これを**慢性**病と呼ぶ。慢性病は、慢性マヤズムを通じてダイナミックな感染によって発症する。

§73

❹次に急性病について述べよう。一つは、個々の特定の人間が有害な要因に身をさらしたために、それが誘因となって発症する病気である。たとえば、栄養摂取の過剰または不足、ひどい身体的な外傷、体の冷しすぎや温めすぎ、体の酷使、重いものを持ちあげて体を痛めることなど、あるいは心の動揺や激情など、これらのことが

急性の熱を発症させる誘因となる。しかし結局それはほとんど、潜伏していたソーラが表面に吹き出てきたものにすぎない。それらの急性病があまり激しいものでなく、まもなくして除去されるのであれば、ソーラは再びおのずと休眠の状態に戻る。

もう一つは、気象の影響や地上における有害な要因が発症の誘因となって、いろいろなところで同時に数人の人たちに発生する病気である（**散発性の**急性病）。数人の人たちだけが、そうした誘因によって病的に刺激を受ける感受性を同時にもっているからである。これにほとんど近いのが、似たような原因から大勢の人を**流行病として**襲い、非常に似た症状を出す病気である。この病気は通常、大勢の人が密集したところに蔓延し、（**感染によって**）人にうつるのが常である。感染したときに発生する熱（1）にはどれも特色があるが、病気の発生源が個々の症例において同じであるので、この病気にかかった患者は常に同じような経過をたどる。こういう病気の進行はそのまま放っておくと、適当な時期に死ぬことになるか、健康になるかのどちらかである［§100〜102］。戦争、洪水、飢饉が、こうした病気の起る誘因となったり、発生源となったりすることもまれではない。

さらにもう一つは、同じように繰り返し発症する、特有の急性マヤズムによるものである（それゆえ特定の病名で伝えられ、よく知られたものである）。これには二種類あり、一つは、生涯で一度だけ人を襲うもの、たとえば、天然痘、麻疹、百日咳、おたふくかぜ、そして、以前にはやった、肌が滑らかで鮮やかな赤色になるシデナム猩紅熱（2）などである。もう一つは、何度でも同じように繰り返し発症するものである。たとえば、レバントペスト、沿岸部の黄熱病、アジアコレラなどである。

（1）❹これに関して偏見を植えつけたのは通常の医師たちである（大自然はそのほかに熱の症状をいわばあえて生みださなかったのに、彼らは、治療する際に一定の方式に従って処置をすませるために、そのような熱病にいくつかの名前をつけたのである）。しかし、ホメオパスはこうした偏見にとらわれない。だから、牢獄熱、胆汁熱、チフス熱、腐敗熱、神経熱、粘液熱といったような病名を認めない。ホメオパスの治療は、❻病気に特定の名前を与えることによってでなく、❹病気それぞれの特性に従って行われるからである。

（2）

❹西方から入ってきた紫斑性粟粒疹は、一八〇一年以来、徴候がまったく異なっているのに医師たちに猩紅熱と混同されてきた。予防と治療の薬は、猩紅熱がベラドーナで紫斑性粟粒疹がアコナイトである。後者はほとんど散発的にのみ現れ、前者は常に流行病としてのみ現れる。近年ではときおりこの両者が、独自の特徴をもった一つの発疹熱として結合したようである。このようになっては、どちらのレメディーでも単独では、もはや厳密にホメオパシー療法として適したものとみなされない。

§74

❺残念ながら私たちは、なおも一般に広がっている例の病気を、慢性病の一つとみなさなければならない。それは、アロパシーの治療によって、あるいは、作用の激しい劇薬を大量に、しかも増量しながら、いつまでも使っていたために、人の手から生みだされた病気である。こうして乱用されたものをあげれば、塩化第一水銀、塩化第二水銀、水銀軟膏、硝酸銀、ヨードおよびヨード軟膏、アヘン、カノコソウ、キナ皮とキニーネ、ジギタリス、青酸、硫黄と硫酸など、さらには、下剤を多年にわたり服用させる、瀉血(1)で❻血液を大量に排出させる、❺血吸ヒル、排膿孔、串線を利用する、などである。こういうものによってバイタルフォースは見るも哀れに衰退し、あるいは、たとえもちこたえたとしても、少しずつ（それぞれの薬の乱用によって特異な仕方で）異常な状態に撹乱される。そのためにバイタルフォースは、敵対的で破壊的な攻撃に対して生命を維持するために、体

のあり方を変える。つまり、体のいろいろな部位から被刺激性や感受性を奪い取るか、その能力を過度に高める。または、ある部分を膨張させるか、収縮させる。弛緩させるか、硬化させる。ときには完全に破壊することもある。つまり、内部も外部も体のあちこちに障害(2)を装備（体の内部も外部も奇形化）しなければならない。というのも、生命が完全に破壊される前に、そのような破壊的な力によっていつも次から次へと仕掛けてくる敵対的な攻撃から、体を守るためである。

（1）❻病気の治療のために考案されたあらゆる治療法のなかでも、これ以上にアロパシー的で、不合理で、本来の目的に反したものはないといえるものは、瀉血と飢餓の食事法を併用するブルセの衰弱療法である。これは、何年も前から多くの地域に広まっているものである。心得のある人なら、こうした方法に、医学的な面や治療に役立つ面が何かあると思い浮かべることはできない。その一方で、たとえむやみやたらに薬を選んで患者に飲ませたとしても、実際に使った薬が患者を改善させたのであれば、飲んだ薬は偶然ホメオパシーの薬だったのである。しかし常識からいえば、瀉血によって命が衰えて縮まるのもやむをえないと思うしかないのである。ほとんどの病気が、いやそれどころかすべての病気が、局所的な炎症であるとするのは、まったく根拠のないつくりごとである。局所的な炎症に対してでさえ、レメディーによる治療は最も確実で速やかである。レメディーを使うと、炎症を起すもとである動脈の過敏性をダイナミックに取り除き、体液と体力を少しも失わずにすむ。患部そのものに局部的に瀉血をすると、結果的に、この部位に炎症が繰り返し生じる傾向を高めるだけである。同じく一般的にいって炎症熱のときに、大量の血液を静脈から排出するのは不適切であり、むしろ殺人的である。なぜなら、以前は非常に穏やかに流れていた血液を刺激する動脈の過敏性は、少量の適切なレメディーを使えば、少しも体液と体力を失わずに、たいていわずかな時間で取り除かれるからである。このように大量に失われた血液は、患者が残りの人生を生き続けるために、明らかにかけがえのないものである。なぜなら、創造主によって血液をつくるように定められた器官が相当に弱まっているために、確かにその造血器官は同量の血液をつくりだすとしても、同じ良質の血液を再びつくりだすことができないからである。空想上の血液過剰な状態に対して頻繁に瀉血するように指示するにしても、この多血の状態があまりに短時間のうちに生みだされるのはありえないことではないか。なぜなら、今、体温の非常に高い患者の脈拍は、一時間前（発熱を伴う悪寒が起る前）であれば、まだとても穏やかだったからである。血液の多すぎる(注)、あるいは体力のありすぎる人はいないし、患者もいない。むしろ、どの患者も体力が不足している。というのも、もし不足していなかったなら、患者の生命原理は病気の発生を防いだであろうから。

患者の病気は、もっぱら常にダイナミックなものにほかならず、ダイナミックな効力によってのみ治療することができる。それでもこうした病気を取り除くことはせずに、血液を排出させることによって、ただでさえ弱っている患者をひどく衰えさせ、考えられるかぎりで最もひどく衰弱した状態にさせるのである。これは正気でないし、残酷で、まったく人殺しにも等しい誤った処置である。空気をつかむような理論に基づいたものなのである。

（注）多血症であると唯一いってもよい症例は、月経の数日前に健康な女性に起るものである。子宮や胸部にある種の充満した感覚を覚えるが、炎症はまったくみられない。

（2）

❺患者が最終的に病気に敗北したとき、死体を解剖して、自分の失敗が原因で生じた内部の異常な状態を、もともと治療のできない病気として、慰めようもない身内の人たちに示すのが、このような治療をやり通した医師の常套手段である。自著**『アロパシー、これはすべての患者に警告を告げる言葉である』**（ライプツィヒ、バウムガルトナー書店）を参照。人をあざむいてきた記念碑ともいうべき、模写の図版付きの病理解剖学書には、そのような痛ましい失敗から生みだされたものが載せられている。❻**農民や、都市部の貧困層の人々は、危険な方法によって失敗する治療を受けずに自然の病気によって亡くなるので、病理解剖はこういう人たちにほとんど行われないのが常である。**このことから、あの美しい模写の証明する力と、その本の執筆者の誠実さを判定することができる。

§ 75

❺人間の健康が損なわれたこうした状態は、危険なアロパシーの医学によって生みだされたものである（最近、事態は最悪である）。こういう状態は、あらゆる**慢性病**のなかでも最も痛ましく、最も治療が難しい。私は残念に思うのだが、こうした慢性病がある程度まで進むと、治療用のレメディーは、見つけることも、つくることもできないのである。

§76

❺すべての人々に慈悲深き神は、ホメオパシーによる自然の病気からの救済だけを私たちにお許しになった。しかし人間の体は、偽りの医学❻（血液をむだに流したり、串線と排膿孔に頼ったりなど）❺によって容赦なく無理やりに衰弱させられ❻（疲れ果てる）、❺たいてい何年間もそれが続く。しかも、危険な薬と不適切な処置によって、人体の内部にも外部にも障害や奇形が生じる。そしてバイタルフォースは、このような仕打ちによってすでにきわめて衰弱させられ、多年にわたってとめどなくこうした恐ろしい扱いを受ける。もしそうでなければ、バイタルフォースは、**その体の状態から自分で回復したにちがいない**（もちろんさらに、おそらく背後になおも潜んでいる慢性マヤズムを適切に治療しなければならない）。そもそも人間の医学は、アロパシー医学による無数の失敗によってこれほど多く引き起された異常な状態を正常へ戻すためにあるのではないし、またそのはずもないのである。

§77

❹したがって慢性病と本来呼ばれる病気は、次のような病気のことではない。**避けることのできる**有害因子にさらされている人がかかる病気、体に悪い飲食物を普段からたしなんでいる人に生じる病気、健康に悪いあらゆる種類のものに節制なくふける人がかかる病気、生命になくてはならないものをずっとなしですましている人がかかる病気、健康によくない地域、特に湿地の土地にとどまっている人のかかる病気、地下室や❻じめじめした作業場、❹あるいはほかに、密閉された住居だけに住んでいる人がかかる病気、運動や外出する機会のない人、心身を酷使することによって健康を損ねた人に生じる病気、いつも不機嫌に生活をしている人がかかる病気、などである。こうして自分で引き寄せた不健康な状態は、生活様式が改善されるとおのずから消える（もちろん

慢性マヤズムが体内にない場合である）［§4、94、208］。それゆえ、こういう病気に慢性病の名前をあてがうわけにはいかないのである。

§ 78

❹自然による本当の**慢性**病は慢性マヤズムから生じる［§204］。この病気は、そのまま放置されてそれに対する特殊なレメディーを使わないでいると、ひたすら悪化し続け、心身をどんなに優れた方法によって養生しても悪化は止まらない。どんどん病状はひどくなり、死ぬまで患者を苦しめる。❻虐待的な医学的処置（§74）によって生みだされた慢性病とは違う。❹本当の慢性病は人類の拷問者であり、数は無限で、その力も計り知れない。なぜなら、体質的にどんなに丈夫であっても、生活様式がどんなに規則正しくても、さらにバイタルフォースの活動がどんなに活発であっても、この慢性病を根絶することはできないからである（1）。

（1）❻最も血気盛んな若い年ごろや、規則正しい月経が始まったばかりのころは、精神と心と体のためになるような生活様式で過ごしているなら、慢性病は何年にもわたって知られないままであることが多い。慢性病に侵されていても、身内や知り合いの目には、完全に健康であるかのようにみえるから。また、感染や遺伝によって植えつけられた病気は、完全に消えているかのようにもみえるからである。しかし数年後になると、人生において不運な出来事に出くわしたり、厄介な境遇に巻き込まれたりして、この慢性病は新たに現れてくるだろう。そして生命原理が、激情・悲嘆・心痛から衰弱したために、とりわけ不適切な医学療法を受けたためによけいに攪乱されると、それだけいっそう慢性病の進行は速くなり、ますます厄介な性質を帯びるのである。

§79

❹これまでこのような慢性マヤズムの病気としてある程度わかっていたのはスフィリスだけだった。この病気は治療されずに、命を終えることによってのみ消える。同じくバイタルフォースによって治療も根絶もされないサイコーシス（尖圭コンジロームの病気）は、明らかに独自の性質を持つ慢性マヤズムの内的病気であるにもかかわらず、そうとは認められていなかった。明白に存在していたのに、独自の性質をもつ慢性マヤズムの内的病気として認められていなかった。皮膚に生じる腫瘍が破壊されれば治癒したと思われていたからである。引き続きその後に残っている重疾患は注意されなかったのである。

§80

❹スフィリスとサイコーシス（前者は性病の下疳によって、後者はカリフラワー状態の腫瘍によって、それぞれみずからの特殊な内的な重疾患の特徴を示す）よりも計り知れないほどに蔓延し、それゆえこの二つよりも非常に重要な慢性マヤズムがある。それがソーラである。この恐ろしい内的な慢性マヤズムは、体全体の内部に完全に感染した後にようやく独特の皮膚の発疹によって現れる。ときには発疹が、わずかにいくつかの小水疱だけのこともある。耐えられないほどのかゆみを伴い、かくと気持ちがいい。特有なにおいがする。

このソーラは、ほかのたくさんの病気、それどころか数え切れないほどのあらゆる病気の形態(1)を生みだす真の**根本原因**であり、生みの親である。こうした病気の形態は、病理学書に独自の別々の病気としていろいろな病名で図示されている。以下、病名をあげよう。まずは、神経衰弱、ヒステリー、心気症、躁病、うつ病、精神薄弱、半狂乱、てんかんとあらゆる種類の痙攣。そして、骨軟化症（くる病）、るいれき、脊柱側湾と脊柱後湾、骨膿瘍、癌、血管性腫瘍、新生物、痛風、痔、黄疸およびチアノーゼ、水腫、無月経、胃・鼻・肺・膀胱・子宮からの出血。さらに、喘息や肺の化膿。勃起不能や不妊。片頭痛、難聴、白内障と黒内障、腎結石、麻痺、無感覚、何千種類もの痛み、など。

（1）❹この問題に関して私は一二年を要した。つまり、私は、驚くほど無数の慢性病がどこからやってくるのか、その発生源を見つけだそうとした。これまでの人にも、現代の人にも、すべての人たちにずっと知られていなかった大いなる真実を探究し、確信しようとしたのである。さらに、最も優れた（ソーラに対する）レメディーを見つけることも怠らなかった。そうこうするうちに一二年もたってしまったのである。何しろこのレメディーが対処する病気は、発現の仕方や形態がきわめてさまざまで、何千もの頭をもつ怪物のような病気だからである。この問題について経験したことを自著の『慢性病論』（初版四巻本、ドレスデン、アーノルド書店刊、一八二八年、第二版五巻本、シャウプ書店刊、一八三〇年）で公表した。

こうしてようやく私はこの問題に決着をつけたのだった。私が教えたのは、そのときまでにプルービングがなされたレメディーを、健康な人に及ぼす純粋な作用に基づいて使用し、すべての慢性病を一つひとつ別々のものとして処置することだけだった。したがって弟子たちは、症例に見いだされた症状群に基づいて、まるでそれが固有の病気であるかのように治療を行った。多くの場合、どの症例の慢性病も非常によく治療されたので、患者たちは、新しい医学で使えるレメディーの数がすでにこれほど豊富にあることに喜んだくらいであった。

医師たちは、望んでいた目標にいっそう近づけるようになったので、もっと喜んでくれた。なぜなら、ソーラから発生する慢性病に対してさらに発見されたホメオパシーの特殊なレメディーと、そのレメディーを調製し適用する特別の教えが、彼らにその本で公開されたからである。真の医師がそれらのなかから選んだレメディーであれば、それは、レメディーの症状が治療すべき慢性病に最もよく（ホメオパシー的に）対応し、完全な治癒をほとんど徹底的に生じさせるものである。

§81

❹感染症の火種として太古から存在するこのソーラは、数百世代にわたって何百万人もの人々の体に少しずつ行き渡り、信じられないほどに蔓延した。このことから、ソーラが、無数の病気の形態をとりながら全人類にはびこることがどうしてできたのか、ある程度理解することができる。このとき私たちは、とりわけ次の二点について考えを深めなければならない。第一に、きわめて無限に異なる人間の生まれながらの体質が、どんなに言い尽くせないほど多様であることかについて。そして第二に、どれほど多くの要因(1)が慢性病におけるこうした大きな差異を常につくりだしていることかについてである。したがって、次のようなことは少しも驚くべきことではない。すなわち、一方で、ソーラマヤズムに侵された体がきわめてさまざまに異なり、他方で、実にさまざまな有害な要因が、このような体に対してしばしば持続的に内部からも外部からも影響を与える。だから、これまた無数の欠陥、障害、撹乱、苦痛が生みだされるということ。こうして生みだされたものは、たくさんの固有の**名前**をつけられ、従来の病理学書(2)に別々の病気として掲載されたのである。

（1）❹ソーラを慢性病に変化させるこうした原因のうちのいくつかは、明らかに次にあげるようなものである。住んでいる地域の気候や、特有な自然の風土。さらには、子供のときに極端に偏った心身の教育を受けたり、心身の形成にあたって手抜きや偏向や行きすぎがあったり、仕事や日常生活で心身を酷使したりすること。食事のとり方、激しい感情、習慣、しきたり、ならわし、などである。

（2）❷こうした本で、どれほど多くの病名が曖昧なままに乱用されてきたことか。それらのどの病名に関しても意味している病的状態はきわめて異なったものであり、一つの症状だけしか似ていないのである。たとえば、**マラリア**、**黄疸**、**水腫**、**肺結核**、**白帯下**、**痔**、**リウマチ**、**卒中**、**痙攣**、**ヒステリー**、**心気症**、**うつ病**、**躁病**、**咽喉炎**、**麻痺**、**など**。これらの病気の症状はいつも同じで固定的であるという。だから、病名ごとに決まっているいつもの方式に基づいて治療すればよいのだという。このような病名で画一化された治療をどうして正しいと評価できようか。では、治療がいつも同じであるはずがないとすれば、同じ治療を前提にし、誤った方向に導く病名は何のためにあるのか。

ハクサムは、思いやりのある深い心をもっているので尊敬されるに値する、非常に分別のある人物であるが、こういう人物が次のように述べている。「確かに、病気に一般的な病名をつけて、一般的な薬を適用しようとすることほど、恐ろしい危険が医学に入り込んだことはかつてなかった」(Op. phys. Med. Tom.I)、と。まったく同じようにフリッツも嘆いて、「本質的に異なった病気であるのに、一つの病名で呼ばなければならないとは何ということだろう」と述べる。

一般の人々に急激に広まる病気は**どれもそのときだけの流行病として**、私たちには依然として知られていない感染物質を通じて蔓延するであろう。だがこれまでの医師たちは、こういう病気に対してでさえも、まるでそれが常に同じように繰り返し現れ、同じ症状を呈する既知の病気であるかのように、特定の病名をつけているのである。たとえば、チフス熱［発疹チフス］、**病院熱**、**牢獄熱**、**野営熱**、**腐敗熱**、チフス性熱［腸チフス］、**神経熱**、**粘液熱**、など。それでもやはり、いろいろなところをめぐるこのような熱の症状をもったすべての流行病は、これまでまったく存在していなかった**新しい**別の病気として、経過の仕方に関しても、いくつかの際立った症状やそのつどの全身的な容態に関しても、現れるたびに非常に異なった特徴を示す。そのどれもが、これこれしかじかと呼ばれた、過去にはやったすべての流行病に似ていないのである。それゆえ、病気を病名でとらえる際には、いっさいの論理的な厳密性を否定しなければならない。互いにそれ自体非常に異なった流行病に対して、病理学書に記載された一つの病名をあてがい、乱用されたその病名に従って医学的に画一化された仕方でこの病気を治療しようとしているからである。こうした事情を見抜いたのは、あの誠実なシデナムだけだった。なぜならシデナムは、いかなる流行病もかつてどこかにあったものではなく、本質的に異なる別の病気として医学的に治療すべきことを主張したからである。そう主張した訳は、流行病の多くが次から次へと現れたとしても、やはりそのすべては互いに異なっているからであるという（Oper. Cap.2. de. morb. epid. S.43)。「流行病の症状が見た目にどんなに多様で、相互にはっきり異なっていることか、非常に驚かされた。これほどまで明白な、病気の差異は、十分に明らかである。症状は互いに特有で特殊であるし、治療法は互いに異なったものを要求しているからである。したがって、あまり注意しない人には、外観に関しても、いくつかの症状に関しても、流行病は等しく一致しているように見えるであろう。だが、それでもやはり実際には、もしよく注意を向けるならまったく異なっているように見えるのである。さながら、本物の金とおもちゃの金のように」。

これまで述べてきたすべてのことから明らかであろう。真の治療師が行う治療は、乱用され役立たないこうした病名の影響を受けてはならない。したがって真の治療師が承知しておくべきは、たった一つの症状が似ているからといって名づけられた病名に従ってではなく、個別的な状態として一人ひとりの患者ごとに現れた症状の総体すべてに従って病気を診断し、治療しなければならないこと。そして、治療師は患者の病気を正確に見つけだす義務を負っているが、憶測だけで推測してはならないことである。

　しかしそれでも、何らかの病名が必要なときもあると思う人もいるであろう。患者の状態について話をするとき、そのほうが一般の人にとってわかりやすいからである。そう思えるときには、ほかの症状もいろいろ含まれているような言い方でのみ病名を使うとよい。たとえば、患者の病気は舞踏（ぶとう）病**のようなもの**ですとか、水腫**のようなもの**です、神経熱**のようなもの**です、マラリア**のようなもの**です、という言い方をする（これならばこれを最後に、病名に惑わされることもなくなるであろう）。**しかし**、患者の病気は舞踏病ですとか、神経熱です、水腫です、マラリアです、のように、決して**その症状がその病名に限定される**ような言い方をしては**ならない**。というのも、やはり確かに、これらの病名の病気や似たような病名をもつ病気は、症状が固定された、いつまでも同じ病気として存在していないからである。

§82

❹ところで、医学は、慢性病を生じさせるあの大きな発生源のソーラを見つけだしたことによって、さらに、それに対する特殊なレメディーを探しだしたこともあわせて考えると、たくさんの治療すべき病気の自然本性に、数歩だけでも近づくことができた。それでもやはり、すべての治療すべき慢性病（ソーラの病気）に対してホメオパスは、治療の手がかりとなる指標を形成するために、慢性病において調べることのできる症状とその特性を慎重に把握しなければならない。ホメオパスにとって

この義務は、ソーラが発見される以前と変わらず、依然として避けることはできない。こうした慢性病でも、その他の病気でも、本当の治癒は、各症例に厳密に特化した治療（個別化）がなされなければ始まらないからである。まずはこうした診察で、病的状態が進行の速い急性病であるか、それとも慢性病であるか、その違いに注意しなければならない。慢性病と比べて急性病の場合、主症状はより速く際立って感覚的に識別できるようになるので、病像を記録するのもきわめて短い時間しか要しないし、問診(1)の数も非常に少なくてすむ（知るべき事柄は、この場合ほとんどおのずと示されているからである）。これに対して、すでに多年にわたって少しずつ進行している慢性病は、その症状を見つけだすのは急性病より非常にたいへんである。

（1）❹以下に掲げたような、症状を探りだすための見本は、一部だけだが急性病にも当てはまる。

§83

❶このように症例を個別化する診察をするにあたって治療師に要求されるのは、偏見にとらわれずに健全な分別をもつこと、観察するときには細心の注意を払うこと、病像を記録するときには誠実であること、これだけである。❹私が本書で述べているのは、一般的な指針であるにすぎない。❶病気を診察する人は、そのつどそれぞれの症例に適用できるものだけでも心に銘記しておく。

§84

❶患者は、自覚症状がどのように進行しているかを訴える。患者の家族は、当人の訴える苦痛、ふるまい、患者のことで気づいた事柄を語る。医師は、目で見て、耳で聴き、ほかの感覚も動員し、患者の何が変化し異常なのかを感じとる。すべてを正確に、患者や家族が使用したのと同じ表現で書きとめる。こちらから話しかけること

はせずに、できるかぎり存分に患者と家族に話をさせる。❹重要でない話題にそれないかぎり、❶話をさえぎってはならない(1)。はじめに医師は、ゆっくり話すようにと注意を促すだけでよい。話を追いかけながら必要なことをノートにとることができるようにするためである。

(1) ❶さえぎると、そのたびに必ず、話をしている人の思考の流れを断ち切ってしまうからである。一度断ち切られると、はじめはどう話そうとしていたのか、すべてを正確に思い出すことはない。

§ 85

❶ノートをとるとき、すべての症状が一つひとつ上から下へと並ぶように、患者や家族の話す内容が変わるたびごとに改行する。そうすれば、はじめは非常に漠然としていても、同じ内容が後になって、よりはっきり聴けたとき、それを書き加えることができるからである。

§ 86

❶話をしている人が思う存分に話すことができたとき、医師は、すべての一つひとつの症状についてもっと詳しい説明の言葉を書き加えなければならない。話を聴いた個々の症状を通覧して、それぞれについて具体的に質問する。たとえば、「この症状が現れたのはいつですか。最近まで渡されていたあの薬を飲みはじめる前ですか。飲んでいる最中ですか。それとも飲むのをやめて数日してからですか」「患部はどんな痛みでしたか。正確にいうと、どんな感じでしたか。正確な場所はどこですか。痛みは、そのときどきにおいて一定の時間で消えたり現れたりしますか。それとも、止まることなくずっと続きましたか。それはどのくらい続きましたか。痛みがいちばんひどかったのは、あるいは完全に痛みが消えたのは、日中では何時ごろですか、夜では何時ごろですか、それは体のどこですか」「さっき話したこれこれしかじかの症状または状態は、もっとはっきりした言葉で述べ

ると、正確にはどのような性質のものですか」。

§87

❶こうして医師は、聴いた話の一つひとつについてもっと詳しい内容をさらに述べてもらう。しかし、質問と同時にすぐ患者に答えるように仕向けた質問をしないこと(1)。あるいは、単純に「はい」か「いいえ」だけで答えられるような質問もしてはならない。そうしないと患者は、自分の気分しだいで、あるいは質問者におもねって、本当でないことでも、うそが混ざったことでも肯定するとか、実際にあったことでも否定するとかしがちである。こうなると間違った病像をつくったり、不適切な治療をしたりすることになる。

（1）❶たとえば医師は、「これこれしかじかの状態ではありませんでしたか」という言い方で質問してはならない。このように間違った答えや発言を暗示的に導く質問によって失敗することがあってはならない。

§88

❶思いどおりに患者に話をしてもらっても、体のいくつかの部位や機能、自分の心理状態について何も説明されないことがある。こういうとき医師は、これこれしかじかの部位や機能、自分の精神や心理状態について、まだ何か思い当たることはないかと尋ねるとよい(1)。ただし、答える患者が必ず詳細に語ってくれるようにするために、一般に使われている言い方で質問しなければならない。

（1）❷(❶)たとえば、便の出はどうか。尿の出はどうか。昼間の、夜の睡眠はどうか。気持ち、気分、思考力はどんな状態か。食欲はどうか、喉の渇きはどうか。口の中の味は、何もないときどうか。いちばんおいしい食べ物は、飲み物は何か。いちばん嫌いな食べ物は、飲み物は何か。どれもいつもと同じ自然な味か、あるいはいつもと違う変な味か。食べた後、飲んだ後、体調はどうか。頭部、手足、腹部のことで何か思い当たることはあるか。

§89

❶患者の感じる感覚に関しては患者を信用するしかない（仮病の場合を除く）。だから、こちらの質問に促されたとはいえ思いどおりに話してもらうことによって、患者から適切な情報が医師に提供され、病像がかなり完全なものになったとしても、医師は❹（まだ必要な情報が手に入っていないと感じたとき）、❶もっと詳細な質問(1)をしてもよいし、むしろそうしなければならない。

（1）❷(❶)たとえば、便は何回もよおすか。正確にはどんな便か。その白っぽい便は粘液のようなものか、泥のようなものか。排泄のとき痛みはあったか、なかったか。正確にはどんな痛みか、どこが痛いか。何を吐いたか。口の中で不快な味がしたとき、それは腐った味か、苦い味か、酸っぱい味か、ほかの味であるならどんな味か。不快な味は、飲食する前、最中、その後にもあるか。不快な味が最もひどいのはどの時間帯か。げっぷが出たときどんな味がしたか。尿が十分にたまってから出すと尿は濁るようになるか、ためずにすぐ出しても濁っているか。尿を出しているとき尿はどんな色か。尿の沈殿物はどんな色か。

睡眠中はどのように動いたり声を出したりするか。泣き声を出すか、うめき声を出すか、話をしたり、叫んだりするか。睡眠中に驚くか。いびきをかくのは息を吸うときか、吐くときか。ずっとあおむけだけで寝ているか、横向きだとしたらどちら側を向いて寝ているか。布団はちゃんと掛けて寝るか、掛けるのは嫌いか。簡単に目が覚めるか、ぐっすり眠れるか。睡眠から覚めた直後の感じはどうか。これこれしかじかの障害は何回か、いつも何がきっかけでそれが起るのか、座っていたからか、あるいは横になっていたからか、立っていたからか、体を動かしていたからか。空腹のときだけか、早朝だけか、夕方だけか、食後のときだけか、ほかのときであるなら、通常はいつなのか。

悪寒がやってきたのはいつか、それは単に悪寒の感覚だけか、同時に寒さも感じたか、それはどこの部位か。悪寒の感覚があるとき体に触れると熱をもっていたか。震えはなく、寒さの感覚だけか。顔が赤くなっていないのに熱があったか。触ると熱を感じたのはどこの部位か。触っても熱を感じないのに熱の症状を訴えたか。悪寒はどのくらい続いたか。熱はどのくらい続いたか。

喉はいつ渇くか。悪寒のあるときか、熱のあるときか。その前か、その後か。どの程度の喉の渇きか。喉が渇いて何を飲みたくなったか。

汗が出るのはいつか。熱の出はじめのときか、熱が下がりはじめてからか。熱が治まった後、数時間たってからか。睡眠中か、目覚めているときか。どの程度の汗が出たか。熱い汗か、冷たい汗か。どこの部位から出たか。どんなにおいか。

悪寒の前、あるいはその最中、どんな症状を訴えるか。熱のあるとき、熱の出た後、どんな症状を訴えるか。汗の出ているとき、汗の出た後、どんな症状を訴えるか。❻(患者が女性であれば)月経やその他のおりものはどうか、❶など。

§90

(❷❶)こうした患者の発言を書きとる作業が終わったら、医師は患者のことでみずから気づいたこと[1]を書き入れ、その気づいたことに関して健康なときにもそれは患者の特有な性質であったかを尋ねる。

（1）

❷（❶）たとえば、診察の最中に患者はどのようにふるまっていたか。無愛想か、いきり立っていたか、せかせかしていたか、泣きそうだったか、びくびくしていたか、ひどく落ち込んでいたか、悲しそうだったか、落ち着いていたか、平然としていたか、など。ねぼけた様子だったか、あるいはそもそも意識のはっきりしない状態だったか。しわがれた声で話したか、非常に小さい声で話したか、場にふさわしくない話し方だったか、それ以外であったなら、ではどんな話し方だったか。顔や目の色はどうか、そもそも皮膚の色はどうか、表情や目の様子にはどのくらい活気や活力があったか。舌、呼吸、口臭、聴覚はどうか。瞳孔はどのくらい拡張し収縮するか。明暗に差があるところで瞳孔はどのくらいの速さでどの程度変化するか。脈拍の具合はどうか。腹部の具合はどうか。いろいろなところの部位の皮膚は、そもそも触ってみると、どのくらい湿っているか、それとも乾いているか、冷えているか、それとも熱をもっているか。横になっているとき、患者は、頭を後ろにそり返しているか、口は半開きか、それとも全部開けているか、頭の上のほうに腕を伸ばしているか、あおむけになっているか、そのほかにはどんな姿勢をとっているか。起き上がるとき、どんな苦労をするか。その他、医師から患者を見て気づいた非常に印象深い事柄など。

§ 91

❶もし患者が少し前まで通常の薬を使っていたなら、患者に生じる症状や、患者が感じる状態から純粋な病像を得ることはできない。これに対して、**通常の薬をまだ使用していないときか、あるいはそういう薬をやめて数日後に**、患者に現れた症状や障害であれば、それによって、病気の**本来の**形態（ゲシュタルト）を示す真に根本的な像を得ることができる。特にこの形態こそ、医師が記録しなければ

ならないものである。長く病気を患っている患者がそのときすでに通常の薬を服用していたなら、数日間、完全にその薬を断つようにさせるか、その間に薬効成分が何も入っていないものを患者に与えるとよい。そして、病気の徴候についてもっと厳密に行う問診の日を後にずらすと、古い病気だけから生じてくる持続的な症状をその純粋な形でとらえて、信頼のできる病像を描き出すことができる。

§92

❷しかし、経過の速い病気で一刻の猶予も許さない切迫した状態であるなら、医師は、薬を使う前なら気づけたはずの症状を知ることができなくても、薬によって変化をこうむった症状で十分としなければならない。こうした病気は、たいてい不適切な薬によって本来の病気よりも重症で危険であるのが普通である。少なくとも、その時点での病気の形態を、すなわち本来の病気と薬による病気が結びついた状態の病気を、全体像へとまとめあげることができれば、適切なホメオパシーのレメディーによって病気を克服することができる。患者は危険な薬で死亡しなくてすむのである。

§93

❶発病したばかりの病気にせよ、ずっと以前から長く患っている病気にせよ、病気が❻注目すべき出来事によって❶引き起されたなら、患者は、その出来事を報告するであろう。みずから思わず報告するときもあれば、注意深く質問を受けて述べることもある。ひそかに質問された家族も同じくそうであろう(1)。

（1）❶病気を引き起した誘因が、もしかしたら患者あるいは家族にとって恥ずかしいと思えることであった場合、彼らは少なくとも自発的にそれを述べることはしないだろう。それゆえ医師は、質問の仕方を工夫したり、別のプライベートな話題に切り替えたりしながら、誘因となった事柄の手がかりを探らなければならない。そういったものには次のようなものがある。服毒自殺や自殺未遂、自慰、下劣なまたは病的な快楽におぼれること、ワイン・リキュール・パンチなどの強い酒、お茶やコーヒーの極端な飲みすぎ、食べること全般において贅沢三昧、特に健康に悪い料理を贅沢に食べること、性病や疥癬の感染、不幸な恋愛、嫉妬、家庭の不和、怒り、家族の身に起きた不幸を嘆くこと、虐待、復讐せずにこらえていること、自尊心を傷つけられたこと、経済的な破綻、迷信的な恐怖、空腹、生殖器の欠陥、ヘルニア、脱出症、など。

§ 94

❶慢性病の状態を問診する場合、普段の仕事、日常の生活習慣や食生活、家庭内の事情などに関する患者の特有な状況を、十分に調査して検討しなければならない。そうした状況のなかに病気を生みだしたり維持したりする要因があるなら、それを取り除くことによって健康を促進することができるからである(1)。

（1）❶特に女性の慢性病では、妊娠、不妊、性交の欲求、出産、流産、授乳、腟からの分泌物、月経の状態に配慮しなければならない。とりわけ月経に関しては問診を怠ってはならない。短い周期で繰り返されるか、終わるべき時を過ぎても続いているか、何日間続くか、連続的かそれとも断続的か、だいたい量はどのくらいか、色はどのくらい黒っぽいか、月経が始まる前や終わった後に白帯下も一緒に出るか、白帯下も出るとしたら、それは月経が始まる前か終わった後か、などである。
しかし特に気をつけなければならないのは、月経の始まる前、最中、終わった後に、心身［肉体と魂］にどんな変調が現れるか、どんな感覚や痛みがあるか、❹白帯下も出るならそれはどのようなものか、どんな感覚がするか、量はどうか、どんな条件もしくはどんな誘因で出るのか、である。

§95

❶それゆえ慢性病のときは、病気の徴候に関して前に述べたことやその他すべてのことを、きわめて小さい項目に至るまで、できるかぎり注意深く徹底して調査しなければならない。

なぜなら病気の徴候は慢性病の場合きわめて特殊で、経過が速く進行する病気とは少しも似ているところがなく、もし治療を成功させたいと思うなら、厳密に調査しても、それをしすぎるということはないからである。

さらにその理由を述べよう。長く病気にかかっていると、患者はそれに慣れてしまう。したがってそういう患者にとって、付帯的な病的現象はそれほど、あるいはもはやまったく気にならない。こういう付帯的な病的現象は、多くの場合、病気の特徴を示す症状（特徴的な症状）であるので、レメディーを探しだす際には非常に重要であるにもかかわらず、気づけないほど非常に小さいために、患者は、それをほぼ自然の状態の一部、つまり、ほとんど健康な状態であるとみなす。たいてい一五年とか二〇年も続いていると、本当の健康の感覚を相当に忘れてしまうからである。こうした❷付帯的な症状❶は、健康な状態から逸脱した程度に多少の差があるにしても、中心的な病気とかかわりがある可能性があることを考えなければならない。だがこのことは、患者にとってほとんど意外なことなのである。

§96

❶さらに、患者自身はそれぞれ非常に違った心理状態にある。ある患者は、とりわけ心気症と呼ばれる状態であったり、その他、感情的になりやすく気難しい人もいたりする。こういう患者は、医師にその気にさせて治療させるために自覚症状を誇張し、とっぴな表現で症状の特徴を説明する（1）。

（1）❶心気症の患者では、訴える症状や障害のすべてが仮病とはかぎらない。どんなに気難しい患者でさえもそうである。このことは、別のときに訴えてきた障害と比較するとはっきりする。それに対して医師は、こういう患者には何も与えないか、薬効成分の含まれていないものを服用させる。医師は、誇張されたその言い方から何か重要なものを引き出さなければならない。表現のこうした強調は、少なくとも患者の制しきれない感情に基づくにちがいないからである。この点で、症状についてこのように大げさな表現をすることだけでも重要な症状であり、このような一連の症状から病像が構成される。精神錯乱の患者や、悪意があって仮病を装う患者のときは事情が異なる。

§97

❶しかし、前述の患者［§96］とは正反対の性格の患者もいる。こういう患者は、話をするのが面倒であるからとか、控えめがよいことであると勘違いしているからとか、やさしい気づかいや臆病の気持ちからとか、こういった理由で多くの症状について発言することを控え、はっきりしない言い方をしたり、いくつかの症状に関して大したことはないと述べたりする。

§98

❶確かに、自覚的な症状や感覚について特に患者自身が話すことに耳を傾け、自分の苦痛を理解してもらうために患者が使用するその特有な表現には、とりわけ信頼を置かなければならない。なぜなら、身内の者たちや看護の人たちが口にする表現は、変化したり違ったりすることがよくあるからである。

その一方で、確かにまた、どんな病気の場合であっても、とりわけ長く患っている病気では、本当に完全な病像とその詳細な項目を調べあげるには、特別の熟慮、用心深さ、人間に対する観察力、問診するときの慎重さ、そして忍耐強さが高い水準で要求される。

§99

❶一般的に医師にとって、急性病や、発症してまもない病気の問診は比較的簡単である。なぜなら、患者や身内の人たちにとって、患者の身に現れたすべての症状や、つい最近健康を失って逸脱した状態は、いまだに記憶も鮮明で、まだ新しくて印象深いものだからである。確かに医師はすべてを知っておかなければならないが、慢性病の場合ほど**調べあげる**必要はない。患者は医師にほとんどすべておのずから話をするからである。

§100

❶流行病や散発性の病気［§73］における症状の総体を調べあげるとき、あれこれの病名に照らしてすでに以前に生じたものと何か似たところがあるかということは、まったく重要ではない。このような流行病に新奇なところが目についたとしても、診察にも治療にも違いは出てこないからである。医師は、徹底して治療する本物の治療師であろうとするなら、その時点で現れて蔓延しているどんな病気であっても、病気の純粋な病像を新しい未知のものとして仮定し、徹底的にそれだけを調べあ

げなければならない。こういう治療師は、観察したことを、憶測したことと置き換えない。治療するために運ばれてきた患者を、すべての発現した症状に基づいて注意深く問診しないうちは、患者について全体はもちろん一部でさえも知っているとみなしてはならない。このことは、流行病においてはなおさらいえることである。というのも、猛威をふるう流行病はどれも、多くの点でその現れ方が独特であり、❻厳密に診察すると、❶何らかの病名を誤ってつけられた以前のあらゆる流行病とは非常に違っているとみなされるからである。ただし流行病のなかで、天然痘や麻疹などのように、いつもずっと症状が同じ伝染病は例外である。

§101

❶医師がはじめて目にする流行病の症例でただちに完全な病像を観察するということは、おそらくありえないであろう。そのように集団で発生する病気はどんな場合でも、いくつかの症例を厳密に観察してはじめて、症状と徴候の総体が明らかになるからである。それでも、注意深く調べる医師であれば、多くの場合、最初の患者もしくはその次の患者の段階で、すでに真の病的状態をほぼ突きとめ、特徴的な病像を知ることができる。そしてこの病気に対し、ホメオパシーの治療として正しい適切なレメディーを見つけだす。

§102

❶このようないくつかの症例の症状を書きとめていくと、描き出された病像はますます完全なものとなる。それは膨れあがるのでもなく、もっと多くの言葉が費やされるのでもなく、むしろその特性が一段とよく示され（より特徴的に）、集団で発生するこうした病気の固有性がよりいっそう含まれるようになる。つまり、全身的な徴候（たとえば食欲不振や不眠症など）が、特有な症状としてよりいっそう厳密に規定される。しかしその一方で、

より多くの特性を示す特有ないろいろな症状が現れる。これらの症状は少なくともその結びつき方が珍しく、数少ない病気に固有なものであり、こうした流行病の特徴的な側面を形成する(1)。

❷特定の時期に蔓延した流行病にかかったすべての患者は、病気の発生源が同じなのだから、病気自体も**同じ**である。しかし、このような流行病の拡大状況や症状の全体像(これらの情報は病像を完全に概観するのに必要なものである。これによって症状の総体に最も適したレメディーを選ぶことができるから)を、一人の患者だけで観察することはできない。いろいろな体質をもつ数人の患者からようやくそのすべてを引きだし取りだすことができる。

(1) ❷最初のいくつかの症例で、すでにほぼ正しい特殊なホメオパシーのレメディーを選ぶことができた医師は、次の症例では、選んだレメディーが適切であったことを確認するだろう。そうでなくとも次の症例は、よりいっそう適したレメディーや最も適したレメディーへと医師は導かれるであろう。

§103

❸ほとんど急性病として現れる流行病については、ここで[§100~102]示したとおりである。ところが、本質の点ではいつも変化しない重疾患、つまりマヤズムによって生じる慢性的な重疾患の場合、私は、流行病と同じやり方ではあるが、これまで以上によりいっそう厳密に、症状の全範囲にわたって調べあげなければならなかった[§206~209]。その重疾患は、主として特にソーラのことである。なぜなら、こうした病気で最初の患者にみられたのは症状の一部だけであり、次の患者でも、そのまた次の患者でも、彼らの苦しむいくつかの異なった症状は、症状の全体像からいわば引きちぎられた一部にすぎなかったからである。さらに、こうした症状の全体像は、同

じ重疾患の全範囲に及ぶ各症状から構成されたものだからである。したがって、**きわめて多くの**❹慢性病の❸患者を診なければ、マヤズムによるこのような慢性的な重疾患、とりわけソーラのような重疾患に属するあらゆる症状の総体を見いだすことができなかった。さらにまた、それらの症状を完全に通覧せず、❹症状の全体像もわからずに、❸この重疾患すべてをホメオパシーの意味で治癒させるレメディー❹（すなわちソーラに対する）❸を見つけだすこともできなかった。それと同時にこういうレメディーは、同じ❹慢性病にかかっている❸個々の患者にとっても真に役立つレメディーでなければならないのである。

§ 104

❶ところで、❹症例を特に規定しその特性を示す❶症状の全体像、別の言葉で言えば、何らかの特徴をもった病像［§153］が、いったん厳密に描き出されたなら[1]、最も難しい仕事が行われたのである。治療師は、❹治療をするとき、とりわけ慢性病の治療をするとき、❶症状像をいつでも参照し、病像をそのあらゆる部分の関係において洞察し、❹その特徴的な症状を際立たせることができるようにしておく。❶そうすれば病像に対して、きわめて類似した人為的な症状を生みだす効力を対抗させることができるからである。その効力は特徴的な症状に対して向けられたもの、❹言い換えると、病気そのものに対して向けられたものである。❶また、それはホメオパシーの治療薬として選ばれたレメディーの効力であり、要するに純粋な作用によって知られたレメディーの一覧化された症状リストに基づいて選ばれる。

治療師は、治療の期間中に、新たに問診を行い、レメディーを飲んで何が起きたか、❷患者の健康状態の何が変化したかを聞き出す。❶このときしなければならないのは、初回のときノートに記録した多数の症状のなかから、改善した症状を省き、まだ残っている症状には確認の印をつけ、新しい症状が出たときはそれをノートに書き加えることだけである。

（1）❺治療を行うとき、これまでの医師たちは、この点を非常に気楽に考えたのである。現に、患者のあらゆる状況を厳密に問診しなかった。それどころかこの医師たちは、患者が症状を一つひとつ説明しているとき、邪魔されずに薬の処方を速く書くために問診を中断させる。だが処方されたその薬は、本当はどう作用するのか自分でも知らない成分をいくつか合成したものなのである。

　患者の置かれた正確な状況を知る必要があると考えたアロパシーの医師は、すでに述べたように一人もいない。**ましてなおさらそういうことについて何かを記録する者はいない**。数日後に患者を再び診察したとき、患者の置かれた状況について最初に聞いた数少ないことでさえもほとんど忘れているか、もはや全く何も覚えていないのである（なぜなら、この患者を診察してから、実にたくさんのいろいろな患者を診察したからである）。肝心の内容は片方の耳から入って、もう片方の耳から出てしまったのである。

　また、彼らは、遠いところに往診に行ったときには、わずかに一般的な質問をするだけで、手首の脈拍を測ったふりをして、舌の状態を調べ、同じく訳もわからないまま、たちまち別の薬を処方する。あるいは初回と同じ薬を使い続ける（その日のうちに以前よりも大量に何回も投与する）。そしてもったいぶったふるまいをしながらも、五・六〇人目の患者のところに急ぐ。その日の午前中に往診をすませることだけしか頭にないからである。

　あらゆる仕事のなかで本来最も重要な仕事、すなわち、すべての一人ひとりの患者の状態を綿密に慎重に調べあげ、その調べたことに基づいて特別の治療をすること、こういう仕事が、自分のことを医師とか**合理的治療師**と呼ぶ人たちによって行われているのである。治療の結果はほとんど例外なく失敗だった。それも当然であろう。それでも患者は、こういう連中のところに行かざるをえなかったのである。なぜなら、ほかにもっとよいところがなかったからであり、❻そうするのも当然だと思い込んで、❺それが慣例になってしまったからである。

§ 105

❷(❶)本当の治療師が行う**第二の**仕事は、**自然の病気を治療するように定められた道具の研究**、すなわち病気を生みだすレメディーの効力の研究にかかわる。治療の必要なとき、数あるレメディーのなかから一つのレメディーを選び出すためである。ただし、治療すべき自然の病気が生みだす主症状の全体像にできるかぎり類似した一つの人為的な病気を、レメディーの一覧化された症状リストから構成することができなければならない。

§ 106

❷(❶)各レメディーの、病気を生みだすあらゆる作用について熟知していなければならない。特に健康な人に生みだされる病的な症状や健康状態の変化をすべて一つひとつ観察しなければならない。こうした後にようやく、たいていの自然の病気に適したレメディーを見つけだし選ぶことができる。

§ 107

❷(❶)こういうことを研究するために、**病気の**人にだけレメディーを服用させるのでは、たとえ何も混ぜないで一つだけしか処方しなくても、純粋な作用についてはほとんどわからないし、はっきりしたことは何もわからない。というのも、レメディーによって起ると予想されている特有の健康状態の変化が、そのときの自然の病気によって生じた症状と混同された状態であっても、はっきり観

察できるということは、めったにないことだからである。

§108

❷したがって、人間の健康状態に働きかけるレメディーの特有な作用を間違いなく経験的に知ることができる方法は、もはやこれしかありえない。❶すなわち、実験的に各レメディーを健康な人に適量で服用させること以上に何一つ確実なものはないし、これ以上に順当な手続きもない。レメディーが働きかけることによって特に心身［肉体と魂］の状態にどんな変化が、どんな症状と徴候が生じるのか、その一つひとつについて経験的に知ることができる。言い換えると、レメディーには、どんな個々の症状を生みだす効力と性質があるのかということがわかる(1)。❷なぜなら、すでに示したように（§24～27）、レメディーのもつすべての治癒力とは、人間の健康状態を変化させるこの力のことであり、それは健康状態の変化を観察することから明らかにされるからである。

（1）❷これまで二五〇〇年間、私の知るかぎり、こうしたプルービングを行った医師は一人もいなかった。それぞれのレメディーがどんな病的状態を治療することができるのかを経験的に知るためには、人間の健康状態を変化させる純粋で特有なレメディーの作用に関してレメディーのプルービングはきわめて当然のこと、どうしても必要なことであり、本当にこれ以外に方法はないのである。❶あの偉大な、永遠に名をたたえられるアルブレヒト・フォン・ハラー※1だけは例外であった。彼は臨床医でなかったのに、私以前にこのプルービングが必要であることを見抜いていたのである（Vorrede zur Parmacopoea Helvet., Basil. 1771. fol. S.12.）。「明らかにまずはじめに、**一つも異物を混合せずに**薬を**健康な**体で試すべきである。そして薬のにおいと味を確認し、微量で服用させるとよい。こうして引き起こされた効果について、たとえば、脈拍はどうか、熱はどうか、呼吸はどうか、排泄物はどうか、ということについて注意しなければならない。その後、健康な体に現れた状態の変化を導きにして、病気の体への実験に移るべきであろう」。ハラーのこうしたきわめて貴重な忠告を重んじたり守ったりする人は**誰もいなかったし、一人の医師もいなかった**［§118（1）］。

§ 109

❷（❶）はじめて私がこの道に根気強く踏み込んだのである。こうした根気強さが生まれ、それをもち続けることができたのも、次のような偉大なる真実、すなわち、薬をホメオパシー的に使うことによってのみ人間の病気を確実に治療することが可能である(1)という、人間を幸福にする偉大なる真実のおかげである(2)。

（1）❺純粋なホメオパシーのほかにも、なおダイナミックな病気（外科的処置の必要な病気はすべて除く）を治療する最高の真の治療法があるということはありえない。これは、任意の二点間に一本しか直線が引けないのと同じくらいにありえない。ホメオパシーのほかにも病気を治療する別の方法があると思い込んでいる人がいるとすれば、そういう人は、ホメオパシーを徹底的に探究することも、十分慎重にホメオパシーの治療をすることもなかったし、ホメオパシーを学んでみたいと実際に思わせるような治療に出会ったことも、それが書かれたものを読んだこともなかった

§108—※1　ハラー（Albrecht von Haller, 1708-1777）。ドイツの生理学者、解剖学者。本書に出てくる「被刺激性と感受性」という言葉は、直接には、神経と筋肉の働きを解明したハラーの論文「人体の被刺激性と感受性について」（一七五二）による。彼の著書『人体生理学原論』（"Elementa physiologiae humani corporis", 1757-1766）は全八巻にもおよび、一八世紀後半の教科書として定番だった。ハーネマンも学んだことだろう。

にちがいない。その一方で、何の根拠もなしに病気を治療するアロパシーのあらゆる方法を検討したこともなく、この治療によって起きた結果は非常に悪いと同時にたいてい恐ろしいものであるのに、それを知ろうとすることもなかったにちがいない。彼らは、このようなたるんだ無関心によって、この唯一で真の医術とその危険な治療法とを同列に置く。そのようなものはホメオパシーにとってまったくなしですますことができるのに、その危険な治療法がホメオパシーの姉妹であるという。私の後継者である真に純粋なホメオパスは、ほとんど決して間違わずに成功した治療によって、彼らの誤りを正してくれることであろう。

(2)

❷〜❻私は、この努力が実った最初の成果を、論文「健康な人体に観察された薬の効力についての一考察」に公開した。その当時としてはそれで十分といえるくらいだった(Fragmenta de viribus medicamentorum positivis, sive in sano corp. hum. Observatis. P. I. II. Lipsiae, 8. 1805. ap. J. A. Barth)。もっと実りのある成果は『**純粋マテリア・メディカ**』に示した(Reine Arzneimittellehre. I. Th. Dritte Ausg. 1833. III. Th. Zw. Ausg. 1825. IV. Th. Zw. Ausg. 1825. V. Th. Zw. Ausg. 1826. VI. Th. Zw. Ausg. 1827.)。さらに『**慢性病論**』の第二部、第三部、第四部にも示した(Die chronischen Krankheiten, 1828. 1830. Dresden bei Arnold. Und zweite Ausgabe der chronischen Kr. II, III, IV, V Th. 1835, 1837, 1838, 1839 Düsseldorf, bei Schaub)。

§ 110

❷さらに調べてわかったことがある。薬物について記録を残した過去の著述家たちによれば、過失によって、もしくは自殺をするために、他人を殺すために、あるいは何らかの事情で、健康な人の胃に大量の毒物が入り込んだとき、毒物によって引き起こされた効果は、私が、そ

れと同じ物質のプルービングを自分や健康な人に対して行ったときに観察したことと見事に一致したのである。

前述の著述家たちは、健康を損ねるこうした劇薬の毒性に関する記録および証拠として、こうした前例を報告した。たいていは、それについて警告をするだけのためのものである。だが、このような報告があれば、毒物によって生じたこうした危険な病的現象に対して治療を行い、健康が少しずつ回復すれば、自分の腕を自慢することができる。また最後には、こうした毒物の攻撃を受けた患者が治療中に死亡することがあれば、こうした毒物の危険性にかこつけて言い逃れをすることもできる。

これらの観察者の誰も、次のことに気づかなかったのである。すなわち、これらの症状は、著述家たちがこうした物質に危険性と毒性があることの証拠として報告したものにすぎないが、こうした症状の報告のなかには、自然の病気において生じた類似の症状を治癒力によって消し去る効力が、そうした薬剤にあることを示す、確かなヒントが含まれているということ。そして、刺激されて生みだされたこれらの症状は、ホメオパシーのような治癒の働きがその物質にあることを暗示しているということ。また、薬の効力を調べる唯一可能な方法は、もっぱら、薬が健康体に生みだす健康状態の変化を観察することにのみ基づいているということである。なぜなら、治療のために用いる薬の純粋で特有な効力を知ることは、経験によらないこじつけのような理屈によっても、薬のにおいや味や見た目によっても、化学的な分析によってもできないからである。また、病気のときに一つの薬を使うことによっても、あるいはいくつかの薬を混合して（処方薬として）使うことによっても知ることはできない。しかも彼らは、薬の毒性による病気に関するこうした事実が、本当の純粋なマテリア・メディカを築く最初の土台としてその役割をいつか果たすであろうということにも、気づいていなかった。その始まりからこれまでマテリア・メディカは、間違った憶測と捏造からつくられ、これでは、なかったも同然だったのである(1)。

（1）❷これについては、自著『**純粋マテリア・メディカ**』の第三部の前につけた「**一般のマテリア・メディカの典拠に関する解明**」で述べたことを参照してもらいたい。

§111

❶昔の著述家たちは、治療に役立てるために観察したことを書いたのではない。それでも私の観察したことは彼らの観察したことと一致した。しかもこれらの報告は、この種のいろいろな著述家たちの間ですら意見が一致しているのである。したがって私たちは、次のことを容易に確信して言うことができる。すなわち、健康体に病的な変化が現れるなら、その薬剤は、**永遠なる一定の自然法則に基づいて**作用し、この法則のおかげで薬剤は、**一定の確かな病的な症状**を生みだす能力があり、**それぞれの物質**は**その特性に応じて特有の**症状を生みだすことができるのである。

§112

❶昔のその報告には、過剰な量で飲んだ薬が、しばしば命を危険にさらすほどに作用したことが書かれている。それによれば観察された症状は、そのような悲しい出来事が始まったばかりの初期に現れた症状ではなく、末期に現れた症状であり、しかも、初期の症状とは正反対の性質であった。❷この症状は、バイタルフォースに対して薬が働きかける**一次作用**（§63）すなわち薬の本来の作用とは正反対の症状であり、体の生命原理の逆作用、したがって**二次作用**（§62～67）によるものである。だが、健康体にプルービングを行うために適量で投与すると、二次作用を少しだけ感じることさえまれであり、あるいはほとんどない。むろん少量で投与すると、感じることはまったくありえない。少量の投与に対してホメオパシーの治療をしているときなら、生きている体は、心身の状態を本来の健康な状態へ回復させるために必要なだけしか逆作用を生みださない。

§113

❷この点［§112］について麻酔薬だけは例外のようである。麻酔薬は一次作用において感受性や感覚を、そしてまた被刺激性を奪うからである。したがって麻酔薬の場合、ためしに適量で健康体に投与してみると、二次作用において感受性がより鋭敏になってくることに気づかされることがとても多い。

§114

❷こうした麻酔薬は例外であるが、適量の薬のプルービングを健康体に対して行ったとき、薬の一次作用だけが観察される。この作用によって薬は、人間の健康状態を変化させ、長期的にせよ短期的にせよ、人体の内部や表面に病的状態を生みだすからである。

§115

❷（❶）いくつかのレメディーが生みだすこうした症状には、少なからず次のような症状がある。すなわち、相前後して発現するいくつかの症状が、部分的に反対の性質の症状として現れたり、あるいは何らかの付随的な要因のために、反対の性質になって現れたりする。しかしそれゆえに、本来こうした症状はバイタルフォースの**二次作用**、すなわち単なる逆作用とみなしてはならない。一次作用がさまざまに激しく働いて代わるがわる現れた症状にすぎないとすべきである。これを**交互作用**と呼ぶ。

§116

❷（❶）レメディーによってかなりよく生みだされる症状、つまり多くの体に現れる症状もあれば、めったに生みだされない症状、つまりそれほど多くの人には現れない症状もある。また、きわめて少ない健康体にしか現れ

ない症状もある。

§117

❷前節で最後に述べた症状の一つが、いわゆる**特異体質**である。これは、体の特有な性質であると理解されている。特異体質は、その他の点では健康であるのに、何らかのものによって病的状態が多かれ少なかれ引き起される傾向をもつ。ただし、それは一見すると、ほかの多くの人たちには何の影響も及ぼさず、まったく変化を引き起さない**ようにみえる**(1)。しかし、これは見かけ上のことにすぎない。

こうした特異体質の状態変化や、その他あらゆる健康状態の病的変化を人間に引き起すためには、次の二つのものが必要とされる。一つは、そういう影響を及ぼす物質に内在する効力である。もう一つは、❺体に生命を付与する、❻精神のようなダイナミック・エネルギーが、❷この物質によって刺激される能力である。それゆえ、いわゆる特異体質と呼ばれる患者に特に際立って発病するのは、こうした特有な身体的性質をもっているからだけではない。むしろそれは、こうした誘因となる物質によって引き起されるといわなければならない。そういう物質には、すべての人体に同じ影響を及ぼす効力があるからである。ただし、健康な身体的性質をもった人たちには、その物質によってそれほど際立った病的状態を引き起す傾向は少ない。

こうした効力は実際にどんな体にも影響を及ぼすといってよい。なぜなら、**すべての**患者においてこれらの物質は、みずから生みだすことのできる症状（一見して特異体質の患者だけにしか生みださない症状であるように見えても）に類似した症状に対し、レメディーとしてホメオパシー的に治療するからである(2)。

（1）❷バラのにおいで失神する人もいれば、貝、カニ、バーベル［ニゴイの類］の腹子を食べたり、ウルシ種の植物の葉に触れたりなどすると、いくつかのさまざまな症状が出る人もいる。ときには危険な状態に陥ることもある。

（2）❺女王マリア・ポリュロゲネタは、おばのエウドクシアのいる前で、失神の症状で苦しんでいた兄弟のアレクシウス皇帝を、バラの溶液（バラの滴）をまくことで救った（Hist. byz. Alexias lib. 15. S.503. ed. Poßer.）。❷ホルスティウスによると、バラの酢漬けは失神にきわめてよく効くという（Oper. III. S.59.）。

§118

❷どの薬も人体に特有の効果を示すが、種類の異なるほかのいかなる薬剤によっても厳密に同じ効果は起らない（1）。

（1）❷尊敬に値するアルブレヒト・フォン・ハラーは、このことを理解していた。次のように述べているからである（Vorrede zu seiner hist. stirp. helv.）。「無数のさまざまな効能がこれらの植物そのものに秘められている。私たちは、ずっと以前から植物の外形を知っていたが、これまで、いわゆる植物の魂や植物がもっている神秘的な力を何も洞察したことはなかった」。

§119

❷（❶）どの種類の植物も、ほかの植物の種や属と比べると、外形とか、生態や成長の固有性とか、味やにおいの点で確かに異なっている。どの鉱物もどの塩も、ほかのものと比べると外的な特徴や物理的および化学的特性の点で確かに異なっている(こうした特性があるだけでも、すでに取り間違いを完全に防ぐことができるといえるだろう)。それらはすべて、病気を生みだす作用、したがって治癒の作用の点でも確かにさまざまであり、互いに異なっている（1）。

これらのどの物質においても、その作用は独自で異なっていながらも一定しているので、これらすべての物質はどんな取り違いをも許さず、人間の健康状態や体の具合を変化させる(2)。

（1）❷（❶）一つひとつの物質のどれに関しても、人間の健康状態に働きかける作用はきわめて異なっている。こうした作用を厳密に見分け、評価する仕方を知っている人であるなら、それら物質のなかには効能の点で同等に評価できるもの、したがって**代用物**になりうるものはないということは容易にわかるであろう。純粋な陽性の作用に基づいてさまざまな薬を見分け**ない**人がいるなら、この人物は愚か者であるといってよい。「別の薬の代わりにある薬は役立ち、同じ病気なら同じくらいに効き目があるのだ」と、私たちに思い込ませようとするからである。こうして子供のように心得のない人たちは、どんなに本質的に異なったものであっても取り違えるであろう。なぜなら彼らは、薬をほとんど外観によってすら見分けないし、少なくともその価値や真の意味、あるいはきわめて異なった内的な特性によって見分けることはしないからである。

（2）❷もしこのことがまったくの真実であるなら、実際にはそのとおりなのであるが、次のようにいえるであろう。医師たる者は、知性がないと思われることを好まない。また、真なる人間の尊厳を示す唯一のあかしとしての、自分の善良なる良心を傷つけたいとも思わない。したがって、今後このような医師が病気の治療のために薬を使うことがあるとすれば、それは、医師が真の価値を厳密に完全に知っている薬、言い換えると、健康な人の状態に潜在的に働きかける作用を十分にプルービングした薬にほかならない。プルービングをすることによって次のことが厳密にわかるからである。すなわち、その薬はどれも医師によく知られている薬として、治療すべき病的状態にきわめて類似した症状をおのずと生みだすことができる、ということである。なぜなら、人間も、偉大なる自然も、ホメオパシーのレメディーによってでなければ、完全に、迅速に、持続的に治療することができないからである。

本物の医師なら、今後はこのようなプルービングを、とりわけ自分へのプルービングを逃れることができない。治療のためには何としても必要なこの知識、すなわち、これまで何百年にもわたり医師たちによって冷たくあしらわれてきたこの知識を得ることができるからである。

これから述べることとは、後世の人々にとってほとんど信じられないことであろう。過去何百年にもわたって次のようなことだけで満足してきたからである。すなわち、彼らは、薬の価値に関して何も知らない。人間の健康状態に働きかける純粋でダイナミックな作用は非常に重要できわめてさまざまであるのに、こうした作用に関して**決して薬のプルービングを行わない**。それでも病気のときには、こういう薬をむやみやたらに処方する。しかも多くの場合、彼らは、まだ知られていないきわめていろいろな効力をもったくさんの薬を混ぜて処方した。そして、患者の具合が投与の後にどうなるかは**偶然**にゆだねたのである。このような彼らは、たとえば狂人と何ら変わらない。狂人が、芸術家の仕事部屋に侵入したとしよう。彼は自分にまったくわからない実にさまざまな道具を手にとって、自分が妄想するとおりに、そこにある芸術作品に手を加えるであろう。すると作品は、無意味な作業によってだめにされる。おそらく元に戻せないほど台なしにされるであろう。これ以上もはや述べる必要はない。

§120

❷レメディーは、人間の生と死、病気と健康を左右するものであり、厳密に、しかも実にきわめて厳密に互いに異なったものである。それゆえ、慎重で純粋なプルービングによってレメディーの効力と本当の作用を健康体において調べなければならない。そうすればレメディーを正確に知ることができるし、病気のときに使用する場合、失敗を避けることができる。なぜなら、レメディーを適切に選ぶことによってのみ、この世の財産のなかでも最高の幸福であるともいえる心身［肉体と魂］の健康を、速やかに持続的に回復させることができるからである。

§121

❷(❶)レメディーの作用を調べるために健康体に対してプルービングを行うとき、次のことを考慮に入れておくこと。いわゆる劇薬と呼ばれる作用の激しい物質は、確かに投与量が少なくても丈夫な人にさえ健康状態の変化を常に生みだす。だが、作用の穏やかな物質のプルービングを行うときは、多めに投与しなければならない。しかし、きわめて作用の弱い物質の場合、作用していることが観察できるために、プルービングがなされる人は、病気を患っていないだけでなく、繊細で敏感で感受性が強くなければならない。

§122

❷(❶)この医術全体の確実性、そして後世に続く全世代の人々の健康がうまくいくかは、まさにこのプルービングしだいである。したがってプルービングがなされるレメディーは、厳密に知られたものでなければならない。また、純粋であり、本物であり、十分に効力の発揮できる状態であると完全に納得したものでなければならない。

§ 123

❷すべての薬は、まったく何も混ざっていない自然そのままのものとして摂取されなければならない。地元でとれた植物は、しぼりたての新鮮な液汁として、腐敗を防ぐために少しアルコールを混ぜる。地元以外でとれた植物は粉末にするか、あるいは、とりたての新鮮なものをアルコールと一緒にしてそのエキスを抽出し、チンキ剤にする。そしてその何分の一かを水と混ぜ、摂取する直前に塩とガムをその水に溶かす。乾燥した植物しか手に入らなかったときは、植物の効力はその本質からして衰えているので、プルービングを行うには煎じ汁にしたものが役立つ。つまり、植物を砕いて容器に入れ、沸騰した湯を注いでそのエキスを抽出した煎じ汁をつくる。この汁は、調製したらすぐ、まだ温かいうちに飲まなければならない。なぜなら、植物のしぼりだされたすべての液汁や、飲めるようにしたすべての煎じ汁は、アルコールを補わないと、発酵や腐敗が速く進み、効力が失われるからである。

§ 124

❷プルービングを行うためにレメディーの素材を使うなら、素材は、まったくその種類だけでほかには何も混ざっていないものを使用しなければならない。種類の異なる何らかの物質が混ざることも、あるいはまた、医薬作用のあるほかのものを同じ日に服用することもあってはならない。さらにそれ以降の日であっても、薬の作用を観察しようとするかぎり同じく服用してはいけない。

§ 125

❶プルービングの期間中、食事は正しく適切にとらなければならない。できるだけ香料は使わない。栄養に富む一種類だけにする。したがって、青物野菜や根を使った料理(1)、すべてのサラダ用の野菜とスープ用の根

菜は避けるようにする（というのも、これらは総じて常に、どんなに調理してもプルービングを妨げる薬効が残ってしまうからである）。飲み物は普段から飲んでいるものであればよい。ただし、できるだけ刺激の少ないものにかぎる(2)。

(1) ❷青々としたグリンピース（さやに入ったままの）、インゲン、蒸したジャガイモ、おそらくニンジンもよい。これらは薬効がきわめて微弱な野菜だからである。

(2) ❺プルーバー［プルービングの参加者］は、ワイン、ブランデー、コーヒー、お茶を飲むことを習慣にしてはならない。すなわち、こうした刺激の強い飲み物や、薬効のある有害な飲み物をすでにずっと以前から飲んでいたのであれば、その習慣を完全に絶っておかなければならない。

§126

❻プルービングを行うために選ばれたプルーバーは、何よりもまず**信頼のできる良心的な**人物として知られた人でなければならない。❷プルーバーは、プルービングの期間中、次のことに警戒しなければならない。すなわち、心身［精神と身体］に負担のかかることはしない、あらゆる不摂生を控える、気の狂ったような激しい感情をもたない。また、急を要する仕事のために、しかるべき観察ができないことがあってはならない。さらに、自分自身に対して誠実に細心の注意を向け、心が乱れないようにすること。プルーバーなりに体が健康であること。そして、自分の感じたことをわかりやすい表現で述べたり書いたりするのに必要な知性をもっていなければならない。

§ 127

❺プルービングは、男性にも女性にもしなければならない。健康状態の変化に関して性差を明らかにするためである。

§ 128

❺最近だけでなく以前からレメディーの物質について次のことが経験的にわかっていた。すなわち、プルービングによってレメディーの特有な作用を調べるためにプルーバーがレメディーを服用したとき、自然のままの状態のレメディー物質では、秘められたたくさんの効力がそれほど完全に現れなかった。むしろ正しくすりつぶし振盪することによって高度に希釈し、ポテンシーを上げることで、秘められたたくさんの効力がより完全に現れた。要するに、このように単に手を加えるだけで、自然のままの状態のときには隠されていた、いわば休眠していたといってもよい効力が、信じられないくらいに現れ、目覚めて活発になったのである。こうして今では、効力に関して微弱であるとみなされた物質でさえも申し分なく調べることができる。このような物質の、非常によく精製された希釈度三〇Cの丸薬を四粒から六粒を少しの水で湿らせるか、あるいはむしろ、もっと大量の水もしくは多めの水にそれを溶かして十分に振盪するかして、毎日、プルーバーに空腹な状態で服用させ、これを数日間続けさせる。

§ 129

❺このように投与しても微弱な作用しか出なかったときには、健康状態の変化が観察できるように、もっとはっきり強く作用が現れるようになるまで、投与する粒の数を毎日少しずつ増やしていくとよい。❻というのも、レメディーにすぐ強く反応する人はあまりいないからである。❷だがこの点に関して、まったく違う結果が起る

ことがある。きわめて強いものとしてよく知られたレメディーを適量で投与したとき、一見して弱々しくみえる人でも、ほとんどまったく反応しないことがある。その一方で、はるかにずっと微弱な作用しか現れないいくつかのレメディーに、強く反応しすぎることもある。これに対して、非常に頑強な人が、穏やかに作用が現れるレメディーでも病的症状を非常によく感じとることもあれば、もっと強く作用するレメディーであってもほとんど症状を感じないこともある。このことは今まで知られていなかった。どんなプルーバーの場合でも、はじめは微量の投与から開始し、毎日だんだんと必要なだけ投与量を増やしていくのがきわめて賢明である。

§130

❷最初の段階からすぐに適度な強さでレメディーを投与できれば、次のような利点がある。プルーバーに経験される相次いで現れる症状がいつ現れたのか、その時刻を正確に記録することができる。これはレメディーの特徴を知る非常によい手がかりとなる。なぜなら、一次作用から逆作用への移り変わりが曖昧なく現れるからである。

プルーバーが非常に敏感な人で、できるかぎり自分の健康状態に注意を向けていさえすれば、たいていプルービングにはそれほど投与量が多くなくても十分である。レメディーが作用する持続期間は、いくつかのプルービングを比べることによってはじめて知られる。

§131

❷もっぱらプルービングによって何らかの事柄を経験的に知るためには、数日間、投与量を常に増やしながら同じレメディーを同じプルーバーに投与しなければならない。そうすれば確かに、このレメディーがそもそも生みだすことのできる病的状態をいろいろ知ることができる。しかし、どんな順番で現れるのかは知ることができ

ない。後に投与されたレメディーが治癒の働きをするにせよ、反対の状態を生じさせるにせよ、この後のレメディーは、先に投与されたレメディーが生みだしたさまざまな症状を再び取り除いてしまうからである。それゆえこういう症状に関しては、より純粋なやり方で行う次のプルービングによってはっきりわかるまで、それが体の逆作用つまり二次作用なのか、それともこのレメディーの交互作用なのか、曖昧な症状として括弧でくくり、判断を控えなければならない。

§132

❷(❶)しかし、レメディーの症状がどんな順番で現れるか、作用の持続期間はどれくらいかということにとらわれずに、とりわけ作用の微弱なレメディーによってどんな症状が現れるのかということだけを調べようとするなら、数日間、次々と量を毎日増やしながら投与するやり方は優れている。どんなに作用の穏やかな未知のレメディーであっても、特に感受性の強いプルーバーでプルービングを行えば、その作用は明らかにされるであろう。

§133

❷レメディーによって生じた[※1]いろいろな症状を感じているとき、自分の状況をさまざまに変えるとどうなるかを観察することは、症状を厳密に規定するのに役立つだけでなく、実際そうする必要がある。つまり、体のちょうど痛いところを動かすとか、部屋の中に入るとか、あ

§133—※1　いわゆる「モダリティ」（Modalitäten, modalities）のこと。つまり、心身の状態を好転または悪化させる要因のことである。

るいは戸外へ出るとか、立ったり座ったり横になったりとか、こういうことをすると、症状はひどくなるか、治まるか、なくなるか。そして元の状況に戻すと、症状も元の状態に戻るか。食べるとか、飲むとか、その他何らかの条件が加わることによって症状は変化するか。あるいは、話をすると、咳をすると、においをかぐと、もしくはその他の体の機能を使うと、症状は変化するか。このようなことを観察しなければならない。さらに、日中または夜のいつごろに症状は決まって現れるかということにも注意する必要がある。

§134

❹外界のあらゆるものがもっている影響力や、とりわけレメディーの効力には、特別の性質を帯びた固有の変化を、生きている体の健康状態に引き起こすという特性がある。❷(❶)しかし、一つのレメディーに特有なすべての症状が、実際、一人のプルーバーに現れることはない。また、すべての症状がすぐに現れたり、もしくは一回のプルービングで現れたりすることもない。むしろ、あるプルーバーでは、初回のプルービングでこの症状が、二回目または三回目のプルービングで今度は別のあの症状が現れたり、プルーバーが変われば、いろいろ別の症状が特有の仕方で現れたりする。だが、それゆえにおそらく、たとえば、二人目、六人目、九人目などのプルーバーにすでに生じた症状が、わずかながらもいくつか、四人目、八人目、一〇人目などのプルーバーに現れるであろう。その症状も、毎回同じ時間に再び現れるとはかぎらない。

§135

❷(❶)レメディーが生みだすことのできる個々のあらゆる症状の総体を完璧な状態に近づけるためには、まずはじめに、男性と女性の、さまざまに異なったそれなりの体質の人たちをたくさん観察しなければならない。

　レメディーによって生みだされる病的状態について、

すなわち人間の健康状態を変化させる純粋なその効力について、レメディーのプルービングが終わったことをはじめて確信してよいのは、次のようなときだけである。すなわち、その後もプルービングを続けたプルーバーがもはやこれ以上新しい症状に気づくことがなくなり、そして別のプルーバーによってすでに認められたものと同じ症状だけしかほとんどいつも観察されなくなったときにかぎられる。

§ 136

❷すでに述べたように、健康な人にプルービングを行ったとき、レメディーの生みだした健康状態のすべての変化は、一人のプルーバーにおいてではなく、心身［肉体と魂］において異なる性質をもったさまざまな多くのプルーバーにおいてようやく現れたものである。それでもやはり、永遠不変なる自然法則に基づいて、レメディーには、一人ひとりのあらゆる人間にそのすべての症状を生じさせる効力（素因）が備わっているのである（§117）。

病的状態に類似した症状が認められるとき、レメディーを服用したすべての患者に対して、レメディーは、この自然法則に基づいて、健康な人にまれにしか生みださない作用でさえもすべて発揮させる。ホメオパシーによって選ばれたレメディーは、ごく微量で投与すると、自然の病気の症状にほとんど近い人為的な状態を患者にひそかに生みだす。このおかげで患者は、本来の病気から速やかに持続的に（ホメオパシー的に）解放され治療される。

§ 137

❷(❶)プルービングの観察を容易にするためには、次のようなプルーバーを選ぶとよい。すなわち、真理を愛し、あらゆる点で節度があり、敏感な感覚をもち、自分に対して注意を最も集中させられるプルーバーである。さて、

こうしたうえで、そのようにプルービングを行おうとしたレメディーの投与量が適切であればあるほど、一次作用はよりいっそうはっきり現れる。現れてくるものは最も知るに価するこの一次作用だけであり、生命原理の二次作用つまり逆作用は現れない。

　これに対して過剰に投与すると、症状に、二次作用がいくつか現れるだけではない。一次作用も現れるが、急に混乱し、非常に激しく現れる。したがって、何も正確に観察することができない。過剰に投与することの危険性については説明するまでもないが、その危険性は、人間性を重んじ、国民の最下層の人々をも同胞とみなす者にとって無視できることではない。

§138

❷プルーバーに生じたすべての障害・症状・状態変化は、レメディーの作用が持続している間は、そのレメディーによってのみ引き起されたものである（前述〈§124〜127〉の優れた純粋なプルービングの条件が守られている場合）。それらは、もともとレメディーによるもの、すなわちレメディーの症状とみなされ、記録されなければならない。たとえプルーバーが、だいぶ前に似た症状が自分に出たのに気付いたことがあったとしても、そうである。レメディーのプルービングを行っているときに同じ症状がまた現れたなら、このことは、特有な体質のために特にそのような症状がこのプルーバーに生じやすいことを示しているにほかならないからである。この場合、こういうことはレメディーによって引き起される。つまり、服用された効力のあるレメディーがプルーバーの健康状態をすべて統括しているうちは、そのとき症状はおのずから現れるのではなく、レメディーによって発生するのである。

§ 139

❷医師がプルービングを行うためにレメディーを自分で服用するのではなく、ほかの人に服用させる場合、プルーバーが感じた感覚、障害、症状、状態変化について、それらが生じた時点ではっきりと記録にとること、また、レメディーを服用してから各症状が出はじめるまでどのくらい時間が経過したか、そして症状が始まってから終わるまで、どのくらい時間がかかったか、ということも報告しなければならない。

医師は、プルービングが終了したらすぐに、あるいはプルービングが数日間に及ぶなら毎日、書きとめた内容をプルーバーの目の前で点検し、すべての記憶がまだ鮮明であるうちに、当人の身に起きたことについて、一つひとつ正確な特徴を聞き出し、こうしてより詳しい状況がわかったら、それを書き加えたり、発言に基づいて修正したりしなければならない（1）。

（1）❺このようなプルービングをホメオパスたちの間に公表するのであれば、誰もが、プルーバーの信頼性と報告内容に対して責任をもつことになる。これは当然のことである。病気に苦しむ人類の幸福が、このことにかかっているのだから。

§ 140

❷書く能力がプルーバーにないなら、プルーバーに何がどのように起きているのかということについて聞き取りを毎日する必要がある。しかし内容は大部分、プルービングに参加した人たちが思いのままに語ってくれたことだけにかぎること。また、聞き取ったこととして書きとめる内容はすべて、推測したもの、憶測したものであってはならないし、質問してそれに答えてもらった内容はできるだけ少なくしなければならない。自然の病気の状態と病像を調べる際に必要であると私が前述した注意（§84〜99）も、忘れてはならない。

§141

❷そもそもプルービングは、人間の健康状態の変化や人為的な病気および症状を健康な人に引き起こすことのできる単一のレメディーに関して、その純粋な作用を調べるために行われる。しかし、そのなかでも最も優れたプルービングは、医師が**自分に**行ったプルービングである。この場合、医師は健康で、偏見にとらわれず、誠実で、敏感な感覚をもち、本書で示したように、できるかぎり注意深く慎重な人でなければならない。自分で自分を観察してわかったことこそ、最も確実なものだからである(1)。

（1）❷このように自分にプルービングを行うことは、かけがえのない、本人にとってためになる体験である。そうすることによって、第一に、偉大な真実が否定できない事実となるからである。その真実とは、レメディーの治癒力がよりどころとしているもの、あらゆるレメディーをレメディーたらしめているものとは、自分にプルービングを行ったレメディーによって受けた健康状態の変化と、それによって自分自身において経験された病的状態にほかならない、ということである。

そしてさらに、自分自身に対してそのように注目すべき観察をすることによって、一方で、自分の感覚や思考や心情のあり方について理解するようになり（これは、「汝自身を知れ」という、あらゆる真の知恵の根本である）、また他方でそれは、私たちを真の観察者へと成長させてくれる。こういう成長はいかなる医師にも欠けてはならない。

他人に対して行われる、私たちのすべての観察は、自分に対して行う観察と比べ、きわめて興味のわかないものである。他人を観察するときには常に以下のことが気になるからである。すなわち、プルーバーは、当人が述べたようにそれほどはっきり感じていないのではないか、あるいは感じたことが正確に適した表現で報告され、言い表されていないのではないかと。常に医師は、少なくとも一部にごまかしがあるのではないか、と疑い続けるのである。

レメディーによって他人に生じた人為的な病気の症状について聞き取りをするとき、真理の認識を妨げるこうした障害は、完全に取り払うことは決してできない。しかしこうした障害は、自分にプルービングを行うときには完全になくなる。自分にプルービングを行う人は、みずから感じたことそれ自体を確実に知っているからである。

自分に行うすべてのプルービングは、本人にとって、より多くのレメディーを探究するための新しい動機となる。こうして医師は、自分をごまかさない誠実な人物として自分のことを観察し続け、医師にとってきわめて重要な観察の技量をますます磨きあげ、それだけいっそう懸命に取り組むようになるだろう。なぜなら、このように自分にプルービングを行うと、治療するためには、まだほとんど不足している道具のレメディーに関して、医師は、真の評価と真の価値に基づいて、その知識が手に入ると期待できるし、また、あざむかれることもないからである。

そもそも、プルービングを行うレメディーを服用したときに、軽い病気にかかることは、プルーバーの健康にとって有害であると考えてはならない。経験は、それとは反対のことを教えてくれる。すなわち、プルーバーの体は、健康な状態にプルービングを行えば行うほど、それだけいっそう鍛えられる。だから、外界からやってくる、体に有害なすべてのものや、人為的な病気および自然の病気のあらゆる有害因子を追い払うことができるようになる。さらにまた、こうして適切に自分にレメディーのプルービングを行うことによって、健康に悪いものすべてに対する抵抗力がよりいっそう強くなり、プルーバーの健康はもっと安定する。したがってよりいっそう丈夫になるのである。このことは、あらゆる経験が教えてくれるとおりである。

§142

❷しかし、病気になっているとき、とりわけほとんど変化のない慢性病のときは、本来の病気による症状のなかから、治療のために適用した単一のレメディーによって生じたいくつかの症状(1)をどのようにすれば見つけだせるかは、きわめて高度な判断の技量を要する問題である。その解決は、もっぱら熟練した観察者にのみまかせるべきである。

（1）❹病気そのものによる、たとえば、ずっと以前からの症状であるか、あるいは、以前には感じられなかった症状、したがってレメディーによる新しい症状であるかの区別である。

§143

❶さて、私たちは、相当な数の単一のレメディーのプルービングをこれまで述べたやり方で健康な人に対して行う。そして人為的な病気を生じさせる効力のあるレメディーによって生みだされる個々の病的状態や症状を、すべて慎重に忠実に記録する。こうしてはじめて私たちは、真のマテリア・メディカを手にするのである。これこそ、単一なレメディーそれだけによって引き起される、純粋で紛れもない(1)真の作用についての総覧、すなわち自然の処方集である。この処方集には、こうして探究された効力のあるどのレメディーについても、特有な健康状態の変化と症状が、注意力のある観察者の目にとまるように記載されている。つまり、そこには、これからレメディーによって治療されるはずのいくつかの自然の病気にみられる（ホメオパシー的な）個々の症状

が、類似の症状として載せられているのである。❷一言でいえば、そのなかに載っているのは人為的な病気の症状である。確実に健康が持続するために、これらの症状が、類似した自然の病的状態に対して、ホメオパシーの真に唯一の治療手段、すなわち特殊なレメディーを教えてくれる。

（1）❺最近、遠く離れた見知らぬ人たちに報酬を与えてレメディーのプルービングを行ってもらい、その記録を出版した人がいた。しかし、こうしたやり方では、真に唯一の医術の土台を築くことを任務とする最も重要な、しかも非常に道徳的な信用と信頼を必要とする作業が、その成果に関して残念ながら曖昧で不確かなものとなり、すべての価値を失ったように思われる。❻それについて当然予想される間違った報告は、いつか、ホメオパスによって本物であると誤解されることになれば、甚大な被害を患者にもたらすにちがいない。

§ 144

❶このようなマテリア・メディカからは、あらゆる憶測されたもの、理由なく主張されたもの、それどころか捏造されたものは、完全に排除されるべきである。すべては、注意深く誠実に問いかけて、自然が語ってくれた純粋な言葉でなければならないからである。

§ 145

❷（❶）レメディーが純粋に作用すると、どのように人間の健康状態を変化させるかということを正確に知ることによってのみ、膨大な数のレメディーは蓄えられる。こうした蓄積があるおかげで、私たちは、無限ともいえるたくさんの、自然における**すべての**病的状態、すなわち世界中における**すべての**重疾患に対応できる。こうした病気に対して私たちは、ホメオパシーのレメディーを、すなわち、人為的な（治癒力のある）病気を生じさせる

効力をもった適切な類似物（アナロゴン）を、見つけだすことができるのである(1)。

その間に、症状に関する事実および膨大な数の個々の症状が蓄積された。つまり、効力のある医薬物質に関しては、健康体に作用を及ぼすと、どんな症状を生じさせるかということが、そのときすでに観察されていたのである。そのおかげで、純粋な作用を調べるために、これまでにプルービングがなされたレメディー(2)のなかから、きわめて適切なレメディーを見つけだせないような症例は、もはやほんのわずかしかないのである。こうして見つけたレメディーは、特有な障害も引き起さずに健康を穏やかに確実に持続的に回復させる。しかも、未知なる混合薬を使う従来のアロパシー医学よりも限りなくよりいっそう確実で安全に健康を回復させる。混合薬は、慢性病を変化させ悪化させるだけで、治療することはできない。他方で、急性病の治療を促進するよりもむしろ遅らせ、それどころか命を危険にさらすことが多い。

（1）❷この治療を始めたばかりのころ（およそ四〇年前）、レメディーの純粋な効力を調べるプルービングを最も重要な作業であるとみなしたのは、私だけだった。その後、私を支援してくれた数人の若い人たちによって自分へのプルービングが行われた。私はそれを観察し徹底的に吟味した。❻それからも正しいやり方で、このような作業が数少ない別の人たちによっていくらかなされた。❷しかし、自分に注意深くプルービングを行うことによって、きちょうめんで信頼のおける観察者が、こうした真に唯一のマテリア・メディカの内容を豊かにすることに貢献したとすれば、病気が限りなく支配する領域の全範囲にわたって行われる治療において、どんなことが達成されるであろうか。そのときには、医療行為の信頼性が数学のそれにも匹敵するようになるであろう。

（2）❹§109（1）参照。

§ 146

❷本当の治療師が行うべき三つ目の仕事［§3、71］は、**自然の病気をホメオパシーによって治療するためにレメディーを適切に適用すること**である。この場合レメディーは、健康な人間への純粋な作用を調べるためにプルービングがなされたもの、人為的に病気を生じさせる効力のあるものでなければならない。

§ 147

❷人間の健康状態を変化させる効力について調べたレメディーのなかに、患者に生じた自然の病気にみられる症状の全体像に最もよく類似したものがあるなら、そのレメディーこそ、最も適した、最も確実なホメオパシーのレメディーであろうし、そうであるにちがいない。こうしたレメディーは、この症例にとってそれだけしかない特殊なものである。

§ 148

❻自然の病気は、人間の内部や外部のどこかに座を占めている有害な**物質**であると決してみなしてはならない（§11、13）。それは、精神にも似た潜在的に作用する有害な力によって生みだされたとみなすべきである。一種の感染（§11の注（1）を参照）とでもいえるような仕方で、この潜在的に作用する力は、体全体を統制する精神的な生命原理を、本能的に支配し撹乱する。つまり、まるで悪魔のように生命原理を苦しめるのである。そして生命の活動において、ある種の苦痛と混乱を強引に引き起す。こうした苦痛や混乱を病気（症状）と呼ぶ。

このような有害に作用する因子は、こうした撹乱の状態を生じさせ、持続させようとする。だが、こうした因子の作用によって感じる感覚が生命原理から取り除かれたとする。つまり、それに対して医師が、最も類似した病的な撹乱状態を生命原理に人為的に生みだすことのできる効力（ホメオパシーのレメディー）を患者に作用させたとする。ただし、常にレメディーはごく微量で投与されるにしても、そのエネルギーは類似した自然の病気よりも勝っていなければならない（§33、279）。このようなとき、こうしたより強力な、人為的に生じさせた類似の病気が作用している間は、生命原理にとって、根源的に病的に作用する因子による感覚は消滅している。ということは、この時点で病気は生命原理にとってもはや存在していないのである。つまり、病気は根絶されている。

❷すでに述べたように、急性の自然の病気を克服しようとするとき、レメディーを適切に選んで正しく適用するなら、もしその急性病が発生したばかりのものであれば、気づかないうちに、数時間で消えてなくなることも珍しくはない。❻しかし慢性化した自然の病気の場合(同じレメディーでポテンシーのもっと高いものをさらに数回投与するか、あるいはもっと類似した別のレメディーを慎重に選ぶ(1)かすると)、少し時間がかかるけれども、病気は病的状態を示すあらゆる痕跡と一緒に消えてなくなる。健康が戻っても、回復が始まっても、その変化には気づかないし、たいてい速やかである。生命原理は解放感を感じ、体の生命を以前のように健康に維持することができるようになり、体力も戻ってくる。

（1）❺いつも変化してやまない病的状態に対し、あらゆる点でホメオパシーの治療に最も適したレメディーをこのように選びだすことは、手間のかかる作業であり、ときには非常に厄介なこともある。作業の負担を軽くしてくれる推薦本としてどんな本があったとしても、こうした作業は、情報の出所の調査、さらに多方面の検討と徹底した吟味をなおも常に必要とする。しかもこの作業によって受けとれる報酬はどんなによくても、忠実にやるべきことをやったという達成感だけである。
この作業は最も優れた病気の治療を可能にしてくれるとはいえ、面倒で厄介な作業である。このような作業を、新しくやってきた寄せ集めの連中がみずから進んでやるだろうか。彼らは、ホメオパシー治療師という肩書きを自慢し、見せかけに薬を与える。その薬は、形や見た目にはホメオパシーのようであるが、彼らが手軽に手に入れたものであるにすぎない（口に入ってくるものは何であろうとほおばるのである）。また彼らは、こうしたぞんざいな薬がすぐに役立たないとき、それが自分の手抜きや不注意のせいによって起きたことを認めない。もちろん手抜きや不注意は、人間に関するあらゆる事柄のなかでいちばん重要で容易ならぬ問題に対処する場合、許されないことである。だが、こともあろうに彼らは、ホメオパシーのせいにして、ホメオパシーは非常に不完全なものであると非難した（本来、不完全ということが意味するのは、何もしないでハトの肉料理がおのずから口に入ってくることがないのと同じように、どんな病的状態に対しても最も適したレメディーを手に入れるために自分でなすべき必要な努力を行っていない、ということである）。

それでも実際、抜け目のない人たちのように彼らは、ほとんどホメオパシーとはいえない治療によって半分もうまくいかなかったとき、自分のあせる気持ちをどうすればすぐに励ますことができるかを心得ている。つまり、それよりも使い慣れているアロパシーの便利で万能な治療法をもちだしてくるのである。そのなかでもまったく堂々と行われる治療が、一〇匹から数十匹ほどのヒルを患部に吸いつけさせたり、あるいは無責任なことに、八オンスのちょっとした瀉血を行うといったことなどである。それでも患者が回復することがあれば、彼らは、瀉血やヒルを使った治療などをもてはやす。しかも、それをしなければ患者は生き続けられなかったであろう、という。そして、従来の医師たちの破壊的な決まりきった治療法のなかから、それほど悩まずに選びだした処置が、治療においてはいちばん優れたものであると、あからさまにわからせようとする。しかし、よくあることだが、患者が死亡したときは、慰めようもない身内の人たちの気持ちを落ち着かせるために、次のように述べる。「ご承知のことと思いますが、故人のために、考えられるかぎりあらゆることがなされました」と。

ホメオパシーはきわめて厄介な作業を要する医術であるが、それでも治癒をしっかりともたらしてくれる。こうした医術の名前にちなんで、あのような軽薄で危険な連中に、「**ホメオパシー医**」と呼んで敬意を示したいと思う人がいるだろうか。彼らがそのうち病気になったときには、自分の患者に対してやったのと同じやり方で治療されるがよい。これこそ、この連中を待ち受けている報いとしてふさわしいものであろう。

§149

❺長期化した（特に複雑化した）重疾患は、治療には比較的もっと多くの時間を必要とする。とりわけ、自然の病気がアロパシーの治療の失敗によって放っておかれたためだけでなく、まさにそのアロパシーの治療によって医原性の慢性的な重疾患が生みだされたとき、それを回復させるには、もっとはるかに長い時間を必要とする。それどころかこういう重疾患は治療できないことが多い。なぜなら、❻まず第一に、瀉血や下剤などによって❺患者の体力や体液が遠慮なく奪われたからである。❻第二に、激しく作用する薬を大量に長く使い続けることがよくあるからである。こういう使い方は、似た**ようにみえる**症例なら役立つと主張されているが、無意味で間違った憶測に基づくものである。そして第三には、不適切な鉱泉に行くように指示されるからである。❺要するに、「アロパシーと呼ばれる治療でいつも行われている暴力的な処置」が原因なのである。

§ 150

❶患者から、最近はじめて気づいたばかりの症状を一つか二つ訴えられたとき、ことごとくそれを、慎重な治療を必要とする病気とみなしてはならない。通常、食事のとり方や生活習慣を少し変えるだけで、こうした不調の状態を取り除けることがあるからである。

§ 151

❶しかし患者が訴えてきた重い症状の数が少なかったなら、通常、問診しているとき医師は、さらにその症状以外にも、完全な病気の病像を提示してくれるいくつかの症状を、たとえそれが患者の訴えてきた症状よりも軽いものであったとしても見つけなければならない。

§ 152

❶急性病では症状が悪化すればするほど、病気はそれだけいっそう多くの際立った症状から成り立ったものとなる。それゆえ、病気に対する適切なレメディーをより確実に見つけることができる。ただし、そのようなレメディーを選ぶためには、有効な作用に基づいて知られたレメディーの数が十分になければならない。たくさんのレメディーの一覧化された症状リストをもとにして一つのレメディーを難なく選びだせるからである。つまり、レメディーの生みだす個々の症状一つひとつから、治療すべき病気にきわめて類似した病像が自然の病気の総体❻に対して❶形成される。こうしたレメディーこそ、最も望ましいレメディーなのである。

§153

❷(❶)ホメオパシーの特殊なレメディーを探[※1]しだすことは、すなわち、自然の病気における症状の総体と既存のレメディーにおける一覧化された症状リストとを対照することである。こうすることによって数あるレメディーのなかから、類似性の点で治療すべき病気に対応した人為的な病気を生じさせる効力のあるレメディーを見つけだすのである。そのためには症例において、とりわけ唯一、次のような徴候や症状だけに注目すべきである。すなわち、**際立った**、**特有の**、まれな、**独自の**(特徴的な)徴候や症状(1)である。というのも、レメディーが治療に最も適したものであるはずなら、**求められたレメディーの一覧化された症状リストにおけるきわめて類似した症状は、とりわけそのような徴候や症状に一致していなければならない**からである。ごく一般的ではっきりしない症状、たとえば、食欲不振、頭痛、衰弱、不眠、不快などは、それ以上詳しく記録できないなら、総じてあまり注意を向けるに値しない。こうした一般的な症状はどんな病気でも、どのレメディーでもみられるものだからである。

(1) ❺ベニングハウゼン伯爵は、『レ[※2]パートリー』によって、レメディーの特徴的な症状をどのように載せるかという問題の解決に貢献した。G. H. G. ヤールも、『主症状便覧』によって同等の貢献をした(この本は今では『大便覧』というタイトルで第三版が出されている)。

§154

❷(❶)最も適したレメディーの一覧化された症状リストをもとに形成された病像には、次のような症状が含まれる。すなわち、治療すべき病気において際立った、特有の、まれな、独自の特性を示す(特徴的な)症状が、最も多く、最も類似したものとして含まれている。それゆえ、**この**

病的状態に対しては、**この**レメディーこそが、ホメオパシー的に最も適した特殊のレメディーである。通常、それほど長く持続していない病気であれば、一回目の投与で病気は取り除かれ根絶されるであろう。

§ 155

❷（❶）「**重い症状を生じさせずに**」それができることを私は強調したい。確かに、最も適したレメディーを使用したとき、病気の症状に対応するレメディーの症状だけが効力を発揮する。レメディーの症状は、病気の（より弱い）症状が、体において、すなわち生命原理の感覚のある場において占めていた場所を占拠し、病気の症状を消し去ることによって根絶するからである。しかしレメディーには、そのほかにもきわめて多くの症状がある。これらの症状は、今問題にされている症例に適用されることはなく、そのときは完全に沈黙する。患者の健康状態が刻一刻と回復しているときに、それらの症状はほとんど生じない。なぜなら、ホメオパシー的に使用するためにはきわめて微量化された分量しか必要ないので、このような投与量では、ホメオパシーによる症状とはいえない別の症状を発現させるには、あまりに力が弱すぎるからである。したがってホメオパシーによる症状だけが、類似の病的症状によってすでに最も強く刺激を受けて最

§153—※1　§153はさまざまに理解され、いろいろな解釈を生んだ。いずれにしても、それらのどの解釈にも共通しているのは、レメディーを区別するのに役立つ指標とは何か、という問題意識である。

—※2　ハーネマンは一八一七年に自分で書いた手書き原稿を製本したものと、ヤールのつくった手書きのものを、いわゆるレパートリーとして使っていた。後になってベニングハウゼンのレパートリーを使用するようになる。ハーネマンの手書きのレパートリーは、現在のレパートリーのように部位ごとではなく、アルファベット順に並べたものだった。印刷されたものとしてはベニングハウゼンのものが最初であるが、文字通り最初のレパートリーはハーネマン自身によるものである。

も活発になった体の部分に働きかけることができる。こうして、レメディーによって生じた類似の、しかしより強めの病気だけを生命原理に感じさせ、これによって本来の病気は消滅する。

§156

❷（❶）しかしながら、明らかに適切に選ばれたレメディーであっても、とりわけ投与量がそれほど微量化されなかったときには、敏感で繊細な患者の場合、レメディーの作用が効いている間は、少なくとも軽微な見慣れない症状や、新しい軽い症状が一**つも**現れないということはまれである。なぜなら、辺も角も等しい二つの三角形が一致するように、レメディーの症状と病気の症状が正確に互いに一致することはありえないからである。だが、こうした不一致は（ほとんど）重要でない。そうした症状は、生きている体自身の活動力❻（自己統治の力）❷によって容易に消え、非常に繊細な患者でないなら、まったく気がつかないからである。患者に対するほかの薬の影響や、生活習慣における問題や、激しい動揺によって妨げられなければ、回復は健康という目標に向かって前進する。

§157

❷（❶）しかし、ホメオパシーによって選ばれたレメディーは、適切に微量で投与されるなら、ホメオパシーとは無関係なほかの症状が現れることなく、つまり新しい重い症状が生じることもなく、類似した急性の病気を取り除き根絶する。このことは実際、確かである。それでもやはり（しかし適切に微量で投与しなかった場合は、もっぱら悪化だけを引き起す）、レメディーを服用した直後から一時間または数時間続いて一種の**軽い**悪化を引き起すのは、よくあることである（投与量がもう少し多ければさらに数時間続くことになる）。悪化した症状は本来の病気にとてもよく似ているので、患者には、自分の

本来の病気が悪化したかのように思われる。しかし、この悪化した症状はレメディーによって生みだされたものであり、本来の病気よりも少し強めでこれにきわめて類似した症状にほかならない。

§ 158

❶最初の数時間で現れるこうした、**ホメオパシー的な軽い悪化**は、**急性の**病気が一回の投与によってほとんど治まることを教えてくれるすばらしい前ぶれである。これはまれなことではない。というのも、レメディーが治療すべき病気を克服して消滅させるのであれば、レメディーによって生じた病気は当然それよりも少し強めでなければならないからである。これは、類似した自然の病気で治療する場合も同じである。類似した病気は、別の病気よりも少し強いものでありさえすれば、それを取り除き根絶することができる（§43〜48）。

§ 159

❻急性の病気を治療する場合、❶レメディーの投与量が微量であればあるほど、最初の数時間で現れる病気の悪化は、それだけいっそう軽くて短時間ですむ。

§ 160

❶ところが非常に微量でレメディーを調製することは、これまでほとんどできていなかった。それゆえ、これまでの分量のものでは、❺発生したばかりで重くない❶類似した❺自然の❶病気であっても、改善し克服することはできなかった。ましてや完全に治療して根絶することはできなかったのである（§249の（1）を参照）。このことから、適切なレメディーであっても、ごく微量で投与することができなければ、服用から最初の一時間のうちに、なぜこの種のホメオパシー的な悪化が気づくほどに現れるのか、ということがわかるであろう[1]。

（1）❶他の医師たちも、偶然にホメオパシーの薬を手に入れたとき、薬によって生じた症状が一種の悪化ともいえるような仕方でひどくなっていくのを観察した。❷たとえば疥癬の患者が、ソーファーを服用した後に発疹が増えたと訴える。すると医師は、その原因を知らないので、治りそうになると疥癬はその前に必ずいっそうひどくなるものなのだと請けあって患者を慰める。この医師には、これがソーファーによって生じた発疹であることがわかっていないのである。

❶ルロワがこう断言している。「顔面の発疹はウィオラ・トリコロル（三色スミレ）で治るが、それを使うと最初は悪化した」（Heilk. Für Mütter, S.406.）と。❷しかし彼には、現れた悪化の現象が、この場合、多少なりともホメオパシー的に作用したとはいえ、三色スミレを大量に投与したことから生じたことがわかっていない。ライソンズによると、「ニレの樹皮は、使用すると最初は皮膚の発疹が増えるが、最も確実にそれを治療する」（Med. Transact. Vol.II. London, 1772）という。彼がもしこの樹皮を、アロパシー医学でいつもやっているように、大量に投与するのではなく、薬が生みだす症状の類似性によって、すなわちホメオパシー療法で用いることによってまったく微量で投与していたなら、明らかな病気の進行（ホメオパシー的な悪化）をみることなく、あるいはほとんどみずに治療したであろう。

§
161

❸いわゆるホメオパシー的な悪化と呼ばれる現象、あるいはもっと厳密にいうと、ホメオパシーのレメディーによって本来の病気を少し悪化させたようにみえる一次作用の症状は、服用してから最初の一時間もしくは数時間で生じるものであると、私はみなした。確かにこのことは、急性病であればあるほど、つまり発症してまもな

い病気の場合にいえることである。しかし作用が長く続くレメディーによって、**慢性病やきわめて長期化した重疾患**を克服しなければならないとき、❻治療を続けている期間中、本来の病気が明らかに悪化する現象は現れるはずもない。また、レメディーを正しく選び投与するたびに、わずかに少しずつだけポテンシーを高め、そのつど新たにダイナミック化することによって（§247）いくぶん活性化した状態に変化するときも(1)、そのような悪化の現象は現れるはずもないのである。このように慢性病の本来の症状の悪化は、治癒の働きがほとんどあるいはまったく終わったとき、治療の終了の時期にだけ現れる。

（1）❻慢性病のときも、最もよくダイナミック化されたレメディーの投与量が十分に少量であり、投与するたびに振盪することによって活性化した状態に変化するなら、作用が長く持続するレメディーでも短期間のうちに反復して投与されることがある。

§ 162

❶**真の純粋な作用に基づいて厳密に知られたレメディーの数はまだそれほど多くない**。それゆえ、最もよく適したレメディーの一覧化された症状リストを見ても、治療すべき症状の一**部**だけしか見つからないことがある。したがって、生じる病気に関して完全にわかっているレメディーがないときには、不完全にしかわかっていないレメディーを適用せざるをえない。

§ 163

❶もちろんこの場合、そのようなレメディーによって完全で迅速な治療を期待することはできない。というのも、それを使用したとき、以前この病気に見たことのなかったいくつかの症状や完全には適していないレメディーによって生じた付随的な症状が現れるからである。実際それらの症状に妨げられずに、かなり大部分の

症状❷（レメディーの症状に類似した病気の症状のこと）❶はレメディーによって根絶され、このやり方によって首尾よく治療が始まる。ただし、その付随的な症状なしに治療は始まらない。❺しかし適切に微量で投与するなら、付随的な症状は穏やかなものにすぎない。

§164

❶最もよく選ばれたレメディーによって生じる症状の数がホメオパシーの治療をするにしては少なかったとしても、次のような場合、治療は妨げられることはない。すなわち、**レメディーの症状の数がこのように少なくても、その症状の大部分が、特に病気の特性を示す特色のあるもの（特徴的なもの）であった場合である。**実際、特別な害もなく治癒が生じる。

§165

❷（❶）選んだレメディーの症状に照らしてみても、特有の、普通でない、特性を示す（特徴的な）症状と厳密に類似したものが何もその症例に見当たらないことがある。また、レメディーの症状と病気の症状との間で対応する症状が、それほど詳しく特徴を示さない曖昧で全身的な症状（吐き気、疲労、頭痛など）だけで、既知のレメディーのなかからホメオパシー的により適したレメディーが見つからないこともある。こういうときでも治療師は、ホメオパシーとは関係のない薬を適用してすぐに都合のよいことが起ると期待してはならない。

§166

❷（❶）だが、純粋な作用に基づいて知られたレメディーの数が増えた最近では、こうした事態に陥るのは**きわめてまれ**である。もしそういうことになったら、よりいっ

そう類似したレメディーをその次に選ぶことができれば被害は軽減される。

§ 167

❷（❶）要するに、最初に適用したレメディーがホメオパシーの治療として不完全であったとき、いくぶん重い付随的な症状が発生する。そういうレメディーを急性の病気のときに使った場合、最初に投与したレメディーを最後まで完全に作用させせてはならない。また、レメディーの作用が持続している期間中、患者を放っておいてはならない。そのとき変化した病的状態を新たに調べ、はじめに現れていた症状のなかで後に残った症状と新しく発生した症状とを結びつけ、新しい病像を描き出さなければならない。

§ 168

❷（❶）このようにすると、既知のレメディーのなかからこの病像に適合する類似物（アナロゴン）［§ 145］としてのレメディーを見つけだす作業が、より容易になるだろう。このレメディーを一回だけでも使えば、病気は、完全に根絶することはできなくても、かなり治療された状態になるであろう。したがって、たとえそのレメディーで健康が完全に回復することにはならないとしても、患者が完全に健康を取り戻すという目標が達成されるまで治療を継続し、まだ後に残っている病的状態をそのつど調べ、できるかぎり適したレメディーをそのたびに選ばなければならない。

§ 169

❶既知のレメディーの数が十分でないために、病気を診察してレメディーを選んだ一回目のときでは、病気に

おける症状の総体が、一つのレメディーから生じた病気の個々の症状とよく合致しないことがある。こういうとき、病気においてある症状には一方のレメディーが、ある別の症状にはもう一方のレメディーがホメオパシー的に適しているというように、❺二つのレメディーの間でどちらがより適しているか競合した場合、二つのレメディーのうち優れたほうを使った後に、何も調べないでもう一つのレメディーを次に使ってはならない（1）。なぜなら、一回目のレメディーを使っている間に患者の状態が変化してしまっているので、二番目に最もよいとされたレメディーは、後にまだ残っている症状に対してももはや適していないであろうから。したがってこういう場合には、二番目のレメディーではなく、新たに調べて書きためておいた症状に対してホメオパシー的に適した別のレメディーを選ばなければならない。

（1）❻まして、この二つのレメディーを一緒に服用させてはならない（§272（1）「§273（1）の誤りではないかと思われる」を参照）。

§170

❶それゆえこういう場合もまた、病的状態に変化があったときには必ず行われているように、その時点でまだ残っている症状を改めて調べあげる。そして（はじめにとりあえず適しているように思われた二番目のレメディーは考慮せずに）、今の新しい状態にできるだけ適したホメオパシーのレメディーを新たに選びださなければならない。それほどたびたび起ることではないが、もし、はじめのとき二番目に最もよかったように思われたレメディーが、後に残っている病的状態に今でも十分に適していると示されたなら、それだけいっそうそのレメディーが優先的に適したものであると信用するに値するであろう。

§ 171

❹慢性病が性病と無関係なとき、最も普通にみられるのが、ソーラから発生した慢性病である。こういう慢性病になったとき治療のためによく必要とされるのが、ソーラに対してだけに用いるいくつかのレメディーであり、それらが順次適用される。ただし、その各レメディーは、先に投与したレメディーの効果が終わってから、後に残っている症状群に合せてホメオパシー的に選ばなければならない。

§ 172

❷(❶)治療すべき病気における**症状の数が非常に少ない**と、レメディーの数が不足したときと似たような**困難**が生じる。こういう状況に対して、私たちは細心の注意を払わなければならない。なぜなら、この状況を克服することによって、ありとあらゆる治療法のなかでも最も完全なこの治療法を困難にする問題が、ほとんど解決するからである（ただし、ホメオパシー的に知られたレメディーが❺まだ完全に❷出そろっていないという問題は除く）。

§ 173

❶非常に数少ない症状しか現れず、それゆえ治療をよりいっそう困難にしているようにみえる病気がある。これらは**一面的な**病気といってよい。なぜなら、一つか二つの主症状だけが目立ち、ほかの症状をほとんど覆い隠してしまっているからである。このような病気は大部分が慢性病である。

§ 174

❶こうした病気の主症状は、内的な症状（たとえば何年も続く頭痛や下痢、かなり以前から患っている胸やけ

など）であるか、あるいは、よりいっそう体の表面に出てくる症状であるかの、どちらかである。後者の症状は、特に**局所的な病気**と普段から呼ばれている。

§175

❶前者の一面的な病気の場合、それは、診察する医師の不注意［§83］によることが**多い**。病気の形態の輪郭を完全なものとするのに役立つ症状をとらえきっていないからである。

§176

❶それでも実際には、この種の病気はわずかしかない。というのも、どれほど十分に初回の診察（§84〜98）を行っても、こうした病気はいくつかの重くて激しい症状のほかは、はっきりわからない症状しか示さないからである。

§177

❷（❶）これは**きわめてまれ**であるにしても、**このような**症例に出くわしたとき、十分な成果を出すためにも、まずはじめに数少ない症状をよりどころにし、最もよく考えたうえでホメオパシー的に適したレメディーを選ぶ。

§178

❷（❶）こうしたレメディーがホメオパシーの法則を注意深く考慮して選ばれ、非常によく類似した人為的な病気を生じさせるものであるなら、そのとき現れていた病気を根絶することも、確かにときおりあるであろう。けれどもその場合、数少ない病気の症状が非常に際立ってはっきりしたものであり、めったにない種類の症状、すなわち、とりわけ特性を示した（特徴的な）症状でなければならない。このような症状であればあるほど、根絶できる可能性がより高まる。

§ 179

❷(❶)これ以上にもっと頻繁に起るのは、そのときはじめて選んだレメディーが、一部分だけしか、つまり厳密には類似していない場合である。レメディーを適切に選びだすために導いてくれる症状の数が十分でなかったからである。

§ 180

❷(❶)このようなときレメディーは、確かにその時点でできるかぎりよいものが選ばれる。だが、前に述べた理由からホメオパシーの治療としては不完全なものであるにすぎない。したがって一部分だけしか類似していない病気に対して作用することになる。まさにこれは、レメディーの数が不足しているために、もっぱら不完全にしかレメディーを選ぶことができないという、前述の事態(§162)とまったく同じである。それゆえ、こうしたレメディーは付随的な症状を生じさせ、さらに、レメディーの一覧化された特有な症状のリストに見られるいくつかの症状を患者に生みだすことになるであろう。**しかし同時に、そのような症状は、これまで感じたことがなかったにせよ、あるいはまれにしか感じたことがなかったにせよ、病気そのものの症状なのである。**要するに、前者は、患者が少し前には全然気づいていなかった症状が後になって現れたものであろう。後者は、はっきりとは気づいていなかった症状が後になってかなりの程度進行したものであろう。

§ 181

❶こうした病気においてこの時点で現れた付随的な症状や新しい症状は、まさにそのとき使っていたレメディーによって引き起されたものであろう。これは反論の余地がない。それらの症状は、実際レメディーによるものである(1)。しかしいずれにしても、**この**病気だから

こそ、この体だからこそ、おのずと現れることができた症状にほかならない。しかもこの症状は、類似の症状を生みだすレメディーを使うことによって単に誘い出されたにすぎず、それゆえ、現れるように促された症状なのである。簡単に言い換えると、まさにそのとき目に見えるようになった症状の総体こそは、病気そのものが生みだした状態であり、そのときの真の病的状態であるとみなして、これを治療しなければならない。

（1）❷(❶)生活習慣における大きな失敗、激しい感情、体の急速な発育、月経や妊娠や出産の開始と終わりなどが原因ではなかった場合である。

§182

❷(❶)この場合、現れている症状の数が非常に少ないためにレメディーを完全に選択することができないのはやむをえないことである。それでもやはり、不完全ながらもレメディーを選んでいくことが、病気の症状内容を完全にすることに役立つ。このやり方によって、より優れて適したレメディーを見つけだすことが容易になるのである。

§183

❶したがって、最初に投与したレメディーが、もはや何の効果も生みださないときはすぐに（新しく生じた症状が非常に重かった場合は、これを優先させて治療するのもやむをえないけれども、❸こういうことは、ホメオパシーのレメディーを微量で投与していれば、きわめて長期にわたる病気のときでもほとんど起こらない）、❶もう一度改めて病気を診断し、病気の状態は今どうなっているかを記録し、これに基づいて二つ目のレメディーを選ばなければならない。それはまさに、今の状態によりいっそう適したものであるとみなしてよい。というのも、症状群がいちだんと豊かで完全になったからである(1)。

（1）❷まったく大したことのない症状であっても、患者があまりに具合が悪いと感じたとき❹（慢性病ではきわめてまれだが、急性病ではよくある）、❷その状態の原因をむしろ神経の麻痺にあるとすることがある。神経の麻痺によって患者は、苦痛や症状をはっきり感じられなくなるからである。ケシの実は、体内で感じる感覚のこうした麻痺状態を取り除き、二次作用のときに病気の症状がはっきり現れる。

§ 184

❶さらに、どのレメディーでも作用が終わり、今の状態にもはや適せず役立っていないと思われたなら、後に残っている症状に従って、病気の状態を新たに記録する。こうしてわかってきた症状群に基づいて、そのつど適したレメディーをできるだけ探しだす。これを健康になるまで続けるのである。

§ 185

❶一面的な病気のなかでも、いわゆる**局所的な症状**と呼ばれるものは重要である。❷しかしそれは、体の外部に現れる変化や症状であると一般に理解されている。これまでの医学の教えによれば、外部だけが病気であり、体のほかの部分は関係ないとされてきた。こうしたつじつまの合わない理論的な教えが、危険きわまりない治療へと導くのである。

§ 186

❶ごく最近単に外傷を負ったために生じたいわゆる局所的な症状こそ、❷なによりもまず**局部の**病気と呼ばれるべきものであろう。しかし、この病気はまったく大したものでないにちがいないし、特に重要でない。というのも、外部から体に加えられた症状が少しばかりひどくても、生きている体全体はその症状の苦痛に同調するに

すぎないからである。たとえば、それによって熱などが発生したとしよう。それでもこうした病気には外科的に対処する。もちろん、患部に構造的に手を加えて処置するかぎりにおいてのみ正しい。なぜなら、バイタルフォースにのみ期待できる治療を妨げる外的な障害を、構造的に手を加えることによって取り除くことができるからである。たとえば、整骨、針と包帯による傷口の吻合、❻血の流れが止まるように動脈開口部の血を構造的に止めること、❷生体の部分に入った異物を引き抜くこと、そして厄介な物質を取り出すため、あるいは、たまってきたり集まってきたりした体液を注ぎだす出口をつくるために体の空洞を開口すること、骨折した骨の折れた部分をつないで❹ぴったり合わせ、適切な包帯で固定すること、など。

❷しかしこのような外傷を負ったとき、生きている体全体は、治癒の作用を働かせることができるようにするために、❺**いつものように**❹活発で**ダイナミックな**治療を要求する。たとえば、ひどい挫傷、筋肉や腱や脈管の断裂によって生じた激しい熱を、内的に作用するレメディーによって取り去るとか、あるいは、やけどや腐食した部位に生じる表面の痛みを取り除くとかするのである。このことから、活発な医師による活動とホメオパシーの治療が始まる。

§187

❷しかし、これとはまったく異なる仕方で発生するものがある。それは、外部に症状や変化や障害として現れるけれども、まったく外傷が原因で起るのではなく、❸ほんの少し外部に傷を負っただけで、それが誘因となって発生するものである。❷つまり、その発生源は内的な病気にある。こういう病気が、局部的な病気にほかならないといわれてきた。局部に塗る膏薬❻やこれに似た薬❷を外用薬として使うだけで、あるいは、ほとんどそれだけで治療する。これまでの医学が何百年もずっと行ってきたことである。こういう治療は無意味であり、これ

ほど危険な結果を生みだすものはない。

§ 188

❷こうした病気を単に局部的なものにすぎないとみなし、もっぱら特定の部位だけで生じる病気という意味で**局所的な病気**と呼んだ。したがって体全体は、こうした患部にほとんど、あるいはまったく関係しないという。言い換えるなら、いわば、生きている体のほかの部位は、目に見える個々の部位の病気について何も関知しないというのである(1)。

(1) ❺これは、従来の医師たちによる多くの危険な大愚の一つである。

§ 189

❷(❶)それでもやはり、少し考えただけでも次のことは明らかである。すなわち、内的な原因もなく、体(したがって病的な体)の全体にかかわることもなく、いかなる外的な病気も発生することはない。またこの外的な病気は、特定の部位にずっととどまっていることも、あるいは実際、特定の部位を悪化させることもない。外的な病気が現れるときには、ほかの部位すべての健康状態が崩れ、生きている全体(すなわち感受性と被刺激性を統括する生命原理)にかかわらざるをえないのである。それどころか、外的な病気の発現は、(撹乱された)生命全体が誘因となって引き起されたのでないとするなら、まったく考えられないことである。体のすべての部分は内的に関連しあい、感覚と機能において一つの全体を形成する。したがって唇の発疹にせよ瘭疽(ひょうそ)にせよ、外的な局部の病気が現れているということは、そのときも、それ以前のときも内的な病気があることを意味する。

§190

❷(❶)外部から障害を受けずに体の表面に現れた症状を真に治療する方法はすべて、内的に作用するレメディーによって人間の全体を、すなわち全身的な病気の根絶と治癒を目指さなければならない。このとき治療は、本来の目的にかない、確実で、有益であり、徹底したものになるはずである。

§191

❷このことは経験から疑いの余地なく明らかである。というのも、どんな場合であっても経験によって次のように示されているからである。すなわち、内的に作用する有効なレメディーはどれも、服用するとただちに、局所的な病気を患った患者であってもそれ以外の部位に大きな健康状態の変化を引き起す。こうした変化は、とりわけ通常の医学では無関係であると思われている外側の患部においても、つまり、体の最も外側にすら生じたいわゆる局所的な症状においても引き起される。しかも、人間全体に対して適用された内的に作用するレメディーがホメオパシー的に適切に選ばれたものであるなら、このレメディーによって外的な症状は消え去り（外科的治療や外用薬の助けを借りずに）、最も治療効果のある変化が、すなわち人間全体の健康が生みだされる。

§192

❶このようなことは次のようにレメディーを選ぶと最も効果的に起るであろう。すなわち、症例を調べるときは、局所的な症状の正確な状態に関してだけでなく、それと同時に、ほかの部位の健康状態や、❺薬を使っていなかった❸以前の健康状態において気づいた❷(❶)すべての変化、障害、症状に関しても一緒に取りあげ、その一切を統合し、完全な病像を描き出す。それから症状の全体像に対応したレメディーを、病気を生みだす固有の作

用に基づいて知られているレメディーのなかから探しだし、ホメオパシー的に適したものを選ぶのである。

§ 193

❷(❶)こうしたレメディーを内服薬として飲んだだけで(病気がごく最近発生したばかりなら、たいてい一回目の投与ですでに)、全身の病的状態と局所的な症状は同時に取り除かれ、一緒に治療される。このことから明らかなように、局所的な症状は、もっぱらほかの部位の病気にのみかかわりをもっている。しかもそれは、全体から切り離すことのできない部分であり、全体像のなかでも非常に重くて際立った症状の一つにほかならないとみなしてよい。

§ 194

❹急性の局所的な症状が突然発生したときにせよ、局部の病気をすでに長く患っていたときにせよ、外用薬を患部の表面に塗っても張っても役立たない。たとえその薬が特殊なものであろうと、内服に使えばホメオパシー的に治癒するものであろうと、効果はない。また、外側から患部に薬をすり込んでも張っても、さらにそのとき同時に内服薬として飲んだとしても、効かないのである。急性の局部の症状(たとえば特定部位の炎症や丹毒など)は、それ相当の激しい障害によってではなく、ダイナミックな、つまり内的な原因によって生じるからである。したがってこういう症状は、その時点で内的にも外的にも観察できる健康状態に対してホメオパシーの治療薬として適した内的なレメディーを使うことによって、プルービングが行われ蓄積されたすべてのレメディーのなかから選ばれたものであれば、まったくそれだけで通常は最も確実に克服される。しかし、こうした局所的な症状は、

レメディーによっても完全に克服されないことがある。すばらしい養生生活を送っていても、それでもなおバイタルフォースでは正常な状態に回復させることができない病気が、患部や全身の状態に残っていることがあるからである。こういうときの急性の局所的な症状は、ソーラによって生みだされたものである（これは珍しいことではない）。これまで内部で休眠の状態にあったソーラが、燃え上がるように発症したからである。ソーラは、明らかに慢性病に向かって進行しているところなのである。

§195

❹しばしば目にするこのような症例では、徹底した治療をするために、❺急性の症状を十分に取り除いた後に、❹ソーラに対する治療を適切に行う。まだ後に残っている症状と、さらにまた、急性の症状が発生する以前に患者に普段からみられた病的な健康状態とを治療する（このことは『慢性病論』で示したとおりである）。明らかに性病以外の慢性病であるなら、ともかくソーラに対する内的治療が特に必要である(1)。

（1）❻これは『**慢性病論**』で述べたとおりである。

§196

❷（❶）局所的な症状が出ている患部に直接レメディーを使えば、そのレメディーの作用によって患部によりいっそう迅速な変化が引き起されるであろうと考える人がいるかもしれない。もしそうであるなら、症状の総体すべてがホメオパシーの治療として正しく認識されたレメディーを内服薬としてだけでなく外用薬としても使えば、そのような病気の治療をもっと速めることができるであろうと考えても、確かにおかしくないであろう。

§ 197

❷(❶)しかしこのような治療は、局所的な症状の根底にソーラのマヤズムが潜んでいる場合だけでなく、スフィリスやサイコーシスのマヤズムが潜んでいる場合でも徹底して非難されるべきである。というのも、**レメディーを内服に使うだけでなく同時に患部に外用すると、局所的な症状を常に主症状としてもっている病気の場合、**大きな危険を伴うことになるからである。すなわち、そのように薬を局部に外用することによって、この主症状(局所的な症状)(1)がたいてい内的な病気よりも早く目の前から消え去ってなくなるという危険である。そうなると私たちは、見た目には完全に治療されたかのように見えるのであざむかれる。少なくとも私たちにとって、レメディーを内服することによって症状の全体像が根絶されたかどうかを判断することは、局所的な症状が先に消えてなくなると困難になる。ときには判断できないことすらあるだろう。

(1)❹発症したばかりの疥癬の発疹、下疳、尖圭コンジロームのことである。

§ 198

❹慢性マヤズムの病気に対して治癒力が内的に働くレメディーを**局部的にのみ適用すること**は、これも同じ理由から徹底して非難されるべきである。❷(❶)慢性病によって生じた局所的な症状を単に局部的にのみ一方的に除去してしまうと、完全に健康を回復するために必要な内的な治療をどのように進めたらよいのか、皆目見当がつかなくなってしまう。要するに、主症状(局所的な症状)は消えてなくなり、もはやほかのはっきりしない症状だけしか後に残っていないのである。それは、局所的な症状と比べて安定していないし持続的でない。完全で明確な輪郭をもった病像を描き出すには、多くの場合それだけではあまりにも特色や特徴が少なすぎるのである。

§199

❷(❶)ホメオパシーの治療として病気に適したレメディーがまだ見つかっていないときに(1)、患部を腐食または乾燥させる外用薬を使い、あるいは切除して局所的な症状を取り除くと、まだ後に残っている症状の現れている様子は、非常にはっきりせず（特徴がなく）、安定しない。そのためにこの症例の治療は、はるかに難しくなる。なぜなら、病気を根絶させるまで、最も適したレメディーを選びだし、それを内服薬として使用するために最もよくその指針と決定を与えることができるもの、すなわち外的な主症状は、私たちには観察できないものになってしまったからである。

（1）❹私が発見する以前には、尖圭コンジロームの病気に対するレメディーはなかった（ソーラに対するレメディーもなかった）。

§200

❷(❶)もし内的な治療をしている最中に局所的な症状が残っていたなら、病気の全体像に対してホメオパシー療法としてかなったレメディーを見つけだすことができたであろう。こうして見つけたレメディーを内服薬としてのみ使ったのに、局所的な症状がなおも残っていたなら、それは、治療がまだ完了していないことを示す。しかし、❻強引な外的な治療に頼らず、❷その患部の症状が治癒したのであれば、根本から病気が根絶され、すべての病気から回復し、望んでいた目標に到達したことを確実に示している。❻完全な治療を達成するために、❷局所的な症状が与えてくれるものは計り知れず、不可欠なものである。

§201

❷明らかに人間のバイタルフォースは、自力で克服できない慢性病にかかると、体のどこかの外部に局所的な

症状を決まって（本能的に）形成する。人間の生命にとって、なくてもすますことのできる外部に病気を生みだし、維持することによって、次のことを意図しているからにほかならない。すなわち、そうしなければ内的な病気によって生命の器官が破壊され、命が奪われてしまう恐れがあるので、その内的な病気を鎮めること。そしていうなれば、内的な病気をその身代わりとして局所的な症状に転移させ、いわばそこへと誘導することである。このように局所的な症状を存在させることによって内的な病気をさしあたって黙らせる。しかし内的な病気を治療したのでもなく、本質的に軽減できたのでもない（1）。

それでもやはり局所的な症状は、依然として病気全体の一部にほかならない。それは、有機的に働くバイタルフォースによって一面的に増大させられた、病気全体の一部分以外の何物でもなく、内的な病気を鎮めるために危険のより少ない体の（外側の）部位に移されたものである。だが、すでに述べたように、バイタルフォースの側からみた場合、局所的な症状が内的な病気をおとなしくさせることによって病気全体は軽減されたことにも、あるいは治療されたことにもなっていないのである。しかもそれとは反対に、内的な病気は少しずつ強まり、自然は局所的な症状を強制的にさらに増大させ悪化させる。局所的な症状は、ますます強くなっていく内的な病気の代わりとなって、その力を削ぐことができなければならないからである。したがって、❹たとえば内的なソーラを治療しなければ、❷以前から患っている大腿部の潰瘍は悪化する。❹内的なスフィリスをまだ治療していなければ❷下疳は増大し、❻サイコーシスが治療されないかぎり尖圭コンジロームは増えて成長する。そのためにサイコーシスはよりいっそう治療が難しくなり、そのとき内的な病気全体もおのずから進行する。

（1）❷これまでの医師たちによる排膿孔に関しても同じようなことがいえる。排膿孔とは、体の表面に人工的に生じさせた潰瘍のことである。これはいくつかの慢性的な内的症状を和らげるけれども、その効果は非常に短期間にすぎず❻（病的な体にとって慣れていない痛みの刺激がそれによって生じているかぎり効いている）、治療することはできない。❺しかも他方で、排膿孔による治療は、本能のようなバイタルフォースがたいてい症状の転移によって処置するよりも、はるかに全身の健康状態を衰えさせ損なわせる。

§202

❷（❶）これまでの医師たちは、外用薬によって局所的な症状を、その局部にかぎって根絶する。それによって病気全体が治療できると考えたからである。もしそういうことをすれば、体の自然本性は、その根絶されたものを補うために、内的な病気とほかの症状を目覚めさせる。つまり、内的な病気の威力を強める。目覚めたほかの症状とは、局所的な症状のほかに以前からすでに存在し、その時点まではまだ休眠の状態にあった症状のことである。このようなとき、局所的な症状は外用薬によって体内にまたは神経上に**撃退された**とよくいっているが、これは**間違い**である。

§203

❹外用薬の使用や外科的処置によって局所的な症状を治療する方法はすべて、マヤズムによる内的な病気を治療せずに体の表面から局所的な症状を取り除く治療である。したがって、疥癬の発疹はあらゆる種類の軟膏を使って皮膚から除去される。下疳は外側から焼灼される。尖圭コンジロームは切除するか、結紮で除去するか、鉄で焼くかして患部から取り去る。こうした、これまで非常に広く普及している破壊的な外的治療は、病名のあるなしにかかわらず、すべての無数の慢性病を生みだす源泉として最も一般的なものである。これについて人類は永遠に嘆くしかない。これは最も犯罪的な行為の一つであり、医師会（ツンフト）にその責任があるといってよい。彼らの

治療法はそれでも一般に受け入れられ、❺医学部によって唯一の方法として教えられているのである(1)。

(1) ❺そのとき彼らが内服用に与えた薬はどれも病気を悪化させることだけにしか役立たなかった。なぜならその薬は、病気の全体に対して何らの治癒力ももたないうえに、体を攻撃し、衰弱させ、慢性的な医原性の別の病気をさらに植えつけたからである。

§ 204

❹慢性病といわれている病気から次の二つのものを除外するとしよう。一つは、不健康な生活をずっと長い間送ってきたために生じたあらゆる慢性的な症状や障害や病気。❺そしてもう一つは、多くの場合それ自体は軽い病気であるにすぎないのに、従来の医師たちが攻撃的で破壊的な治療をいつまでも行ったために生じた無数の医原性の重疾患である。❹この二種類のものを除外すれば、残りの大部分の慢性病は、いわゆる三大慢性マヤズムが進展したことに由来する。すなわち、内的スフィリス、内的サイコーシス、内的ソーラのことである。しかし三大マヤズムのなかでは内的ソーラが不釣り合いなほどに多くの割合を占める。局所的な症状は本来の病気の発症を覆い隠し、その身代わりとして生じるものである。このような局所的な症状の最初のもの(ソーラなら疥癬の発疹、スフィリスなら下疳すなわち鼠径部の横痃(おうげん)、サイコーシスなら尖圭コンジローム)が現れる以前に、三大マヤズムのどれもが、すでに体の全体に宿っており、体の隅々にまで侵食していたのである。

❻いわゆる局所的な症状は本来の病気の代わりに生じて全身の内的な病気を和らげているのに、外用薬の使用や外科的処置によって局所的な症状をマヤズムから奪い取ってしまうと、自然の創造主によって各マヤズムに定められた固有の病気が、❹すぐにせよ後からにせよ、必然的に進展を開始し、発症せざるをえない。そして、

人類を何百年、何千年と苦しめてきたあらゆる名状しがたい苦痛、信じがたいほど多くの慢性病を広めるのである。

医師が、マヤズムによって外部に生じた症状を局部的な治療によって破壊することなく、もっぱら各マヤズムに適した内的なレメディーによってのみ三大マヤズムを徹底的に治療し体から消し去るように賢明にも努めていたなら、慢性病がこれほどはやることはなかったであろう❻（§282（注）参照）。

§205

❹ホメオパスは、局部的な処置（外部からダイナミックに作用する(1)薬の使用や外科的な処置）によって、この一次的な症状を治療しない。また、この症状が進展して発症した二次的な症状も治療しない。むしろホメオパスは、一次的な症状にせよ二次的な症状にせよ、それが現れたときには、症状の根底にある三大マヤズムだけを治療するのである。そうすれば❻（ただし長期化したサイコーシスのいくつかの症例を除く）❹一次的な症状も二次的な症状も一緒に消えるからである。

しかしこのような現象を、ホメオパスはもはや目にすることがない。❻残念ながら、❹一次的な症状(2)が、これまでの医師たちによってすでに外部から取り除かれてしまっているからである。それゆえホメオパスは、今日では二次的な症状とだけ、すなわち、内に宿るこれらマヤズムが発現し進展したことから生じた症状とだけかかわることになる。私が❻自分で、❹一人の医師として長年にわたり熟考し、観察し、経験したうえで明らかにすることができたかぎりではあるけれども、この病気の内的な治療を、自著『慢性病論』で示すことに努めた。ここではそれを参照してもらいたい。

（1）❹それゆえたとえば、私なら、口唇もしくは顔面にできた潰爛（かいらん）（これは非常に進展したソーラから生じたものであろう。スフィリスと合併することもまれではない）をコスムのヒ素剤[※1]によってその部位から除去するように勧めることはありえない。そのわけは、きわめて痛みを伴い、失敗することも多いからだけではない。むしろそれ以上に、この薬で体の部位から悪性腫瘍を取り除いても、根本の病気は少しも軽減されないからである。それゆえ生命維持のエネルギーは、影響力の大きい内的な病気が活動する場所を、よりいっそう重要な部位に転移するように余儀なくされる（転移が起る場合はすべてそうであるように）。そして失明、難聴、狂気、息苦しい喘息、水腫、卒中などを引き起さざるをえない。局部に適用するヒ素剤を使って患部から悪性腫瘍を取り除く方法がうまくいくこともあるが、そういう場合は、潰瘍がまだ大きくなっていない段階で、❻発生源が性病とはかかわりなく、❹バイタルフォースがなおもきわめて活発だからである。しかも、このようにうまくいくには、根源の病気全体（ウアユーベル）を内的に完全に治療することができなければならない。

❻内部に住まうマヤズムをあらかじめ治療せず、❹単に切除によって顔面や胸部の潰爛（かいらん）を除去するとか、被包性の腫瘍を切除するとかしても、結果は同じである。その後もさらにいっそう悪化する。少なくとも死の訪れが早まるであろう。❺こうした結末は数え切れないほどある。しかしそれでも、これまでの医師たちは、どんなに新しい症例に出くわしても同じ悲惨な状況を生みだし続けるのである。

（2）❹疥癬の発疹、下疳（鼠径部の横痃）、尖圭コンジローム。

§205—※1　コスムのヒ素剤（das kosmische Arsenik-Mittel）。ハーネマンの『小論集』（"Gessammelte kleine Schriften", 2001, Haug）の462ページに、レンノフ（Rönnov）なる人物をコスム（Cosme）と呼んだ記載がある。

§206

❹**慢性病の治療を開始する前に注意深く問診**(1)して、患者がすでに性病に感染(コンジローム性淋病の感染も)したことがあったかを必ず聞きだす必要がある。そうしてから後、しかも梅毒(あるいは、これほどめったにないときにのみ、**この**感染を治療しなければならない。いが尖圭コンジロームの病気)の徴候だけしか現れていしかし最近では、この病気だけしか現れないのはきわめてまれである。ソーラを治療する場合、性病の感染が先であったとき、感染に対しても配慮しなければならない。なぜならソーラは、その徴候がソーラだけの純粋なものでないときには常に、性病感染と一緒になって複雑化するからである。現にいつも、ほとんど医師は、目の前の患者の病気が長く患っている性病であると思えたときには、とりわけソーラと一緒になった(複雑化した)病気を治療しなければならない。内的な疥癬の重疾患(ソーラ)は、**慢性病のなかでも**飛び抜けて**最も頻繁にみられる根本原因**だからである。ときには医師は、患者がかつて性病に感染したことがあったとわかったときには、さらにこの二つのマヤズムにサイコーシスが加わり、❻慢性的に病的な体において❹こうした複雑化したものを克服しなければならないであろう。そうでなくても医師は、ほかのすべての慢性病を引き起す唯一の根本原因としてソーラがどれほどしばしば現れてきたことかを知っている。そのうえさらにこうした慢性病の治療は(どんな病名をもっていようとも)、❺以前からアロパシーの危険な医学を通じて何度も失敗を繰り返し、恐ろしくひどい状態にされ、不具にされてしまうのが常なのである。

(1)❹この種の問診をするときには患者や身内の人たちがしばしば主張する事柄に翻弄されてはならない。長引いた病気の、いや実際きわめて重篤で非常に長期化した病気の原因として彼らが報告することは、何年も前にひいたことのあるかぜ(びしょぬれになったことや、体を冷やすために飲んだ冷たい飲み物による）、以前体験した恐怖、重いものを持ちあげて体を痛めたこと、怒り（おそらく魔法にかけられたことまでも）、などである。長期化した病気を健康体に引き起し、長年その病気を持続させ、年々悪化させる誘因としては、報告されたことはあまりに取るに足らない事柄である。ソーラの進展によって生じたすべての慢性病についても同じことがいえる。このような思い出せる有害な要因よりもはるかに重要な原因は、頑固で重篤な古い病気を根本において発症させ持続させたものであるにちがいない。誘因として報告された事柄は、慢性マヤズムを誘いだすきっかけを与えることができるにすぎない。

§ 207

❹それゆえ、前述のような事柄が報告されたとき、ホメオパスはさらに問診する必要がある。たとえば、長く病気を患っている患者には、これまでどんなアロパシーの治療を受けてきたか、特に作用の激しい薬として最も多く使ったのはどんな薬か、どんな鉱泉を利用したか、そしてその結果はどうだったか、ということを聞く。そうすれば、患者本来のあるべき状態からどのくらい悪化しているかということがわかり、こうした医原性の障害を部分的にもできるかぎり回復させられる。❺あるいは少なくとも、すでに誤って使われたその薬を必要としなくなる。

§ 208

❹その次に考慮しなければならないのが、患者の年齢、生活様式、食事のとり方、職業、家庭の状況、近所づきあい、などである。つまり、こうした事柄から病気の悪化が進行している可能性があるか、あるいは、どの程度こうしたすべての事柄が治療を促進し、または治療を妨害している可能性があるか、ということをみるためである。

患者のものの感じ方や考え方についても注意を怠ってはならない。感じ方や考え方が治療を妨げているか、もしくは感じ方や考え方を心理的に指導して支えてあげたり変えさせたりする必要があるか、ということもみなければならないからである。

§209

❹その次に前述の指針に従って医師は、問診を何度か重ねながら、最も際立ち、最も特有な（特徴的な）症状をほかの症状から区別することができるために、患者の病像をできるかぎり完全に描き出すことを試みる。それから医師は、できるかぎり症状の類似性に基づいて（ソーラなどに対する）最初のレメディーを選んで治療を始める。

§210

❹これまで私が一面的な病気であると呼んできたものは、ほとんどソーラに属している。そう呼ばれた病気は一面性のために（一つの重くて激しい症状の前に、ほかのすべての病的徴候がいわば沈黙するからである）、治療するのがよりいっそう難しいように思われる。❷(❶)このような病気がいわゆる**感情および精神の病気**である。しかしそれは、ほかの病気からはっきり区別されるたぐいの病気ではない。感情と精神の状態は、それ以外のいわゆる体の病気それぞれにおいて、**そのつど**変化するからである[1]。ホメオパシーの治療がうまくいくためには忠実に病像を記録するとき、治療すべきすべての症例において患者の心理状態は最も際立った症状の一つとして、症状の総体に加えておくべきである。

（1）❷(❶)たとえば多年にわたってきわめて激しい痛みを伴う病気に苦しんでいるのに、優しくて思いやりのある心をもった患者に何度となく出会うことがなかったか。治療師は、そういう患者に対して尊敬の念と同情を抱かざるをえないと感じるであろう。しかし病気を取り除き患者が回復すると、ホメオパシーの治療の後ではよくありうることであるが、医師は、患者の気味悪いくらいの心の変わりように非常に驚かされることが多い。感謝を忘れるとか、頑固になるとか、あからさまに悪意を示すとか、人間の品位を最もおとしめるきわめて激怒したかんしゃくを起したりとか、医師はこのような患者を目にすることになる。こうした心理状態は、以前健康だったとき、まさにその患者に特有の性格であったものである。

健康なときには忍耐強かったのに、病気のときには、強情、怒りっぽい、せかせかしている、おそらく不機嫌でわがままなことも、さらにはおそらくいら立ち、あるいは絶望することも多くみられる。以前は礼儀正しく慎み深かったのに、卑猥で破廉恥になることもある。聡明であったのに愚鈍になったり、逆にいつもは軽薄なのに、いわば賢明で慎重になったりする。ときには冷静沈着でいながらもすばやく決断することもある、など。

§ 211

❷(❶)このことはきわめて広く当てはまることである。したがってレメディーをホメオパシーの治療薬として選ぶとき、病人の心理状態は、多くの場合、特定の固有性を示す徴候として非常に重要である。こうした徴候は、正確に観察する医師なら何よりも真っ先に見破ることができる。

§ 212

❷(❶)治癒の効力の創造主は、あらゆる病気を構成するこうした中心的な要素、すなわち変化する感情と精神の

状態に対してとりわけ配慮した。この世に存在する効力のあるレメディーの素材はすべて、プルービングを行った健康な人の感情と精神の状態を非常に際立って変化させるものなのである。しかもどのレメディーも、変化の仕方はさまざまである。

§213

❷(❶)それゆえ、自然にかなった仕方で、すなわちホメオパシー的に治療するときには必ず、どんな症例であっても、急性の症例のときでさえも、同時に精神と感情の変化に対しても一緒に目を向け、数あるレメディーのなかから治療のためにそのような病気を生みだす効力をもったレメディーを選びださなければならない。こうしたレメディーは、類似した体の症状だけでなく感情と精神に関しても類似した状態を**それだけで**生みだす能力をもっているのである（1）。

（1）❷(❶)したがって、アコナイトは落ち着いて平静な心理状態にあるときには、めったに、あるいは**決して**迅速な回復も持続的な回復も実現させ**ない**だろう。ナックス・ボミカなら、もの静かで淡白な心理状態にあるとき、ポースティーラなら陽気で晴れやかでわがままな心理状態にあるとき、あるいはイグナシアなら恐怖や怒りに駆られることなくいつも変わらずにいられる心理状態にあるとき、同じく迅速な回復や持続的な回復は実現できないであろう。

§214

❶それゆえ、精神および感情の病気を治療することに関して、私が示すべきことは、わずかなことだけでよい。なぜなら精神と感情の病気は、ほかのすべての病気と同じようなやり方で治療されるべきであり、❻ほかの仕方では治療できないからである。❶つまり、レメディーに

よって治療される。レメディーは、健康な人の心身［肉体と魂］に現れた症状において、症例にできるだけ類似した病気を治癒させる効力があることを示すからである。

§215

❷(❶)ほとんどすべてのいわゆる精神および感情の病気は、体の病気にほかならない。精神的および感情的な撹乱の症状は、体のどの病気にとっても特有なものであり、体の症状が後退しはじめると（その速さには差があるにせよ）激しくなる。そしてこれらの症状はほとんど局所的な症状のように、❺精神および感情の、目に見えないくらいに微細な器官へ転移し、❷(❶)最終的には最も際立った一面的な症状になる。

§216

❷(❶)だから次のようなことは珍しくないのである。今にも死にそうな、いわゆる体の病気、たとえば肺の化膿、ほかの重要な内臓器官の腐敗、産褥熱のような激しい（急性の）病気などが、これまでの感情的な症状を急速に悪化させ精神錯乱やうつ病や狂気を引き起こし、これによってすべての死の危険を消滅させる。その間に体の症状はほとんど健康な状態にまで回復する。あるいはむしろ体の症状は、かすかな痕跡として残っている程度にまで後退する。それは細心の注意を払って根気強く観察する医師だけしか見分けられないほどである。体の症状はこのようにして一面的な病気になる。これがいわゆる局所的な病気である。こういう局所的な症状が出たときには、以前は軽かった感情的な撹乱の症状が激しくなって主症状となる。だから感情の症状は大部分がほかの症状（すなわち体の症状）の代わりとして現れたものであり、体の症状の激しさは一時的に緩和される。したがって一

言でいうなら、より粗大な身体的器官の病気は、ほとんど精神のような器官へと、すなわち、いかなる外科用のメスさえいつになっても届かない、あるいは届くことのできない精神および感情の器官へと、いわば転移され誘導されるのである。

§217

❷(❶)こういう場合には注意深く症状の総体すべてを探究しなければならない。そのとき、体の症状に関してだけではなく、さらに、とりわけ主症状（特徴的な症状）の、すなわちそのつど顕著に現れる特有な精神的および感情的な症状の、確かな特性も正確にとらえる。そして病気全体を消し去るために、純粋な作用に基づいて知られたレメディーのなかから、ホメオパシーとして治療してくれる病気を生みだす効力のあるものを選びだす。選んだレメディーの症状の内容は、そのとき症例に現れている身体的な症状だけでなく、精神的および感情的な症状に関してもできるかぎり類似した症状が示されていなければならない。

§218

❷(❶)まず第一にこうした症状像に該当するのは、以前に現れていたいわゆる体の病気として正確に記述されたすべての症状である。それは、一面的に激しくなった精神的症状へと、すなわち精神および感情の病気へと悪化する以前の病気である。このことは身内の人たちの報告から明らかにされるであろう。

§219

❷(❶)以前に現れていた身体的な症状と、はっきり目に見えていなくても今なお残っている痕跡を比較するとよい（この痕跡は、精神の病気が明らかに停滞期間に入り、一時的に後退すると、今なお現れることがある）。その

両者を比較することは、ずっと隠されている体の病気の存在を明らかにするのに役立つであろう。

§220

❷こうした体の症状以外に、身内の人たちや医師みずからによって正確に観察された精神や感情の状態(1)をさらに加えると、完全な病像が構成される。❹精神の病気がすでにしばらく続いたときには、❷病気をホメオパシーによって治療するために数あるレメディー❹(ソーラなどに対する)❷のなかから、こうした病像にきわめて類似した症状を生みだすものを、とりわけ類似した精神の錯乱状態を生みだせるものを探しだすとよい。

(1)❻こうした精神的および感情的な症状が周期的に交互的に現れることは珍しくはない。たとえば、数日間ひどい精神錯乱や激しい怒りがあった後に、次の数日間は深い憂うつな悲しみなどが続くこともあり、その年の数か月間だけそういう状態が繰り返すこともある。

§221

❹もの静かな普段の状態から突然に精神錯乱や狂気が(恐怖や不安や飲酒が誘因となって)急性病として発症したとき、ほとんど例外なくそれが内的なソーラから発生したもの(ソーラによって燃え上がったいわば炎のようなもの)であっても、それでもこの病気は、急激に発生した最初の段階でソーラに対するレメディーを使ってただちに治療することはできない。プルービングがなされたほかの種類のレメディー(1)のなかから、そのときに示唆されたレメディーを使って治療する。ただし、高度に活性化されたものをホメオパシーの治療薬としてごく微量で投与しなければならない。こうしてその病気を十分に取り除くなら、当分の間ソーラは、ほとんど潜伏していた以前の状態に戻る。こういう状態のとき患者は

健康のようにみえる。

（1）❹たとえばアコナイト、ベラドーナ、ストラモニウム、ハイオサイマス、マーキュリー・ソル、など。

§222

❹しかし、ソーラに対するレメディーを使わず、それ以外のレメディーによって急性の精神的および感情的な病気から回復した患者を治癒したとみなしてはならない。少しの時間もむだにすることなく、ソーラに対する治療や、ときにはスフィリスに対する治療を引き続き行うことによって、患者を慢性マヤズムのソーラから完全に解放しなければならない(1)。ソーラは、今は確かに潜伏しているけれども、❻以前の精神および感情の病気に襲われると、❹そのときから非常に再発しやすくなるからである。ソーラが完治した後、食事を正しくとってきちんとした生活を忠実に送り続けるなら、今後は類似した病気に襲われる心配はない。

（1）❺すでに長く患っている精神的および感情的な病気がおのずと和らぐことは、きわめてまれである（なぜなら、この内的な重疾患は精神や感情の器官ほど重要でない体の器官へと再び移行するからである）。たとえば、精神病院に今まで入院していた患者の場合、あちこちの病院でこのような患者は見た目に健康になると退院させられる。しかもすべての精神病院はずっと満杯状態である。入院中の精神障害者が何人か亡くならないかぎり、入院を待っている大勢の患者は、ほとんど入院する余地がない。**だとすると、❻従来の医師たちによって❺実際に持続的に治療された患者は一人もいないことになるのである。**これは、従来の医学が破滅の医学であって完全に無駄であることを示す証拠である。それでもこの医学は滑稽なことに、アロパシーの誇示された言動によって**合理的医学**の名で栄光を与えられている。これに対して真の医学（本物の純粋なホメオパシー）は、このような憐れむべき患者たちの心身の健康を回復させ、身内の人たちや知り合いの人たちがこうして治った患者を喜んで迎えたことが何度あったことか。

§ 223

❹しかしソーラに対する治療を（おそらくスフィリスに対する治療も）怠ったときには、ほとんど確実に予想されるように、何らかの誘因となるものがあると、それが精神錯乱の始まったばかりのときと比べてあまり大したほどではなくても、すぐに新しい病気が、しかもそれによって持続的でよりいっそう重い病気が生じるであろう。こうした病気が現れている間に、ソーラは常によりいっそう進行する。そして周期的にせよ持続的にせよ、精神の錯乱状態へと移行する。こういう状態になってはソーラに対して治療を行っても、治るのは一段と困難になる。

§ 224

❷（❶）精神の病気がまだ完全に発病していないときには、精神の病気が体の病気から発生したのか、あるいはそうではなくて、養育の失敗、悪習、道徳的腐敗、精神の怠慢、迷信や無知のために生じたのかという疑念が少し残ることもあるであろう。そういうときは、判断の基準として、次のようにするとよい。後者の場合であれば、理解と好意を示して励ますこととか、心底から慰めることとか、あるいは筋を通して真剣に言い聞かせることによって病気は治まり、改善される。これに対して、体の病気から感情および精神の病気が本当に生じたときは、同じことをすると、たちまち悪化する。うつ病になり、一段と気落ちし、悲嘆にくれ、慰めようもなく、引きこもるようになる。精神錯乱が故意のものであっても、同

じことをすると、ますます憤慨し、愚かなおしゃべりも明らかに一段と無意味なものとなる（1）。

（1）❷この状態は、次のようにもいえるであろう。すなわち、患者の魂が、理路整然と言い聞かされた内容の事実に❺怒りと悲しみを感じ、❷失われた調和を回復したいと願った魂が体に働きかける。しかし体は、自分の病気のために精神と感情の器官に向かって逆にきわめて強く働きかけ、自分の病気をそれらの器官に転移する。すると、病気を転移された器官はそれだけいっそう激しく混乱するのである、と。

§225

❷(❶)これに対してすでに述べたように、確かに数は少ないながらも感情の病気には、体の病気から感情の病気へと進行するものだけではなく、これとは逆の方向に進行するものもある。心痛や屈辱、怒りや侮辱が長く続いたり、恐怖や驚きのきっかけとなる重大な事件が度重なったりすることによって、身体的にも少しは弱まるけれども病気は感情から始まり持続する。この種の感情の病気によって時間の経過とともに体の健康状態をひどく損ねることも多い。

§226

❷(❶)心情［魂］によって引き起されて持続しているこうした感情の病気だけは、**それがまだ発症したばかりで体の状態にそれほど悪影響を及ぼしていないかぎり**、心理的に対処することによって速やかに心情［魂］が健康な状態に変化する（養生法も適切なら体も健康な状態に変化する）。心理的な対処とは、患者を信頼すること、好意的に励ますこと、筋の通った根拠を示すことだが、うまく装った意図的な嘘もまた功を奏することも多い。

§ 227

❹しかしこうした病気のときでもソーラマヤズムがその根底にあるが、しかし完全に発症した状態にはまだほど遠い。健康になりつつある患者が再び類似した精神の病気に陥らないようにするには❻（きわめて容易に陥ることさえあるので）、❹ソーラに対する治療を徹底して患者に行えば安全である。

§ 228

❷（❶）体の病気によって精神および感情の病気が発生したとき、こうした病気は、慎重に正しい生活習慣を身につけたうえで、内的なマヤズムに対するホメオパシーのレメディーによってのみ治療すべきである。身内の人たちや医師の側からの適切な心理的な働きかけも、心情［魂］を養う糧として補助的に役立つものとみなすべきである。狂暴な精神錯乱に対しては、もの静かな不敵な態度、冷血で断固たる意志で臨む。悲痛なほどに嘆き悲しむ苦悩に対しては、表情や態度からわかる無言の同情によって、また、ばかげたおしゃべりに対しては完全に無視するほどではない程度の黙殺によって、吐き気を催させる嫌悪すべきふるまいや、それに似たようなくだらない話に対しては、完全な無視によって臨む。周りにあるものを壊したり傷つけたりしないように気をつけるだけでなく、**そういうことをしても患者をしからず**、徹底してすべての折檻や拷問(1)は控えるようにし、すべて元通りに戻す。レメディーの服用を強制することは許されてしかるべき唯一のことであろう。だが、ホメオパシーの治療では、役立つレメディーをごく微量で投与するので味ははっきりわからない。それゆえ患者にはまったく気づかれずに飲み物の中に入れて与えることができる。だからレメディーの服用は、かえってよりいっそう容易になる。したがって、いかなる強制も必要ないのである。

（1）❷この種の多くの病院では、医師たちが冷酷であり軽率であることに驚かざるをえない。彼らは、ホメオパシー療法として（ソーラに対して）**薬を使う**唯一役立つ真の治療法を求めることはしない。苦痛きわまる殴打やさらに耐えがたい拷問によって全人類のなかでも最も憐れむべき人々を苦しめる。そして、こうした虐待に満足を覚えるのである。このような、良心のかけらもない腹立たしいふるまいによって、彼らは、自分の品位を刑務所長よりもはるかにおとしめているのである。なぜなら、刑務所長は役人の義務に忠実なだけで、犯罪に対してこのような刑罰を執行しているにすぎないが、医師たちは、精神および感情の病気が自分には治療できないとあらかじめ前提されていることに対して、医学的に無能であることの屈辱を感じながら、残酷な仕打ちを与えることによって、最も憐れむべき罪なき患者自体に当たり散らしているようにみえるからである。彼らはあまりに無知であるために役立たないし、非常に怠け者なので、適切な治療法を採用することもできないのである。

§229

❷(❶)他方、患者のいうことに反論すること、熱心に患者に理解を求めること、厳しく叱責し侮辱すること、さらには、厳しくしつけずわがままに甘やかすことも、対処としてまったく適切でないし、患者の精神や感情にとって同じく有害な処置である。しかし、侮辱を受けたり、あざむかれたり、おおっぴらにだまされると、立腹し、病気が悪化することが多い。**医師や看護人は、いつも表向きは、患者の理性を信頼しているかのようにふるまわなければならない**。これに対して患者の感覚と感情を乱すあらゆる種類のものを、患者の周りから遠ざけておくようにするとよい。意識の曖昧な患者の精神にとって、楽しみとなるものも、よい気晴らしとなるものもない。知的な刺激となるものもない。病気の体に拘束されて萎

縮した気持ちや、いら立っている気持ち［魂］が、言葉や本などのようなものによって落ち着きを取り戻すこともない。治癒すること以外に、元気を取り戻すことはないのである。体の状態が良好な状態へと変化してはじめて、患者の精神に安らぎと快適さがみられるようになる(1)。

（1）❻精神錯乱の患者、狂暴な患者、うつ病の患者の治療は、もっぱらこの目的のために設立された施設でのみ成功する。ただし患者の家庭内ではうまくいかない。

§ 230

❷(❶)精神および感情の病気は、そのつど特殊な症例として現れる。このような症例に対して選ばれたレメディーは、忠実に描き出された病状像にホメオパシー療法として完全に適合したものでなければならない。こうした適合は、純粋な作用に基づいて知られたこの種のレメディーが選択できるほど十分にありさえすれば、❺最も適したホメオパシーのレメディーを絶えず探し続けることによって❷よりいっそう簡単にうまくいく。このような患者の感情と精神の状態は、主症状として間違いようもなく非常にはっきりと現れるからである。こういう場合はたいてい、できるかぎりごく微量で投与しさえすれば、きわめて顕著な改善が十分に引き起こされ、時間もまったく長くかからない。しかしホメオパシー以外の不適切な（アロパシーの）薬を大量に頻繁に投与したのであればうまくいかない。死亡することもある。私は、多くの経験から次のように主張することができる。すなわち、考えられるすべての治療法よりもこのホメオパシーの治療法がずばぬけて優れていることを勝利の光のもとに証明してくれる病気は、もともと体の病気から生じるものであるにせよ、あるいはもっぱら体の病気と同時に発生するものであるにせよ、古くから患っている感情と精神の病気にほかならないのである、と。

§231

❷**間欠性の病気**はそれだけを特別に考察する価値がある。それには二つある。一つは、一定した時間の間隔をおいて再発するもの。これには、非常に多くの間欠熱と、間欠熱のように再発するが熱は出ないようにみえるものとがある。もう一つは、時間の間隔が一定せずにある種の病的状態から別の病的状態に入れ替わるものである。

§232

❷前に述べた二つ目の間欠性の病気、すなわち**交互的に現れる**病気も同じく非常に種類が多い(1)。❹しかしこれは、総じて慢性病に属する。たいていのものはソーラが進展しただけで生じたものである。スフィリスのマヤズムと一緒になって複雑化したものも、ときどきにすぎないとはいえ、きわめてまれにみられる。それゆえ前者の場合はソーラ用のレメディーによって治療される。しかし後者のときには、『慢性病論』で述べたようにスフィリスに対するレメディーと交互的に与える。

(1) ❷二つの症状が入れ替わることもあるが、三つの症状が入れ替わることもある。二つの症状が入れ替わるとき、たとえば、目の炎症が止まるとすぐに、足などにある種の痛みが間髪を入れずに現れ、その部位の痛みが一時的に消えるとたちまち目の炎症が再発する。痙攣やひきつけが、体の、もしくはある部位の病気とすぐに入れ替わることもある。三つの症状が入れ替わるときは、病気の状態が続いているときに、突然、一見して健康の状態が高まり、知力も体力も活発な状態に高まったかのようにみえる期間がやってくることもある(たとえば、陽気すぎる、快適すぎる、体力が活発すぎる、食欲がありすぎる、など)。その次にはまったく不意に、落ち込んだ憂うつな気分や、耐えがたい心気症的な心理状態が、消化や睡眠などのいくつかの生命機能に障害を伴って現れる。さらに今度は、まったく突然、いつもの時間にそれ相応の不健康な状態と入れ替わる。そのほかにもいろいろな多くの間欠性の症状と入れ替わる。次の症状が現れると、たいてい、以前の症状があった痕跡にもはや気づくことはできない。気づいたとしても、前に出ていた間欠性の症状の痕跡はほんのわずかしか残っていない。一つ目の状態を示す症状は、二つ目の別の状態が現れて持続すると、ほとんど後に残らないからである。間欠性の症状は、たとえば、うつの状態が陽気な錯乱状態もしくは狂暴の状態と周期的に入れ替わることがあるように、ときには本質的にまったく正反対のことがある。

§233

❷典型的な間欠性の病気とは、一見して健康な状態にあるように見えるとき、同じ病的状態がかなり一定の期間再発し、同じくまた一定の期間出ない、というような病気のことである。この病気は次の二つのどちらかである。一つは、外見的には発熱しないが、症状が（ある一定の時間）現れては再び消えるという特徴をもつ。もう一つは発熱を伴う。すなわち、さまざまな間欠熱である。

§234

❹発熱はないように見えるが、一人ひとりの患者ごとに一定した期間で症状が反復するのを特徴とする病気（症状はいつも散発性あるいは流行性の病気のように現れるとはかぎらない）は常に、もっぱらソーラの慢性病に属する。ごくまれに、スフィリスと一緒になって複雑化することもある。すでに述べた治療をすれば［§232］

うまくいく。しかしときには、間欠熱のような典型的な症状を取り去るためには、活性化されたキナ皮の溶液をごく少量、介入的に使用することが必要である。

§235

❹散発性あるいは流行性の病気のように猛威をふるう❷**間欠熱**(1)について述べよう（ただし、沼沢地において流行病のように荒れ狂う間欠熱は除く）。こうした病気に出くわしたとき、たいてい発作的症状（発作性の激しい症状〔パロクシスム〕）はどれも、二つの対立する症状（冷えから熱、熱から冷え）から構成されている。しかし、それ以上に多いのが、三つの症状（冷え、熱、汗）から構成されている場合である。それゆえ、これに対して❺通常は❹ソーラに対するレメディーを選ばない。プルービングがなされた一般的な種類のレメディーから選ぶ。❷したがって、選ばれたレメディーは、二つの、もしくは三つのすべての間欠性の症状を類似したものとして健康体に生みだすことができるものでなければならない。そうでなくてもやはりホメオパシーでいう症状の類似性の点で、最も強くて最も特有な間欠性の症状とできるかぎり一致していなければならない（このような間欠性の症状は、そのときに応じて現れる症状が最も強く最も特有な症状であるので、悪寒とそれに付随する症状であるか、熱とそれに付随する症状であるか、あるいはさらに、汗とそれに付随する症状であるか、のいずれかである）。❺しかし、最も適したホメオパシーのレメディーを選ぶためには、熱の出ていないときの患者の症状に基づかなければならない(2)。

（1）❷従来の病理学は今だに無知な幼年時代にあり、たった一つの間欠熱しか知らない。それは**冷えを伴う熱**と呼ばれている。症状が再発している期間以外に何も区別するものがないので、毎日の熱、三日ごとの熱、四日ごとの熱、などとされている。
だが、間欠熱には熱の再発する期間のほかに、まださらに重要な区別の手がかりとなるものがある。この熱病の多くは、決して**冷えを伴う熱**と呼ぶだけではすまされない。なぜなら次のように実にさまざまだからである。すなわち、熱だけの症状のときもあれば、冷えだけの症状のときもある。冷えだけの症状があった後に汗が出ることもあれば出ないこともある。体が冷え切ってしまって悪寒を伴うときでも、同時に熱の感覚があったり、あるいは表面を触ると熱があったりする。悪寒による震えだけ、もしくは冷えだけの発作性の症状があった後に、良好な状態が続くこともある。また、熱だけの発作性の症状があった後に、汗が出ることもあれば出ないこともある。最初に熱が出て、その後になってようやく悪寒が始まることもある。悪寒と熱の後に熱の出ない期間が始まり、多くの場合、何時間も後に第二段階目の発作的な症状として汗だけが出る。汗がまったく出ないこともあれば、悪寒も熱もなくすべての症状が汗だけのこともある。熱の出ている間だけ汗が出る場合もある。とりわけ付随的な症状も考慮するなら、さらに信じられないほど違いがみられる。たとえば、特有な頭痛、不快な味、吐き気、嘔吐、下痢、喉の渇きの欠如あるいは激しい喉の渇き、体や手足の特殊な痛み、眠気、精神錯乱、感情障害、痙攣、など。そのうえ、これらの各症状が出るのが、悪寒の前・最中・後であるとか、発熱の前・最中・後であるとか、発汗の前・最中・後であるとか、そのほかにも無数の区別がある。

　これらはすべて、きわめて異なった種類の間欠熱である。そのそれぞれの間欠熱が独自の治療を必要とすることは**まったく当然**である。確かにほとんどすべての間欠熱は、キナ皮❺や、このキナ皮から調剤した硫酸の抽出物、いわゆる**キニーネ**❷を途方もなく大量に使うことによって抑え込まれる（きわめて多くの場合がそうであるように）。つまり、周期的に再発する症状（典型的な症状）はキナ皮によって消し去られる。しかし病人の患っている間欠熱がキナ皮の生みだす症状に適していないのであれば、典型的な症状をこのように取り去っても、患者は健康にはならないであろう❺（平地だけにかぎらず高地にまでも広がるすべての流行性の間欠熱と同じように）。❷というのも、そのようなもので健康になるはずがないからである。引き続いて別の種類の病気になるか、もっと重くなるだけであろう。❺多くの場合、キナ皮特有の慢性病にかかって以前よりもはるかに重症になる。こうした病気になると、本物の医学によってすら、長い期間をかけてもたいていはほとんど、ときにはおそらく健康を完全に再び取り戻すことはできない。❷このようなものを人々は**治療**と呼ぼうとしているのである。

（2）❺はじめて参事官ベニングハウゼン伯爵が、多大な慎重さを要するこの問題を解明し、熱を伴うさまざまな流行病に対して効力のあるレメディーの選択を簡単にした（『間欠熱のホメオパシー療法試論』〈一八三三年、ミュンスター〉を参照）。

§236

❷こうした場合レメディーは、❺患者がある程度病気から回復したらすぐに、❷発作的症状が消えると同時か、またはその直後に投与する。このタイミングが最も適しており、最も効果がある。つまり、このときレメディーは、状態を混乱させることも攻撃的に作用することもなく、体を健康へと向けるあらゆる可能な変化を生じさせる時間をもつことができる。その一方で、レメディーがたとえとりわけ適したものであっても、発作性の症状が始まる直前に与えられたのであれば、このレメディーの作用は、自然の病気が新しく出るのと同時に働くことになるので、体の逆作用を、すなわち非常に激しい抵抗を引き起す。結果的にこのような攻撃的な作用は、生命を危険にさらすことがないにしても、少なくとも体力を

多く奪ってしまう(1)。しかしレメディーを与えるのが、発作的症状の終わった直後なら、言い換えると、熱が最も出ない休止状態の時期が始まったばかりで、次に起る発作的症状がまた現れるまでかなり時間があるときであるなら、体のバイタルフォースはいちばんよい状態に、つまりレメディーによって穏やかに変化し健康状態を回復させることができる状態にある。

(1) ❷死亡することもまったく珍しいことではない。適量のケシの実を、熱を伃う悪寒のときに服用すると、生命がすぐに奪われることもあるからである。

§ 237

❷しかし熱の出ない期間は、きわめて重篤ないくつかの熱病のように非常に短いこともあれば、または、以前の発作的症状が残した悪影響によってはっきりしないこともある。こういう場合レメディーは、発汗が治まりはじめたときか、あるいは、そのとき出ている発作的症状が、発症期間の後半に差しかかり後退しはじめたときに投与しなければならない。

§ 238

❷適切なレメディーなら、一度❻ごく微量で❷投与するだけで、いくつかの発作的症状を根絶し、それだけで健康が十分に回復することもまれではない。❻しかしほとんどの症例で、どんな発作的症状であっても、それを根絶した後にはレメディーを投与しなければならない。最も都合のよいことに、各症状の性質が変わらなければ、同じレメディーを投与する。このやり方は、最善の反復投与の方法を発見してから(§270の(6)を参照)難なく行えるようになった。つまり、投与するたびにダイナミック化するのである(レメディーの溶液が入っている容器を一〇回から一二回振盪する)。それにもかかわ

らず、やはりときには、良好な健康状態が数日間続いた後に間欠熱が再発することがある。❷こういうことはめったにないことだとしても、このように、いったん健康になってからその後に同じ間欠熱が再発するのは、沼沢地の間欠熱の場合と同じように、最初に有害因子が間欠熱を引き起し、そのうえでさらに健康な人に影響を及ぼしたときにかぎられる。このようなときは、間欠熱を引き起した原因を遠ざけるだけで持続的に回復することができる（沼沢地の間欠熱にかかったとき、高地に移住すれば回復するのと同じである）。

§239

❷ほとんどどのレメディーも純粋に作用すると、独自で固有な熱を出すが、一種の間欠熱および間欠性の症状を発症させることもある［§115］。こうした熱の症状は、それ以外のレメディーによって生みだされるすべての熱から区別される。それゆえ、多様な自然の間欠熱に対してホメオパシーとして有効なレメディーを、非常にたくさんのレメディーから見つけることができる。しかも、これまで健康体にプルービングを行ったレメディーはそれなりの数になっているので、このように多様な熱に対して有効なものを見つけることができるのである。

§240

❹しかし、ホメオパシーの治療で使う特殊なレメディーを、そのとき勢いよく広まった間欠熱の流行病に対して見つけだしても、完全には治癒しない患者がいる。こういうとき、治療が沼沢地の影響によって妨げられていないのであれば、背後には常にソーラマヤズムが潜んでいる。それゆえ完全に治療されるまで、ソーラに対するレメディーを適用しなければならない。

§241

❺流行病〔§73、100〜102〕としての間欠熱は、それが地方特有の病気でなければ、慢性的な病気の性質がみられ、一つだけの急性の発作的症状から構成されている。それぞれの流行病にはどれも、この病気を患った個々の患者に共通したまったく同一の特徴的な症状がみられる。こうした特徴的な症状は、すべての患者に共通した症状の総体に基づいて見つけだされたものであるなら、すべての症例に対してホメオパシー療法として（特殊な仕方で）適したレメディーを示唆する。このようなレメディーは、この流行病にかかる前に普通の健康状態にある患者なら、すなわち、ソーラが進展して慢性的な病気になっていない患者であるかぎり、ほとんど効果がある。

§242

❺しかし、このような間欠熱の流行病では、初期の発作的症状を治療しないで放っておくと、あるいはアロパシーの虐待的な治療によって患者が衰弱すると、不幸にも、きわめて多くの人たちに宿っているソーラが、これまで休眠状態にあったのに進行しはじめる。そしてソーラは間欠熱のような発症の仕方で現れ、見た目には流行性の間欠熱であるかのようにふるまう。したがって、初期段階の発作的症状には効き目があったかもしれないレメディーは、そのときにはもはや適したものではなく効果はない。さしあたってソーラによる間欠熱だけが問題となっているので、この場合は通常、高ポテンシーのソーファーおよびヘパ・ソーファーをごく微量で投与すると克服される。

§243

❹沼沢地以外で患者を個々に襲う間欠熱は、たいていきわめて悪性である。こうした間欠熱では、ソーラに起源があるという点で似ている急性病と概して同じように、確かに**最初は**、プルービングがなされた（ソーラに対するものではない）種類のレメディーのなかから、この特殊な症例に対してホメオパシーの治療薬として選ばれたレメディーを、できるだけ効果をあげるために数日間適用しなければならない。しかしそれでも健康の回復が遅れぎみであるなら、この治療は今にも進展しそうなソーラとかかわりあっていること、そしてこういうときはソーラに対するレメディーだけが徹底した治療の効果を生みだせることを心得ておかなければならない。

§244

❹沼沢地や、水害によく見舞われる地域に特有な間欠熱に、これまでの医師たちは非常によく悩まされてきた。とはいえ、年齢の若い健康な人なら、正しい生活習慣を守り、欠乏や過労や破壊的な激情によって抑圧されていなければ、沼沢地の風土に慣れることもできるし、健康を保つこともできる。地域に特有の間欠熱はせいぜい、住み着いたばかりの人たちだけを襲うにすぎない。しかし、すでに述べたように、正しい生活様式を守りながら、高ポテンシーのキナ皮の溶液を一回か二回**ごく微量で**投与すると、まもなくこの病気から解放される。ところが、適度な体の運動も行い、健康によい心身の養生をしながら、キナのレメディーを一回か二回、微量で投与しても、沼沢地の間欠熱から回復できない患者がいる。こういう患者の根底には常にソーラが発症しようとしているからである。それゆえ沼沢地の間欠熱は、ソーラに対する治療をしなければ治癒することはない（1）。

このような患者は、ためらわずに住居を沼沢地から乾燥した高地に変えると、一見して健康を取り戻したかのように見える。あるいはまた、まだ病気が深刻になっていなければ、つまり、ソーラがまだ完全に発症しておらず、それゆえ潜伏の状態に後戻りすることがあれば、熱は引く。しかし、ソーラに対する治療をしなければ、決して健康にはならないのである。

（1）❹キナ皮や、これから抽出したキニーネをきわめて大量に繰り返し投与された患者は、典型的な沼沢地の間欠熱から回復することはできる。しかし、❻すでに注意したように、❹治ったと思い込んだ患者たちは、❻ときには治療の不可能なキナ皮特有の重い病気にかかってさらに苦しむことがある（§276（2）参照）。

§ 245

❷（❶）ところでこれまでは、ホメオパシーの治療をする際に、病気の主要な種類とその特殊な事情に対して何を考慮をしなければならないか、ということをみてきた。では次に、**レメディーとその使い方について、そして治療の最中に注意べき養生法**について述べることにしよう。

§ 246

❻治療の際、❶回復が著しく進んで改善が際立って認められるなら、そのときのすべての状態は、改善が止まらないかぎり、レメディーを繰り返し使ってはならないことを意味する。なぜなら、この良好な状態はすべて、服用したレメディーの効果によって継続的に生みだされているものであり、仕上げに向かってまっすぐ進んでいるからである。❻こういうことは急性病では珍しくはない。❺これに対して、いくぶん慢性的な病気の場合はど

うであろうか。確かに、ときには適切に選ばれたホメオパシーのレメディーを一度投与するだけで、ゆっくり改善が進んで治療を終えることがある。このようなときレメディーは、みずからの自然本性に従って、四〇日、五〇日、六〇日、一〇〇日の期間をかけて治療を成し遂げることができるからである。しかし、こういうことはきわめてまれである。さらにいえば、患者にとってだけでなく医師にとっても、できることなら治療期間を半分に、四分の一に、いやそれどころかもっと短く、いっそう速やかに治療できるようにすることが、非常に重要であるにちがいない。

　ごく最近になって私は、何度も繰り返し経験によって教えられた。つまり、こうした速やかな治療は、どんな条件のもとで非常にうまく行われるのか、ということである。第一に、レメディーは、きわめて注意深く、まったく適切にホメオパシーの治療薬として選ばれたものであること。❻そして第二に、できるかぎり治療を速めるためには、高ポテンシー化され、水に溶かされ、適切なごく微量のレメディーを、経験によって最も適切であると示された間隔をおいて投与する、ということである。だがまた、**すべての投与においてレメディーのポテンシーの強さは、先に投与したものと後に投与するものとは多少でも異なっていなければならない**、ということにも注意すべきである。❺というのも、生命原理はレメディーによって生じる類似の症状に対して状態を変化させるけれども、反対方向に働く逆作用に対して刺激や興奮を感じることはできないからである。❻こういうことは、何も変えずにもう一度投与したとき、とりわけすばやく次々と反復されたとき、常に起きていることと同じである(1)。

(1) ❻生命原理のこうした反対の反応を防ぐために、『オルガノン』第五版のこの節につけた長い注のなかで私が述べたことは、当時の私の経験ではそれが精いっぱいであった。だがここ四、五年で、それ以来改良されて完成した新しい方法によって、すべてのこうした難題が克服された。十分に選ばれたレメディーは、ときには毎日、必要なときには数か月も、使い続けることができる。しかもそれゆえに、低い段階のポテンシーのレメディーは、一週間か二週間で使い切ったとき、慢性病の治療の場合であるなら、ポテンシーのより高い同じ種類のレメディーに変更する（というのも、後で示すつもりだが、新しいダイナミック化の方法では最も低いポテンシーのレメディーから使いはじめるからである）。

§ 247

❻同じレメディーを何も変更せずに(1)もう一回投与するだけでも、ましてや（治療を遅らせてはならないからといって短期間のうちに）次々と何度も反復投与することは、依然として実行不可能な試みであることに変わりはない。生命原理は、このような**まったく同じ**投与に対して必ず抵抗する。つまり、治療すべき病気に類似した症状以外の、レメディーのほかの症状を生みださざるをえない。なぜなら、前の投与によってすでに期待された生命原理の状態変化を成し遂げたのだから、その次のレメディーとして、種類が同じでポテンシーもまったく同じものをそのまま投与したとしても、もはや同じ効果を発揮するところをみることはできないからである。このように**何も変更しない**投与によって患者は、さらに別の種類の病気になり、以前よりも非常に重い病気になることしかありえない。そうなったとき、後に残って効果を出し続けている同じレメディーの症状は、本来の病気に対してホメオパシー的な関係にないために、治癒に向かって一歩も進めず、患者に本当の悪化が起る可能性しかないからである。しかし、次の投与をするたびにポテンシーを少し変えると、つまり少し高めにダイナミック化したものを使うと、病的な状態にある生命原理は、同じ種類のレメディーによってさらに容易に状態を変化させ（自然の病気の感覚を軽減させ）、治癒の状態によりいっそう近づくことができる。

しかしダイナミック化の程度を投与するたびに変更すると、今私が示したように、レメディーを反復して投与する回数を増やしても、何度も振盪することによってレメディーをどんなに活性化しても、何の障害も起らない。ほとんど次のようにいってもよいだろう。すなわち、どんなによく選ばれたホメオパシーのレメディーであっても、**さまざまに異なった形で適用されてはじめて、**生命原理から病的な撹乱状態を最もよく取り除くことができるし、慢性病のときであっても生命原理からそうした撹乱状態を消し去ることができるのである。

§ 248

❻そのためにレメディーの溶液(1)は、**服用するたびに前もって**（およそ八回、一〇回、一二回、瓶を振盪して）新たに活性化し、コーヒーやお茶を飲むのに使う小さじ

（1）❻それゆえ、ホメオパシーの治療薬として最もよく選ばれたレメディーであっても、たとえば、初回に十分効果を得られたものでも、同じポテンシーの乾燥したレメディーを、すぐに続けて、二回、三回と、患者に服用させてはならない。水に溶かしたレメディーでも同じである。それが一回目の投与で十分な効果が得られても、同じものを与えるなら、より少量の投与量であっても、**振盪していない**瓶から取り出して患者に、二回、三回と服用させたなら、しかも数日の間隔をおいてからであっても、やはりまったく同じレメディーでは患者の健康のために得るものは何もない。それでもこのようなとき、一〇回振盪することによって、あるいはこうした不都合を避けるために後に私が提案したように、しかも単に前に述べた理由から、二回だけ振盪することによって、レメディーを最初の段階で活性化していたかもしれないけれども、やはり何も得られないのである。

の一杯分から（増やして）数杯分を患者に飲ませる。病気を長く患っているときには毎日か一日おきに与える。急性病のときには六時間ごと、四時間ごと、三時間ごと、二時間ごとに与える。きわめて緊急のときには一時間ごと、あるいはもっと頻繁に与える。だから慢性病のときには、正しくホメオパシーの治療薬として選ばれたレメディーはどれも、作用の持続期間が長いものであっても、数か月の間に毎日繰り返し服用することも可能であり、その効果も高まる。

しかし、そのレメディーの溶液を（七、八日から一四、一五日ほどで）使い果たしてしまったらどうするか。そういうときには、同じレメディーをなおも使うように指示されているなら、同じレメディーの次に使う溶液に、一粒か、あるいは（めったにないことだが）それより多くの、別のポテンシーの（より高い）ものを加えなければならない。それによって患者がなおもいっそう改善していることを感じ、これまで一度も体験したことのないようないろいろな重い症状を発症させないかぎり、そのレメディーを継続する。というのも、こういうことが起きたなら、つまり、後に残った病気の症状が、**これまでとは異なった**症状群となって現れたなら、**今の状態にホメオパシー的により適した別のレメディーを、直前に投与したレメディーの代わりに選ばなければならないからである。**しかし、これも同じように繰り返し適用しなければならない。ただし前に述べたやり方でのみ行う。要するに、投与するたびに十分強く振盪することによって溶液を少し変化させるのではなく、レメディーのポテンシーを変更して少し高める、というやり方で行う。

これに対して、完全にホメオパシー的に適したレメディーをほとんど毎日繰り返し服用していたとき、慢性病の治療が終わるころに、**いわゆるホメオパシー的な悪化**（§161）が現れたなら、したがって、後に残った病気の症状が再び少し重くなったかのように思われたなら（なぜなら、やはりほとんどこのときは本来の病気に類似したレメディーの病気だけが現れているのだから）、投与量をさらに減らして投与の間隔期間をもっと長くする。あるいは、数日間まったくレメディーの使用をやめ、健康となるためにはもはやこれ以上レメディーを使う必要がないかを見きわめる。このどちらかの処置をとらなければならない。使う必要がない場合、ホメオパシーのレメディーを過剰に投与したことから生じた見かけ上のこの症状は、まもなくおのずと消えて、完全に健康が回復する。

治療のために小瓶（これにはきわめて少量のアルコールが含まれ、一粒のレメディーが振盪によって溶かされている）から、毎日、一日おき、二日おき、三日おきににおいをかいで服用するだけの場合、においをかぐ前に必ず小瓶を八回から一〇回強く振盪しなければならない。

（1）❻溶液を腐敗から守るために、大さじ四〇杯、あるいは三〇杯、二〇杯、一五杯、八杯の水に少量のアルコール、または小片の木炭を加える。木炭を使う場合、それを糸で瓶のなかにつるす。瓶を振盪する必要があるときは、そのつど木炭を取りだす。きわめて大量の水の中に錠剤のレメディーを一粒溶かした溶液（なぜなら適切にダイナミック化されたレメディーを一粒よりも多く必要とすることはまれだから）の代わりに、たとえばわずか大さじ七杯か八杯の水に溶かした溶液を使うことができる。**この水を前もって瓶を強く振盪してから**、大さじ一杯を、水（およそ大さじ八杯から一〇杯分）の入った飲用グラスに注ぎ、このグラスの水を何回も**強くかき混ぜ**、一定の分量を患者に飲ませる。患者が異常に刺激を受けやすく、感受性が強いときは、強くかき混ぜたグラスから小さじ一杯分を取りだし、二つ目の飲用グラスの水に入れて強くかき混ぜる。それを患者に小さじ一杯（または数杯）飲ませる。あまりに敏感すぎる患者がいたら、同じように三つ目や四つ目の飲用グラスを用意して、レメディーの溶液を適宜に薄めなければならない。毎日、服用後には、そのように準備した飲用グラスの残り物を捨ててゆすぐ（使ったものは全部）。新しいものを毎日用意するためである。最もよいやり方をするなら、高ポテンシーの錠剤のレメディーを粉末状に砕いて、それを数グランの乳糖に入れる。患者は、それを溶液用のグラスに入れて振盪しさえすれば、一定量の水に溶かすことができるからである。

§ 249

❺症例に対して処方されたレメディーが、作用している最中に、治療すべき病気とは異なった、しかも重い症状を引き起したとすれば、このようなレメディーはすべて、本当の改善を生みだすことはできないし(1)、ホメオパシーの治療薬として選ばれたものであるとみなすこともできない。それゆえ、その症状の悪化が激しいときには、まずは解毒用のレメディーを使って、その症状を一部だけでもできるかぎりすぐに消し去らなければならない(2)。その後に、次のレメディーを作用の類似性によって選んで投与する。また、それほど激しくはない反対の症状であっても、間違って選んだレメディーの代わりに次のレメディーをすぐに渡さなければならない。

（1）❷❶特に適した高ポテンシーのホメオパシーのレメディーであるのに、はっきりした改善を引き起すには投与量が少なすぎるということ（§161、279）は、あらゆる経験からしてありえないことである。それゆえ、改善されなかったにせよ、少ししか悪化しなかったにせよ、これまでの医学の治療のように、同じものを繰り返し投与したり、さらにもっと増量したりしようとするなら、不適切で危険な治療をすることになるだろう。心身［精神と身体］の養生に何も悪いところがないのに、**新しい症状によって生じたすべての悪化は**、この症例において**先に投与したレメディーが不適切であったことを証明しているだけであり、投与したレメディーが弱かったことを意味しないのである。**（2）❻十分に教育を受けた誠実で用心深い医師には、解毒用のレメディーを実際に投与しなければならない事態は起りえない。適切に選んだレメディーをできるかぎりごく微量で、しかるべき方法によって使いはじめるからである。より適切に選ばれたレメディーをごく微量で投与するなら、多少間違ってもすべて正されるのである。

§250

❷（❶）緊急の事態でレメディーを投与してからすでに六時間、八時間、そして一二時間と経過したとき、病気の状態を正確に調べる洞察力のある医師は、患者の状態が、新しい症状と障害が発生して、いつも少しずつにすぎないとはいえ、明らかに刻一刻と悪化していることがわかれば、最後に選んで与えたレメディーが間違っていたことに気づくであろう。こういうとき医師は、次のことをするように許されているだけでなく、義務としてしなければならない。すなわち、かろうじて適しているにすぎないレメディーではなく、そのときの病的状態にできるかぎり適したホメオパシーのレメディーによって失敗を取り戻すことである（§167）。

§251

❺いくつかのレメディー（たとえばイグナシア、そして確かにブライオニアやラストックスも、いつもではないが、さらにベラドーナも）は、人間の健康状態を変化させる効力のほとんどが間欠的に作用する。つまり、一次作用の症状が部分的に反対の関係にある症状として現れる。厳密にホメオパシーの治療薬として選んでレメディーを処方したのに、それでも改善がみられなかった

ときには、治療師は、同じく微量だが異なった投与量で同じレメディーを与えると、たいていはすぐに（急性病なら数時間だけで）目的を達成するであろう(1)。

（1）❺私はイグナシアの項目のまえがき（『純粋マテリア・メディカ』第二巻）にもっと詳しく述べた。

§ 252

❹しかし慢性病において前述［§251］以外のレメディーを使用するとき、ホメオパシーの治療薬として最もよく選ばれたレメディーを適切に（ごく微量で）投与しても、改善が進んでいなかったら、❶このことは、病気を持続させる原因がまだ取り除かれていないこと、そして治療を持続的に可能にするためには患者の生活習慣や生活環境に除去しなければならない要因があることを**確実に**示している。

§ 253

❷(❶)あらゆる病気において、とりわけすぐに発生する（急性の）病気においては、改善や悪化の始まりは微かなものであり、誰でも気づけるものとはかぎらない。その始まりを知らせる数ある徴候のなかで最も確実でわかりやすいのが、患者の心理状態やすべてのふるまいである。改善の始まりがどれほどささいなものであっても、それが始まれば患者は、だんだんくつろいだ状態になり、一段と気持ちが落ち着き、精神的に自由で、よりいっそう元気になる。一種のよみがえった本来の自然状態である。しかし、悪化が始まると、それがどんなにささいであっても、改善の場合とは正反対の状態になる。つまり、感情や精神も、すべてのふるまいや態度も、姿勢や格好も、自由が奪われてぎこちなく、よりいっそう哀れみを感じさせる状態になる。この状態は、よく注意を向けていれば容易にみてとれるし、気づけるものである。しかし、この状態が言葉として患者の口からいわれること

はない(1)。

(1) ❷感情や精神の改善を示す徴候は、レメディーを服用してまもなく現れることが予想される。ただし投与量は**きわめて微量**でなければならない(すなわち、できるかぎり)。不必要に投与量が多いと、どんなにホメオパシー治療薬として適切なレメディーであっても、レメディーは非常に激しく作用し、感情と精神を最初からずっといつまでも混乱させる。したがって改善の徴候を患者に**すぐに**認めることはできないであろう。❻投与量があまりに過剰なときのその他の被害はいうまでもない(§276)。

❸私はここで以下の注意をしておく。すなわち、ホメオパシーを過信している初心者や、従来の医学からホメオパシーの医学へと移った医師たちは、このきわめて不可欠な規則に反しているということである。この者たちは、このような場合、古い偏見から、よりいっそうダイナミック化されたレメディーをごく微量で投与することを恐れる。何千もの経験において最も治癒の効果があると認められたこの治療法の、大きな功績と恩恵がなくても、彼らは平気であるにちがいないのだ。しかも、本当のホメオパシーならできることも、彼らにはできないのである。このような彼らが、自分のことをホメオパシーの学習者と呼ぶのは間違っている。

§254

❷(❶)治療すべき病気とは関係のないほかの新しい症状が現れたにせよ、あるいはそれに対して新しい症状が加わらずに本来の症状が軽減したにせよ、それが悪化なのか、それとも改善なのかということについて、正確に観察し探究する治療師にとって、ほとんどまったく疑問の余地はない。もっとも患者のなかには、そもそも改善な

のか悪化なのか、自分で伝えることのできない患者もいれば、そういうことはもともと言わないたちの患者もいる。

§255

❷(❶)それでもやはり、このような患者のときでもこの問題について確信を得るためには、病像として記録された症状を一つひとつ患者と一緒につぶさに検討する。このとき調べたもの以外に、以前から思っている異常な症状として患者が訴えるものが新たに出てくる可能性がなく、いかなる古い症状も悪化していなければよい。そして感情と精神の好転がすでに観察されていたなら、レメディーによって病気は徹底して本質的に軽減されたにちがいないのである。あるいはもし投与してからまだ時間的に少ししかたっていないのであれば、まもなくして必ず軽減されるであろう。レメディーが適切であっても目に見えて回復の勢いがなくなり長引いてきたときには、患者の摂生の仕方に間違いがあったか、❻あるいは、それ以外に回復を妨げる要因があったかのどちらかである。

§256

❶またその一方で、新たに生じたさまざまな症状や重篤な症状を報告する患者もいる。こうした症状は、レメディーがホメオパシーの治療薬として適切に選ばれなかったことを示す指標である。このようなとき、とてもお人好しな患者であれば、自分はよくなっていますと請け合うことだろう(1)。そのように請け合ってくれたとしてもやはり、患者のいうことをうのみにしてはならない。むしろ、患者の状態は悪化していると考えるべきである。いずれにしても、それは、見た目の様子からすぐにはっきりわかるであろう。

(1) ❻こういうことは、肺膿の出る肺病患者では珍しいことではない。

§257

❷(❶)本当の治療師は、あるレメディーをお気に入りのレメディーとして使ってはならないことを心得ている。そのレメディーを使ったとき、たまたま適していたことがおそらく比較的多かったためにうまくいったから気に入ったのであろう。このようにお気に入りのレメディーをつくると、よりホメオパシー的に適した、より効果のあるレメディーがあっても、めったに使われることなく、使うのを避けてしまうことがよくあるのである。

§258

❷(❶)間違って選んで使ったので(つまり自分のせいで)ときどき失敗していたレメディーについても同じことがいえる。本当の治療師なら、このようなレメディーであっても、自信のない苦手意識から使うのを避けてしまうことはないであろう。あるいは、レメディーがその症例に対してホメオパシーの治療薬として適していないという理由以外の（偽りの）理由で、そのレメディーを使うことから逃れることもしないであろう。こういうことをしないのは、次の二つの真実のおかげなのである。すなわち、一つは、人為的に病気を生じさせる効力をもつレメディーのなかで常に注目し優先すべきレメディーは、そのときどきの症例において特徴的な症状の全体像に類似性の点で最もよく対応しているレメディーにほかならないということ。もう一つは、このレメディーの真剣な決定に際していかなるささいな心の動揺も紛れ込んではならないということである。

§259

❷(❶)ホメオパシーの治療において投与量がごく微量であることは必要でもあり、目的にもかなっている。このような投与量からして容易にわかるように、治療の際には、その他余計なものはすべて、すなわち、もっぱら医

薬的な影響を及ぼす可能性のあるものはすべて、**食事法と養生法**に基づいた生活からは遠ざけておかなければならない。というのも、微量で投与したレメディーの働きは、性質の異なる医薬的な刺激によってかき消されてなくなるか、そうでなくても乱されてしまうことすらあるからである(1)。

（1）❷静まりかえった真夜中に遠くからかすかに聞こえるフルートの音色は、やさしい心を、この世のものとは思えない感情へと高め、宗教的に感極まってうっとりさせるであろう。しかし性質の異なる叫び声や日常の喧騒のなかにあっては、このようなフルートの音色は聞こえないし効果もない。

§ 260

❶それゆえ慢性病患者にとって、そのように治療を妨げるものを注意深く見つけだすことは、よりいっそう必要となってくる。というのも、こうした患者の病気は❻通常、❶そのような有害因子やその他、養生法の失敗によって悪化するからである。失敗した養生法は病的な影響を及ぼすが、気づかれないことが多い(1)。

（1）❶〜❻コーヒー、高級中国茶、その他のハーブティー。患者の健康に合わない植物性の薬効成分を含んだビール、薬効のある香辛料を入れた濃度の高いリキュール、あらゆる種類のポンチ、風味を加えたチョコレート、いろいろな種類の香水や化粧品、部屋の中の香りの強い花、薬剤から調合した歯磨き粉やうがい薬、におい袋、強く薬味を効かした料理やソース、風味のある焼いた菓子［ビスケットやクッキーなど］、薬効成分の入った氷菓子（たとえばコーヒー風味、バニラ風味などの氷菓子）。そしてスープに浮かべる薬草。葉とか、根とか、芽の出た茎（長くて緑色の芽のアスパラガスのような）とか、ホップの芽とか、さらに薬効のあるすべての野菜（たとえばセロリ、パセリ、スイバ、ヨモギ、あらゆる種類の球根）など、以上のものを使った野菜料理。古いチーズや腐りかかった肉の料理、あるいは薬のような副作用のあるもの（ブタ・カモ・ガチョウの肉や脂肪、あるいはきわめて若い子ウシの肉、酸味の食べ物、あらゆる種類のサラダ）は、この種の慢性病の患者には食べさせないようにする。同じく、どんなものでも過剰な摂取はいけない。砂糖や食塩でさえも、もちろん水で十分に薄めていないアルコール類も過剰な摂取はいけない。

高い室内温度、肌をちくちく刺す毛織の肌着、換気の悪い部屋にじっとしている生活、繰り返されはするが受身にすぎない運動（馬や乗り物に乗っかっていること、揺り椅子などに座って揺すられること）、授乳のしすぎ、（ベッドに）横になって昼寝のしすぎ、横になった姿勢での読書、夜更かし、不潔、異常な肉欲、わいせつな読み物による消耗、自慰。迷信からにせよ結婚しても子供をつくらないためであるにせよ、性交を半端にしたり、完全に控えること。怒り・恨み・憤りを向ける対象があること、賭け事に夢中になること。心身［精神と身体］の酷使（特に食事した直後の）。沼沢のような居住地や湿った部屋、窮乏生活など。

以上あげたものはすべて、治療が妨げられないためにも、あるいはまったく治療が不可能にならないためにも、できるかぎり避けて遠ざけておかなければならない。私をまねする人のなかには、まったくどうでもよいようなたくさんのことを禁止させ、患者の食事法を不必要に難しくさせている者がいるようである。これは許すべきでない。

§261

❶慢性病の際にレメディーを使用しているとき、最も適した養生法であるかどうかは、前述のような、回復を妨げるものを遠ざけ、適宜に、回復に必要なものを補えるかにかかっている。たとえば補うものとは、精神や感情が無邪気で朗らかであること、❺どんな天気のときでも❶外に出て体を動かすこと（❺毎日の❶散歩、軽い肉体労働）、薬効のない栄養豊かな適切な食べ物と飲み物など。

§262

❷（❶）これに対して急性病のときは、本能的に生命を維持する衝動的な力が非常に激しく働き、この力を感じる内的感覚がきわめて明白な一定の重要な役割をになう。患者の精神に混乱がないかぎり、内的感覚はとても繊細な状態にあり、あざむくことがないからである。したがって医師は、身内の人たちや付き添いの人たちに次のような指示を出しさえすればよい。すなわち、患者がどうしてもほしがる食べ物を許さなかったり、あるいは嫌がるものを勧めて説き伏せることによって、患者の自然本性の発する声を妨害してはならない、と。

§263

❷（❶）急性病の患者がほしがるものは、食べ物にせよ飲み物にせよ、確かにそのほとんどが一時的に緩和するものばかりである。しかし、それらはもともと薬効のあるものではない。単にそのときの欲求にかなったものであるにすぎない。こうした欲求をかなえると、**度が過ぎない程度であったとしても、**おそらく病気の徹底した駆除を妨げることもあるであろう。そのように少しばかり回復の妨げになったとしても[1]、ホメオパシーの治療薬として適したレメディーの力と、そのレメディーによって解放された生命原理の力とによって、さらにまた、強くほしがって手に入れたことから生じた充実感によっ

て、遅れは十分に取り戻せるし、それどころか克服されもする。❹また急性病のときも、室内温度や、衣服を着たり脱いだりすることは、まったく患者の好みに応じて調節しなければならない。精神的に消耗させるものはすべて、同じく心理的に動揺させるものもすべて、患者から遠ざけておくべきである。

（1）❺しかし、こういうことはまれである。たとえば、炎症だけの病気のときになくてはならないアコナイトは、体内に酸味のある野菜の料理を取り入れると作用が止まるけれども、ほとんど常に患者は、何も混ざっていない冷たい水だけをほしがるからである。

§264

❷（❶）本当の治療師は、レメディーの治癒力を信頼することができるよう、**最も完全に力を発揮する正真正銘のレメディー**をしっかり所持していなければならない。レメディーが本物であるかどうかは**自分で**見分けなければならない。

§265

❶どんな場合でも、患者がいつも正しいレメディーを服用していると確信していることは、治療師にとって良心の問題である。❻それゆえ治療師は、正しく選んだレメディーを患者に**みずからの手で**与え、みずから調製しなければならない（1）。

（1）❻私は、自分の教えに関するこの重要な根本原則を守り続けるために、それを見いだした当初から多くの迫害に耐えてきた。

§ 266

❷（❶）動物界および植物界の物質は、自然のままの状態が最も効力がある(1)。

(1)　❷（❶）動物および植物から得られた自然のままの物質はすべて、多かれ少なかれ医薬的効力があり、それぞれが独自な仕方で人間の健康状態を変えることができる。どんなに文明化された国民であっても食べ物として利用している動植物は、栄養物質を豊富に含んでいるという点で優れており、食べ物として利用しない動植物からは区別される。というのも自然のままの状態のときにみられた医薬的効力は、それ自体それほど激しいものではないからである。また、調理場や台所での調理によって強さも軽減されるからである。たとえば、有毒な液汁を（南アメリカのキャッサバの根のように）搾り出す。パンをつくるためにパン粉の生地とか、酢につけない塩漬けキャベツとか、塩漬けキュウリとかを発酵させる。さらに、燻蒸したり、熱の力を使ったりする（煮る・いためる・あぶる・焼く・天火で焼く・ジャガイモは蒸気で蒸す）。調理をすることによって、こうした物質に含まれる薬効成分が部分的に破壊され消失するからである。動物や植物から得られた物質は、食塩（塩漬け）や酢（ソース、サラダ）を加えることによって、薬のような有毒性を多く失うが、この加えたものから別の有害なものを受け取る。

確かに、どんなに医薬的な効力のある植物であっても、そのような扱い方をすると、効力を部分的に失うこともあれば、あるいは完全に失うことすらある。イリス種、セイヨウワサビ、アルム種、ボタンにおける根はすべて、完全に乾燥させると効力のすべてをほとんど失う。どんなに激しく薬のように作用する植物の液汁であろうと、普通の抽出作業のときに使う熱によってしばしばほとんど完全にタール状の塊になる。それ自体はどんなに死ぬほど危険な植物であっても、その搾り出された液汁は、すでに空気に長くさらされていると、それだけで完全に効力を失う。要するに液汁は、ほどよい空気の暖かさでおのずからワインのように発酵し、このために効力の大半を失ったのである。そのうえ、すぐに酢酸発酵し腐敗する。本来もっていた効力は、こうしてすべて奪われる。底にたまったデンプンを集めてろ過したものは、ほかのすべてのデンプンと同じようにまったく無害である。積み重ねておいた青物野菜から染み出てくる大量の液汁も、効力の大部分が失われる。

§267

❶新鮮な状態で採取される国内の植物を最も完全に最も確実に手に入れるためには、**すぐに**、まったく新鮮な状態で搾り出した液汁を、火口(ほくち)に点火できるくらいの分量のアルコールと混ぜる。その次に、栓を閉めた瓶の中で昼夜を通じて繊維性の蛋白質を沈殿させ、上澄みをとり、薬として使うために保存する(1)。

これにアルコールを加えるとたちまち植物の液汁の発酵がすべて止まり、その後も発酵ができないようになる。こうして植物の液汁の効力がすべて(完全にそのままに)**いつまでもずっと**瓶に保存される。瓶は❻栓をしっかり閉め、内容物がまったく薄まらないように溶かしたワックスで瓶の口のすき間を埋め、❶太陽の光から守る(2)。

(1) ❷ブッフホルツ[※1](Taschenbuch für Scheidekünstler und Apotheker, aus dem Jahr, 1815. Weimar. Abt. I. IV.)は、このすばらしい調剤法がロシア遠征(一八一二年)の賜物であり、ロシアからドイツへ(一八一三年に)伝わったと読者に保証した(しかも『ライプツィヒ学芸時評』、一八一六年、八二号で彼を論評した者は、それに反論をしなかった)。この方法の発見と処方について、彼は、**まさに私の言葉で**『合理的医学のオルガノン』初版（§230と注）から引用したのだから、それは、この私に由来するものであり、ロシア遠征よりもすでに二年前に私が**最初に**一般に公開したものである。多くのドイツ人には、同国人がどんなに画期的な功績をあげようと、それを正しく評価しないという、おめでたい習慣がある。彼はこの習慣に従って、この事実に触れず、アジアの荒野に発祥の地があるとでっちあげることを好んだのである。その栄誉は一人のドイツ人の功績とされるべきであるのに。何という、ひどい時代、ひどい習慣であることか。

ときには先にアルコールを植物の液汁に混ぜることもある。そのまま服用させるつもりでそうしたのではなく、たとえば、抽出作業を後でするためにしばらく保存しておかなければならないからである。

（2）❷（❶）繊維性の蛋白質を生じさせるためには、普通、アルコールと搾り出したばかりの新鮮な液汁が同じ分量であるのが、最も適した比率である。しかしそれでも、非常にねばねばした粘液状物質を含む植物（たとえばヒレハリソウの根、三色スミレなど）や、蛋白質を非常に多く含む植物（たとえばイヌニンジン、イヌホオズキなど）では通常、そうするためには二倍の比率のアルコールが必要となる。ほとんど液汁を含まない植物、たとえば、キョウチクトウ、ツゲ、イチイ、サビナなどのような植物は、まず最初にその植物だけで、すりつぶして細かい湿った塊にする。次に二倍の分量のアルコールを加えてかき混ぜる。こうする

§267—※1　ブッフホルツ（Cristian Friedlich Buchholz, 1770-1818）。ドイツの薬剤師、化学者。

と液汁とアルコールは一体になり、それをこせば抽出することができる。❺しかしまた、それらの植物を乾燥させ、乳糖を加えて（乳鉢の中で適度に力を加えて砕き）一〇〇万分の一にすりつぶして粉末状にし、次にそれを一グラン溶かし、液状のダイナミック化したものをつくることができる（§271参照）。

§268

❷(❶)心得のある治療師は、新鮮な状態で手に入らない外国産の植物・樹皮・種子・根が粉末の状態にあるとき、それを信頼しないし、信用もしない。どんなに少量しか使わなくても、加工前の粉末でない状態で本物かどうかを先に確認してから、それを使う(1)。

（1）❷(❶)粉末にしたレメディーを保管するためには、これまで薬局においてほとんど知られていなかったことに注意する必要がある。このような粉末は、❸動植物の物質を十分に自然乾燥させたものであるとはいえ、❷(❶)栓をしっかり閉めた瓶の中でも腐敗を起さずに保存することができないからである。自然のままの状態で植物全体をどんなに完全に乾燥させたとしても、組織の構造上避けられない制約として、どうしても湿気をある程度含んでしまう。確かにその程度の湿気なら、粉末状にしなければ薬草の全体はかなり乾燥しているので長もちする。しかし細かい粉末状にすると、その程度の湿気でも十分すぎるくらいである。それゆえ、全体の形をとどめた状態で動植物を完全に乾燥させても、細かく粉末状にしたものには、ある程度湿気が含まれてしまう。こうした粉末は、このように余計に含まれている湿気をあらかじめ取り除いておかなければ、すぐに腐敗が始まってだめになってしまうので、瓶に栓を閉めて保存することができない。最もよく湿気を取り除くには次のようにする。粉末を、高い縁のついた金属製の皿の上にまく。皿は沸騰した湯の入った鍋に浮かべる（すなわち湯煎に使う鍋に）。小さい粉末の塊がすべて崩れた状態になるまで、いやむしろ、乾燥した細かい砂のように簡単にほぐれて舞い上がるまで、かき混ぜて乾燥させる。このように乾燥した状態なら、栓をしっかり閉めて密閉した瓶の中で保存しても、**いつまでも腐敗しない**。本来の効力も完全にそのままである。**ダニは出ないし、だめにならない**。瓶は（ふた付きの缶・箱・入れ物に入れて）日光から守るのがいちばんよい。外の空気が入らない密閉した瓶に入れて、日光や昼間の光に当たらないようにする。そうしなければ、すべての動植物は、全体の形をとどめた状態であっても、ましてや粉末の状態であればなおさら、時間とともに少しずつ効力を失い続ける。

§ 269

❺ホメオパシー医学は、自然のままの物質に内在する精神のような治癒力を、現在まで試みられたことのなかった手続きによって、特別の目的のために前代未聞の程度にまで発揮させた。これによって物質の作用や効果はことごとく、よりいっそう計り知れないほどに行き渡る(1)。なかでも、**自然の状態では少しも人体に治癒力を示さない物質でさえ**、そうである。❻自然物の特性におけるこうした注目すべき変化は、摩砕と振盪によってどんなに微細な粒子に対してでも構造的に働きかける作用を通じて（**その間この微細な粒子は、乾燥の状態もしくは液体の状態にある医薬的に作用しない物質に含有されることによって相互に分離している**）、以前には気づかれていなかった潜在的なエネルギーを、すなわち、眠っていたかのように(2)そのなかに隠されていた**ダイナミックな**（§11）エネルギーを発揮させる。特にこのエネルギーは、生命原理に対して、つまり動物的な生命

の健康状態に対して影響を及ぼす(3)。それゆえこの作業は、**ダイナミック化・活性化**(治癒力の展開)と呼ばれ、また、それによって生みだされたものは、威力に程度の差こそあれ、**ダイナミック化されたもの**(4)、活性化されたものと呼ばれる。

(1) ❻こうして私が発見するよりもずっと以前から、さまざまな自然の物質に**摩砕によって**引き起されるいくつかの変化が経験的に知られていた。たとえば、温かさや熱や火が生じること、それ自体においはない物質ににおいが発生すること、鋼が磁石化すること、などである。それでも、摩砕によって生みだされたこのすべての特性は、生命のない物体的なものにだけ関係した。しかし、この自然法則によれば、生きている体の健康状態を生理学的にも病理学的にも変化させる効力が、摩砕と振盪によって自然のままの状態にある薬の素材に、それどころか、まだ薬になるかどうかもわからない自然物質にさえ生みだされる。しかし、こういうことが起るには、医薬的に作用しない(無作用の)媒介物質に一定の比率で含有されていなければならない。この自然法則は、驚くべきほどに物理的なものであるが、しかし、とりわけ生理学的で病理学的でもある。この自然法則が私以前の時代にはまだ発見されていなかった。

したがって、今の博物学者や医師たちが、ホメオパシーの説によって調製され(ダイナミック化され)、ごく微量で適用されるレメディーの魔術のような治癒力の存在を、これまで信じてこなかったとしても、何の不思議はないのである。

(2) ❻鉄や鋼の棒についても同じことがいえる。つまり、鉄や鋼の棒の内部に潜在的な磁力が眠っていることを示す痕跡ははっきり認められるのである。どちらの棒も鋳造して仕上がった後にまっすぐ立たせたとき、棒の下の端で磁石針の北極を反発させ、南極を引き寄せたなら、磁石針の動きから棒の上の端は南極であることが示される。しかし、この磁力はあくまで**潜在的な**力であるにすぎない。このような棒の両端を使って、どんなに細かい鉄くずでさえ引き寄せることも付着させることもできないからである。この鋼の棒を**ダイナミック化**したとき、すなわち、粗いやすりで**一方向に**強くこすってようやくはじめて、棒は本物の磁石になって作用し力を出す。そして鉄や鋼を自分に引き寄せることができる。接触によってだけではなく、それどころかある程度離れていても別の鋼に磁力を伝えることができる。こすればこするほど、それだけいっそう磁力が強くなる。まったく同じように、医薬物質をこすったり、医薬の溶液を振盪したりすると（すなわち**ダイナミック化・活性化**）、内部に隠されていた医薬的な効力が解き放たれて、よりいっそう現れる。あるいはむしろこういってよいなら、こうした作業は物質そのものを精神化するのである。

（3）❻注目すべきこの変化は、こうした理由から、動物と人間の**健康状態に**変化を引き起す力をよりいっそう強く発揮させることだけにかかわっている。ただしそのためには、活性化された状態にある自然物は、まるで棒磁石のように、感受性のある生体組織のまったく近くにやってくるか、あるいはそのような組織に接触しなければならない（内服またはかぐことによって）。とりわけ棒磁石は、磁力が強められた（ダイナミック化された）ときには、鋼の針を磁石の極に近づけるか、あるいは接触させると、鋼の針に磁力だけを生みだすが、それ以外の化学的および物理的な特性に関して鋼を変化させることはない。ほかの金属（たとえば真鍮（しんちゅう））においてもいかなる変化をも生じさせない。これとまったく同様に、ダイナミック化されたレメディーは、生命のないものに何らの作用も及ぼさないのである。

（4）❻毎日、活性化されたレメディーは**薄めただけの**

ものであるといわれているのを今だに耳にすることがある。しかし活性化とは、それとは正反対のことである。つまり、自然物質を開け放ち、その内的な本質に隠されている特殊な治癒力を明るみにさせ、あらわにさせることであり、それは摩砕と振盪によって実現される。希釈に使われる医薬的に作用しない溶媒は、**二次的な条件**として加えられているにすぎない。しかし希釈するといっても、たとえば食塩一グランの溶けた溶液を薄めても、確かにそれは、単なる水であるすぎない。一グランの食塩は大量の水で薄められて消える。だから薄めても**食塩のレメディー**にはならない。レメディーは、十分によく調製したダイナミック化を通じて、きわめて驚くべき強力なものへと高められたものだからである。

§270

❻こうした効力を最もよく発揮させるためにはどうするか。まずは、ダイナミック化すべき物質のごく一部、すなわち一グラン相当のものを用意する。これに、後で(1)述べたやり方で一〇〇グランの乳糖を三回に分けて加えながら三時間すりつぶす。これによって一〇〇万倍に薄まった粉末にするのである。

ずっと以下の注(6)で述べたいろいろな理由から、まずはこの粉末一グランを、蒸留酒・一に対して蒸留水・四で混ぜた混合液五〇〇滴の中に溶かし、そこから一**滴だけ**瓶に移す。これに一〇〇滴の強いアルコール(2)を加え、瓶をコルク栓で閉める。それを手にとって、硬めだが弾力性のあるもの(3)に一〇〇回強くぶつける。これがダイナミック化・**第一段階**のレメディーである。この溶液で微細な乳糖(4)を数粒よく湿らせたら(5)、吸い取り紙の上にすばやくまいて乾燥させ、第一段階のポテンシーの印(I)をつけた瓶に入れ、栓で密閉して保存する。

その中から一粒だけ(6)取り出し、さらにダイナミック化する。これを二つ目の新しい瓶（溶かすために一滴の水を加えた）に入れる。一〇〇滴の強いアルコールを同じように加え、一〇〇回強く振ってぶつけ、ダイナミック化する。精神のようなこのレメディーの液体をまた乳糖の粒に湿らせる。すばやく吸い取り紙の上にまいて乾燥させ、密閉した瓶に入れ、熱や日光を避けて保存する。瓶には活性化・第二段階の印（Ⅱ）をつけておくとよい。

同じ手順を踏んで二九回目の乳糖の一粒に一〇〇滴のアルコールを加え、一〇〇回振ってぶつけ、精神のようなレメディーの液体をつくる。この液体で乳糖の粒を湿らせて乾燥させたら、それはダイナミック化三〇回分の力を手に入れる。

自然状態にある薬の素材をこのようにレメディーへと加工することによって処方薬が生みだされ、こうしてはじめて完全な能力を獲得する。完全な能力とは、病的な体の病んでいる部分に適切に接触することによって人為的な類似の病気の作用を通じ、病んでいる部分に内在する生命原理から自然の病気の感覚を取り去ることができる能力のことである。こうした構造的な加工が前述の説明に基づいて適切に行われたなら、それによって次のことが実現される。すなわち、医薬物質は、自然状態では素材としてのみ示されるにせよ、ときには医薬的に作用しない素材としてすら示されることがあるにせよ、よりいっそう高度にダイナミック化されることによって、最終的には完全に、精神のような治癒力へと微細化され、生まれ変わるということである(7)。治癒力**それ自体**は、もはや私たちの感覚でとらえられるものではない。しかし、レメディーとして作用するようになった乳糖の粒の、確かに乾燥したものは、いや、水に溶かされたものであればはるかにずっと、**担体**［治癒力を保持する物質］となり、こうした状態にあるとき、目に見えない力による治癒の働きを病気の体に示す。

（1）❻乳糖の粉末一〇〇グランの三分の一を乳鉢に入れる。乳鉢は釉薬（うわぐすり）を塗った陶製で、湿った細かい砂で底の部分をこすってつや消しされているものを使う。次にこの粉末の上に、これから加工すべき粉末状の医薬物質一グランを加える（一滴の水銀や石油など）。ダイナミック化のために使う乳糖はとりわけ純度の高いものでなければならない。糸状に結晶化した乳糖を丸い棒の形で手に入れるとよいだろう。この医薬物質と乳糖の粉末を、しばらく陶製のへらでかき混ぜる。そしてこの混合物をおよそ六分から七分、乳棒でかなり強くすりつぶす。乳棒は、下の部分がこすってつや消しされている陶製のものを使う。次に、その塊を一様の状態にするために、乳鉢の底の部分と、同じくこすってつや消しされている乳棒の下の部分を、およそ三分から四分こすり合わせるようにかき混ぜる。そして再度、何も加えずに六分から七分、同じ強さですりつぶし続ける。次にまた、そのすりつぶしたものを三分から四分、乳鉢の底の部分と乳棒の下の部分をこすり合わせるようにかき混ぜる。そうしたら二回目の乳糖三分の一を加え、しばらく全体をへらでかき混ぜる。そして六分から七分同じ強さですりつぶす。さらにまた、およそ三分から四分、乳鉢と乳棒をこすり合わせるようにかき混ぜる。そして何も加えずに六分から七分すりつぶし、また三分から四分こすり合わせるようにかき混ぜる。ここまでできたら、乳糖の最後の三分の一を加え、へらでかき混ぜ、さらにまた六分から七分すりつぶし、三分から四分こすり合わせるように混ぜる。最後に、六分から七分、仕上げのすりつぶしを行い、注意深くかき集めて終わる。

このように調剤された粉末は、瓶に入れてしっかり栓を閉め、日光や昼間の光から守るようにして保存する。この最初にできあがったものを入れた瓶には物質名と、「一〇〇倍希釈」（/100）の印を表示しておく。

では次に、このできあがったものを一万倍にまで高める。この一〇〇倍希釈の粉末一グランを取り出し、それを乳鉢に入れ、粉末の乳糖一〇〇グランの三分の一を加える。全体をへらでかき混ぜ、その後は前で述べたように続ける。ただし、三分の一を加えるたびに注意深く二倍の強さですりつぶさなければならない。このすりつぶしの作業はそのつどおよそ六分から七分行うが、この作業は、およそ三分から四分乳鉢と乳棒をこすり合わせるようにしてかき混ぜる作業の前後に行う。こうした各作業が終わってから、二回目、そして最後の三回目の乳糖の三分の一を加える。三分の一を加えた後は、すでに述べたのと同じ作業を行う。すべてが終わったら、粉末を瓶に入れてしっかり栓を閉め、「一万倍希釈」(/10,000)の印を瓶につけておく。

では次にまた、この粉末一グランを同じやり方で作業を行って、「一〇〇万倍希釈」のポテンシーに高める。それゆえ、こうしてできあがった粉末の一グランは、本来の物質一グランの一〇〇万分の一を含むことになる。

このような粉末の調製作業は三段階を踏む。すりつぶす作業に六分から七分を六回、こすり合わせるようにかき混ぜる作業に三分から四分を六回、必要とする。したがって各段階、一**時間**を要する。第一段階のすりつぶし一時間の作業の後では、一グランの処方薬にはどれも、使った医薬物質の一〇〇分の一が含まれている。第二段階の後では一万分の一が、第三段階の後では一〇〇万分の一が含まれている(注)。

乳鉢、乳棒、へらは、別のレメディーを調製する前には十分にきれいにしておかなければならない。それらは熱湯でよく洗浄し、完全に乾かす。さらにもう一度、三〇分、沸騰した湯でいっぱいの釜に入れて煮沸する。もっと用心したい人なら、灼熱の状態にまでなった石炭の上にこれらの道具を置くしかないだろう。
（注）これが、乾燥した粉末をすりつぶす三段階の作業である。この作業がしっかり行われたなら、レメディーの効力を発揮させる（ダイナミック化の）ためのスタートラインに十分立っているといってよい。

（2）❻このアルコールによって、活性化の作業に使っているこの瓶は、三分の二くらい満たされる。

（3）❻たとえば皮革で製本された本など。

（4）❻乳糖の粒は、自分の目の前で菓子職人にデンプンと砂糖からつくってもらう。まずは、必ず篩を使って、きわめて微細な乳糖の粒をちりのように非常に細かい粒のなかからえり分けてもらう。ただし使用する篩は、ホメオパスの必要にかなった、最も使いやすい大きさになるように、一〇〇粒で一グラン相当の重さになる粒だけを通過させる目をもったものでなければならない。

（5）❻湿らせるのに、指ぬきのような形をした円筒形の小さい入れ物を使う。ガラス製か、陶製か、銀製で、底には細かい穴があいたものがよい。薬として使うつもりの乳糖の粒をその入れ物に入れ、ダイナミック化された薬用のアルコールを少し加えて湿らせてかき混ぜる。それをすばやく乾燥させるために、この小さい入れ物を（逆さまにして）たたき、吸い取り紙の上に落とす。

（6）❻以前はまだ、はじめのころの処方のやり方に従って、ポテンシーを高くするためにはいつも、低ポテンシーの溶液の一滴分すべてを、一〇〇滴分のアルコールに加えていた。したがって希釈用の溶媒と、溶媒のなかでダイナミック化すべき薬の分量との比率は、一〇〇：一だったのである。この比率をあまりに厳格に守りすぎたのである。だからその当時、どんなにたくさんの振盪を行っても、どれほど強引な手段を用いても、使用された医薬物質の効力を適切に存分に発揮させることができなかったのである。私は、この問題についてとても苦労しながらも実験したおかげで今では納得している。

しかし、一〇〇粒で一グランに相当する乳糖の粒を一粒だけ取り出し、これに一〇〇滴のアルコールを加えてダイナミック化したなら、薬と溶媒の比率は、一：五万になる。実際にはもっと比率は大きくなるであろう。このような乳糖の粒が五〇〇粒あっても、それだけでは一滴分の溶液をすべて吸収することができないからである。レメディーの素材と希釈用の溶媒の比率がこのように不釣り合いなくらいに大きければ大きいほど、三分の二まで満たされた小瓶を**十分に**振盪すると、よりいっそうはるかに大きな効力を発揮させることができる。しかし希釈用の溶媒一〇〇に対して薬が一のように、非常に溶媒の分量が少ない場合、強力な機械を使って非常に多くの振盪をいわば無理やり行っても、このようにしてできあがった薬は、特により高度にダイナミック化されていればいるほど、とりわけ衰弱した患者に対してはほとんど瞬時に、それでいて嵐のように激しく、それどころか危険なくらいに激しく影響を及ぼす。それゆえ生命原理の持続的で穏やかな逆作用は生じない。これに対して私が示したやり方で生みだされたレメディーの作用は、効力を最高に発揮させ、最も穏やかである。しかし、それが十分によく選ばれたものであれば、その治癒力によってすべての病気の弱点をつくのである(注)。

こうしてきわめて完全にレメディーをダイナミック化する調製の方法によって、急性の熱が出たときには、作用が長く持続するレメディー（たとえばベラドーナ）であっても、最も低い段階のポテンシーのものを少量で投与するなら、短い間隔で反復投与することができる。同じく慢性病を治療するときでも、いちばん低いポテンシーのもこのダイナミック化の方法によって（厄介な実験や反証実験を多くこなした後で私はこのやり方で調製された薬を、最も効力があると同時に最も穏やかに作用する薬、すなわち完璧なレメディーとみなした）、五万倍でダイナミック化するたびにレメディーの物質性は減少するが、それでもなおその効力は信じられないくらいに増す、という事実である。したがって、さらに五万倍でダイナミック化すれば、三乗するだけでも125,000,000,000,000倍になるのだから、ダイナミック化を三〇回まで連続して推し進め、基数（5万）を次々に自乗していくと、もはやほとんど数字では表示できないほどの比率になるであろう。このことから次のようにいっても、それはきわめてありうることであるといえるだろう。すなわち、このようなダイナミック化（治癒力として作用する真の内的な本質を展開させること）によって、最終的には完全に物質は、分

のから始めるのが最もよい。必要に応じてポテンシーは高くする。こうすれば作用は常に穏やかであっても、効力はよりいっそう強くなる。

（注）ごくまれに、ほとんど完全に健康がすでに回復し、バイタルフォースも十分であるのに、それでも古くからの重い局所的な病気がいつまでも続くことがある。こういうときだけは、この病気にホメオパシー的に有効であると示されたレメディーを、投与量を増やしながら服用させることが許されているだけではなく、それどころか**絶対に**そうする必要がある。しかし十分に手で振盪し、きわめて高度に活性化したものを使う。こうすれば、たいていこのような局所的な病気は驚くほどにたちまち消失する。

（7）❻こうした主張は、次の事実を考慮するならありえないことではないと思われる。すなわち、

割不可能な、精神のような本質そのものになる。それゆえ自然のままの状態のときは、本来、物質は、まだ展開されていない、精神のような本質を内在させているものにほかならないとみなすことができるであろう。

§ 271

❻医師が自分でホメオパシーのレメディーを調製することは、人類を病気から救うためなら当然いつもしなければならないであろう(1)。搾り出した液汁を治療にあまり使わないのであれば、自然のままの素材は調製用としてほんのわずかだけしか必要とならないので、医師は、新鮮な植物そのものを使うことができる。なぜなら、乳鉢に入れるおよそ数グランの新鮮な植物がありさえすればよいからである。

　こうして一〇〇グランの乳糖を三回に分けて一〇〇万倍にまですりつぶし、この後に、そのできあがった微細な粒子を溶かし、さらにそれを活性化する。この作業の手順は、乾燥した性質のものにせよ油っぽい性質のものにせよ、ほかの自然状態にある薬の素材であっても守るべきものである。

(1) ❻将来いつか、十分によく調製されたホメオパシーのレメディーが必要不可欠であると考えられるようになった暁には、国家が、有能で公平無私の人物にレメディーを製造させ、その土地のホメオパスにそれを無償で提供してくれることであろう。そのころになればホメオパスは、ホメオパシーの病院で治療の訓練を受け、実践面でも理論面でも試験され、有資格者として身分を保証されるであろう。こうなるときまで医師は自分でレメディーをつくらなければならない。

　もしそうなったら医師は、神のごときこの治療道具のすばらしさを納得するだけではない。レメディーを自分の患者に（富める者にも貧しき者にも）無報酬で与えることができるであろう。

§272

❻このような小さい一粒[1]の乾いたものを舌の上に置くやり方は、ごく最近発症したばかりの軽い症例に対してごく微量で投与する方法の一つである。このようにすればほんのわずかな神経にしか接触しないからである。しかし同じ粒であっても、乳糖に混ぜてすりつぶし、それをたくさんの水に溶かして（§247）、服用する前に必ず振盪すると、何日も使える、はるかにもっと強いレメディーができる。そのどれもがどんなに少量で投与されたとしても、ただちに多くの神経に接触する。

（1）❻こうした粉末状の粒は、日光や熱を避けて保管するなら**何年も**治癒力を維持する。

§273

❶治療のときはどんな場合でも、一度に一**個**よりも多く、**単一**のレメディーを❻患者に❶処方することは必要のないことであり、❻それゆえ、それだけですでに許されないことである。❶よく知っている一**個**・❻**単一の**[1]❶レメディーだけを病気に処方すること、あるいは、多くのいろいろな薬を混ぜた混合薬を処方すること、そのどちらがより自然本性にかない、より合理的なのかという疑問が少しでもわくということは、考えられない。唯一、本物で単純な、そして唯一自然にかなった医術、すなわちホメオパシーにおいては、種類の異なった二つのレメディーを一**度に**患者に服用させることは決して許されないことなのである。

（1）❻ホメオパスは、次にあげる物質でも**単一の**レメディーとみなし、患者に使うことができる。化学的親和性によって相互に反対の性質をもつ二つの物質が一定の比率において化合された中性塩、大地の胎内で生まれた硫化金属、硫黄にアルカリ塩と土を加えて常時一定した比率で人工的に化合された物質（たとえば硫化ナトリウム、硫化カルシウム）、蒸留によってアルコールと酸から合成されたエーテルの一種、そしてリン。これに対して、いわゆるアルカロイドとも呼ばれる、酸によって得られる植物の抽出物がある（たとえば、キニーネ、ストリキニーネ、モルフィネ）。この抽出物は調製すると仕上がりの差が大きい。それゆえホメオパスは、それをいつも同じ単一のレメディーとみなすことができない。特にホメオパスは、植物そのものにおいて、治療に必要なものすべてが手に入るからである。そのうえアルカロイドは、植物の唯一の医薬成分ではない。

§ 274

❷（❶）真の治療師は、何も混ざっていないまったく単一かつ一個のレメディーに、自分に唯一望むことが許されているすべてを見いだす（すなわち人為的に病気を生みだす効力のことであり、それはホメオパシーの治療力によって自然の病気を完全に克服し、生命原理の感覚から消し去り、持続的に治癒させることができる）。それゆえ、「単一のものによって可能であることを多数のものによって実現させようとすることは間違っている」という格言に従うなら、単一でないレメディーを❻一度に❷（❶）薬として服用させることは、治療師にとって思いもよらないことであろう。なぜなら、単一のレメディーに対し純粋な固有な作用を調べるために**徹底的にプルービングが行われた**と仮定したとしても、それでもやはり二つのレメディーもしくはそれ以上の数のレメディーを一緒に使ったとき、人体への作用に関してそれらが互いに相手の働きを**どのように**妨げ、変えることができるの

か、前もって予想することは不可能だからである。それに対して単一のレメディーは、症状の総体が正確にわかっている病気に使用するとき、ホメオパシーの治療に選ばれたものなら、それだけでも完全に役立つ。しかもどんなに最悪の事態のときでも、つまり、症状の類似性に関して完全に適切に選ぶことができず、したがって治療の効果がないときでも、レメディーの知識が増えるという点で役立つ。というのも、そのような場合に、これによって生みだされた新しい症状は、このレメディーの物質がすでに以前、健康体にプルービングが行われたときに示された症状であることが確認されるからである。一緒に薬を使ったらどんなものでも、このように役立つ優位性は失われる(1)。

(1) ❷(❶)十分に考察された症例に対して、ホメオパシーの治療薬としてレメディーをよく選んで内服させたとしても、そのとき、さらになおも、別の医薬物質からつくった煎じ汁を飲ませるとか、ほかのいろいろな薬草からつくった薬草袋や湿布薬を張るとか、あるいは別の種類の浣腸薬を挿入したり、いろいろな軟膏をすり込んだり、というような治療は、非合理的なアロパシーが行う惰性的な仕事であり、合理的な医師なら投げ出すことであろう。

§ 275

❷(❶)ある症例に対してレメディーが適切かどうかは、ホメオパシーの治療薬として正しく選ばれただけでは決定されない。同様にまた、必要とされただけの適量であるか、いやむしろ投与量がごく微量であったかによっても決定される。今現れている病的状態に対して、ホメオパシーの治療薬として完璧に選ばれたレメディーであっても、**あまりに多い**投与量であれば、レメディーの性質そのものが役立つものであるにもかかわらず、やはりその投与量と不必要な強すぎる作用のために危険なものと

ならざるをえない。こうした投与量は、バイタルフォースに対してそうした影響を及ぼし、さらにそのうえ、まさにこのバイタルフォースを通じて、ホメオパシーによる類似性の作用によって体のなかでも最も感受性のある部位に同様の影響を及ぼす。だがこうした部位は、すでに自然の病気によって攻撃された部位なのである。

§ 276

❷前に述べた理由から、症例に対しホメオパシーの治療として適切であったとしても、投与量が過剰であったときには必ず、そして服用による作用が強かったときには、選んだレメディーがホメオパシーの治療薬として適切なものであるほど、❺また活性化されたエネルギーが高いものであるほど(1)、❷それだけよりいっそうレメディーは危険なものとなる。しかも、ホメオパシーとは無関係な（アロパシーの）薬、すなわち病的状態に対して何の関連もない薬を同じく大量に投与したときよりも、はるかによりいっそう危険なものとなる。❻ホメオパシーの治療薬として正しく選んだこうしたレメディーを大量に投与すると、とりわけ頻繁に反復して投与したときには、通常、甚大な被害をこうむる。患者の生命を危険にさらすことも珍しくない。そうでなくても患者の病気をほとんど治療不可能な状態にする。過剰に投与したホメオパシーのレメディーであっても、それが患者に作用したときには、もちろん❷生命原理の感覚から自然の病気を消し去り、その時点から患者はもはや本来の病気に苦しむことはない。❻しかし患者は、レメディーによる病気によって以前にもましてより重い病気になる。レメディーによる病気は、非常に激しいだけの、まったく類似した病気であり、再び根絶することはきわめて難しい(2)。

（1）❺最近、大量に投与することを推奨するホメオパスが現れている。その理由は二つある。一つは、投与するレメディーとして、以前のやり方でダイナミック化されたレメディーを低ポテンシーで利用しているからである（たとえば私自身❻二五❺年前、見識を欠いて行ったように）。もう一つは、彼らのレメディーは、製造元によって非常に不完全に調製され、しかもホメオパシー的に選ばれたものではなかったからである。

（2）❻ほとんど治療不可能な水銀病はこのように発生した。つまり、梅毒に対してアロパシーの方法で処方され、攻撃的に作用する水銀薬を、ずっと使っていたからである。ところが、下疳が外科的手術（アロパシーの医学でいつもやるように）によって除去されていなかったら、効果があるけれども穏やかに作用する水銀薬を一回か数回投与すると、この性病はすべて、下疳の症状も一緒に数日のうちに確実に徹底して治療されるであろう。

アロパシーの医師は、間欠熱のときでも同じようにキナ皮やキニーネを投与する。ホメオパシーの治療としてもそれが正しいと示されるが、高ポテンシーのチャイナを一つ、非常にごく微量で投与するなら間違いなく役立つ（沼沢地の間欠熱の場合でも、明らかにソーラの病気にかかっていない患者には特に効く）。ただしアロパシーの医師は、キナ皮のキニーネを毎日きわめて大量に投与し、それによって慢性的な重度のキナ病を生じさせる（その間に、同時にソーラが進展する）。患者を少しずつ死へと追いやらないにしても、生命にとって重要な内臓器官を、特に脾臓と肝臓を損なわせ、少なくとも数年にわたって悲惨な健康状態に陥れるのである。ホメオパシーのレメディーを大量に使いすぎて生じたこの種の病気に対して解毒薬となるホメオパシーのレメディーがあるとは考えられない。

§ 277

❷一つは前に述べた理由から、もう一つは、❻十分にダイナミック化された❷レメディーが正確に微量で投与されたなら、それだけよりいっそう治癒力が現れ、驚くほどに効果が出るようになるという理由から、適切にホメオパシーの治療に選ばれたレメディーは、穏やかな効果を生じさせるのに最も適した微量へと投与量を下げれば下げるほど、それだけよりいっそう治癒力が必然的に得られるのである。

§ 278

❷だとすると、ここで、確実にしかも穏やかに治療できるために最も適した微量とはどの程度のことをいうのか、ということが問題となる。つまり、最善の治療をするために、ある症例にとってホメオパシーの治療に選ばれた各レメディーの投与量はどのくらいの微量でなければならないか、ということである。この問題を解決すること、すなわち、ホメオパシー療法によって治療するためにはどのくらいの投与量で十分なのか、しかしその際に、最も穏やかで最も速やかな治療が達成されるのに適した微量とはどれくらいかを決定することは、理論的な推論のやるべき仕事でない。このことは容易にわかるであろう。したがって、どんなに頭を使って考えても、屁理屈をこねても、❻それについて解決の手立てはないし、想定されうるあらゆる事態を事前に整理しておくこともできない。❷**いずれの特殊な症例においても**この問題を解決することができるのは、①純粋なプルービング、②すべての患者の感受性に対する注意深い観察、③そして紛れもない経験、この三つ以外に何もない。これまでの医学が使ってきた薬は、体の病的な部分に接触することなく、病気によって攻撃されていない部分だけを攻撃する。このような不適切な（アロパシーの）薬を大量に投与することによって、ホメオパシーの治療のために純粋な経験が示す不可欠な微量の投与量に対して反対すると

したら、それは愚かなことであろう。

§279

❷(❶)では、純粋な経験が**どんな場合においても**示すところによると、以下のとおりである。病気によって重要な内臓器官に明らかな損傷が生じていなければ❸(たとえその病気が慢性的で複雑化したものであっても)、さらに、治療の最中に種類の異なるあらゆる薬が患者から遠ざけられていさえすれば、**❻重篤な(とりわけ慢性的な)病気の治療を始めたとき、❷ホメオパシーの治療薬として選ばれた❻高ポテンシーの❷レメディーであれば、投与量がどんなに微量であっても、自然の病気よりも依然として強くないということは決してありえない。したがってどんなに微量でも、自然の病気を克服できないということ、少なくとも自然の病気の一部でさえ克服できないということはありえないし、❻自然の病気の一部だけでも生命原理の感覚から消し去って治療を開始することができないということもありえないのである。**

§280

❻新しい重い症状を生みださずにレメディーの効果が持続しているなら、**全身の健康状態が改善していたとしても**、患者が古くから患っている本来の症状を一つ、あるいはいくつか、適度に感じはじめるまで、その間、**少しずつポテンシーを高めながら**投与を続ける。振盪によってそのつど変化させながら(§247)きわめて適度な投与量でポテンシーを少しずつ高めているときに、本来の病気を感じはじめたということは、ほぼ治癒へと向かっているということを、すなわち、自然の病気に対する感覚を消失させるために(§148)生命原理がレメディーによる類似の病気によってほとんど影響される必要はないということを意味する。要するに、もはや自然の病気から解放された生命原理が、さらにわずかながらもホメオパシーの治療によってレメディーの病気にかかりはじめ

たということが示唆されているのである。この状態は通常、**ホメオパシーの治療による悪化**と呼ばれる。

§ 281

❻前に述べたことについて確認するには次のようにする。患者には、八日間、一〇日間、一五日間と、すべてのレメディーの服用をやめてもらう。その間、患者には乳糖の粉末を少し与える。このとき現れた数少ない最後の症状が、かつての本来の症状に類似したレメディーによって生じた症状にほかならないなら、この症状は数日のうちに、あるいは数時間で消滅する。それからレメディーをやめてこの数日間、適切な養生生活を送り、本来の病気がもはや現れなければ、患者は治癒したと思ってまず間違いない。しかし、もしこの数日間のうちにかつての病気の症状を示す痕跡が現れたなら、それは、本来の病気が完全に消えずにまだ後に残っていることを示しているので、改めてこの病気を、よりいっそう高くダイナミック化されたレメディーを使ってすでに述べたように治療する。そのときはもちろん、治癒の作用が生じるために最初にごく微量で投与し、今回も少しずつポテンシーを高めなければならない。ところが、非常に強い感受性が観察される患者には、はるかにもっとゆっくり、少しずつ高める必要があるが、感受性の弱い患者にはより速やかに高めることも可能である。最も感受性の弱い患者と比べて千倍も、異常なほどに感受性の強い患者もいる。

§ 282

❻治療したとき、とりわけそれが慢性病の治療であったときに、一回目の投与ですでに、いわゆる**ホメオパシーの治療による悪化**が生じることがある。これはすなわち、最初に突き止めた本来の病気の症状が著しく悪化した状態である。反復して投与する際（§247に基づき）服用する前に必ず振盪することによって少し変化（より高

くダイナミック化）させているのに、それでもそのような悪化が生じるのであれば、それは、投与量が多すぎることを確実に示しているといってよい(1)。

（1）❻ホメオパシーの治療では慢性病に対してできるかぎりごく微量の投与から始め、きわめて少しずつポテンシーを上げて強める、という規則がある。だがしかし、それにも明らかな例外がある。三大マヤズムを治療する際にマヤズムの各症状がまだ皮膚に出ているとき、すなわち、まだ発症したばかりの**疥癬**、何もされていないで後に残っている**下疳**（生殖器、陰唇、口唇など）、そして**尖圭コンジローム**の各症状が皮膚に現れているときである。これらの症状は大量の投与に耐えられるだけではない。それどころか治療の当初からすぐにそれ専用のレメディーを大量に投与する必要がある。しかも、レメディーはどんどんダイナミック化し、毎日、ときには一日に何回も服用させる。マヤズムの治療では、たとえこのような処置をしたとしても、次のような心配をする必要はない。すなわち、内部に隠された病気の治療をする際に投与量があまりに多すぎると、マヤズムの病気を消滅させている間に、すでに過剰な投与量によってレメディーの病気を引き起こし、それでもそのままレメディーを使用すると、さらに慢性化した病気を生みだす可能性があるのではないか、という心配である。こうした心配が不要なのは、三大マヤズムの症状が前に述べたように、たいてい皮膚に発現しているときであるなら、こういうことは起らないからである。皮膚に症状が出ているときであれば、大量の投与によってこの病気の感覚が生命原理から日ごとにどのくらい消えているか、毎日の治療の進み具合から目で見て観察することができる。それゆえ、この三大マヤズムによる病気の治療が進んでいれば必ず、症状の消滅によって医師は、使っているレメディーはもはや必要ないと確信をもつことができるであろう。

一般的にいうと病気は、生命原理に対するダイナミックな攻撃にほかならない。病気の根底には、物質的なものは存在しないし、物質的な有害因子も存在しない（こういう物質は、これまでの医師たちが何千年にもわたって妄想のなかで捏造してきたものであり、これによって治療された患者はいつも破滅させられる）。それゆえ、こうした場合、物質的なものを取り除いたら、つまり、薬の塗布、焼灼、結紮、切除によって除去したなら、三大マヤズムの皮膚に出た症状をそのままにしておいた場合よりも、患者は一生にわたってかぎりなくよりいっそう重い病気に、よりいっそう治療不可能な病気にならないではすまされないのである（『慢性病論』、第一部参照）。

生命原理に対してダイナミックに敵対的に影響を及ぼしたものこそ、外的な症状として現れた内的な悪性マヤズムの本質であり、ホメオパシーのレメディーが生命原理に作用することによってのみ消滅させることができるものである。こういうものに対してレメディーは、類似性の作用によってより強い影響を及ぼし、精神のような内的および外的な敵としての病気の感覚を生命原理から取り除く。このようになれば生命原理にとって（体にとって）この敵はもはや存在しない。こうして患者を治療し病気から解放して自由にする。

ところで経験の示すところによると、確かに疥癬やその発疹の症状も、内的な性病のマヤズムを伴った下疳も、内服された特殊なレメディーによってのみ治療できるし、またそのように治療しなければならないが、しかし尖圭コンジロームは、すでに長い期間治療されていなかった場合、完全に治療するためには特殊なレメディーを内服すると同時に外用することも必要である。

§283

❶では、まったく自然にかなった治療をするために、本物の治療師は、すべてを考慮したうえで最もよく選んだホメオパシーのレメディーを、きわめて少量でのみ処方するであろう。そうすれば、人間的な甘さから不適切なレメディーを選んでしまっても、その病気に不適切であったレメディーの性質による被害は、きわめてささいな程度だけですむ。したがって被害による症状は、生命自身の力と、作用の類似性に基づいてより適切に選ばれたレメディーが生じさせる速やかな反対の作用（§249）とによって（同じくごく微量の投与で）迅速に消え去り、失敗を取り戻すことができるであろう。

§284

❻服用したときレメディーの作用を受け取るのは、舌・口(1)・胃が最も普通である。これ以外となると、

特に鼻と呼吸器官である。鼻でにおいをかぎ、口から吸引することによって液状のレメディーの作用を受け取りやすいからである。だが、ほかにもある。体の表面を覆っている皮膚全体である。これもまた、服用すると同時に皮膚にすり込むとレメディーの溶液を吸収しやすい。

（1）❻母親や乳母の母乳を通じて乳児に及ぼされるレメディーの効力には、実に驚くべき効果がある。乳児にとって正しく選ばれたホメオパシーのレメディーをきわめて適切な投与量で乳母に服用させれば、乳児のどんな病気でも退かせる。このようにすると、後の年齢になったときよりも新生児のときのほうが、同じ病気にかかってもはるかに容易に確実に根絶される。ほとんどの乳児では、ソーラは、母親から受け継がれていなくても、多くの場合、乳母の母乳を通じて伝えられる。それゆえ前に述べたように、ソーラに対するレメディーを乳母に服用させて、乳母だけでなく同時

に乳児をもソーラから守る。[※1]ところが、ほとんどは母親がもっているソーラがすでに乳児に受け継がれれている。したがって、たいがいの慢性病を生みだす張本人ともいえるこのソーラを根絶するためには、最初の妊娠のときに母親は、とりわけこの版で述べたソーファーの新しいダイナミック化によってソーラに対して穏やかに作用する治療を受けるように心がけておかなければならない。これは、子孫をソーラから前もって守るためである。これはまったく本当のことであって、現に、妊娠している母親がそのような治療を受けて生まれた子供は、ほかの乳児よりもはるかに健康で丈夫だった。誰もがこれに驚いたのである。このことは、私が発見したソーラ理論の偉大なる真理を改めて証明してくれるものである。

§ 285

❻それゆえ、きわめて古くから患っている病気の治療を促進するには、次のようにするとよい。すなわち、内服したときに患者に治癒の効果がみられたレメディーの溶液を、外部（背中や腕、上腿部および下腿部）に毎日すり込ませる。ただし、痛み、痙攣、皮膚の発疹のある部位は避けなければならない(1)。

（1）❻このことからわかるように、まれであるとしても次のような奇跡的な治療は、実際に起りうるのである。すなわち、長期にわたって体の自由がきかない患者が**傷一つなくきれいな皮膚をしてい**

§ 284—※1 「ところが、ほとんどは母親がもっているソーラが…証明してくれるものである。」の部分は別の人による書き加えであるとされている。この問題についてハーネマンは『慢性病論』（原典172〜173ページ、英訳138〜139ページ）で論じている。

るなら、古くから患っている病気に対して（偶然にも）薬効成分がホメオパシーの治療にかなった鉱泉にわずか数回入っただけで、その後すぐに、そしていつまでも健康でいられる。ところが**非常に多くの場合**、鉱泉によって皮膚の発疹を取り除いた患者は、それだけいっそう大きな害を受けるのである。そのうえさらに通常は、一時的に健康な状態になった後に生命原理は、生命や健康にとってはるかに重要な体のほかの部分に、治療不可能な内的な病気を発症させる。それゆえ、たとえば、視神経が麻痺したり、黒内障になったりする。水晶体が曇るとか、聴覚が消失するとか、気が狂うとか、窒息するほどの喘息が生じる。あるいはまた、こうしてだまされた患者は卒中によって苦痛を止めることもあった。

ホメオパシーの治療師にとっての大原則（これによって、これまでの医師たちから明確に区別される）によれば、健康な人間に対する病的な作用についてあらかじめ注意深くプルービングが行われていないレメディーや、自分にはわからないレメディーがあるとき、いかなる患者にもそのようなレメディーは決して使用しない（§20、21）。目の前にいる患者の状態に似た病気が偶然に治ったことから単純に推測したり、あるいは「ある薬がこれこれと呼ばれる病気に効いた」といわれたのを耳にしたことから、人間の健康状態に及ぼす有効な作用について知られていない薬であっても患者に処方するということがあるならば、このような不誠実で無鉄砲な治療は、冷酷なアロパシーの医師たちのしていることとして、人類を愛するホメオパスなら放り出すであろう。ホメオパシー医学を実践する本当の医師や臨床家は、自分の患者を無数の鉱泉に送り込むようなことは**決してしない**だろう。なぜなら鉱泉はほとんどすべて、健康な人間の体調に及ぼす正確で有効な作用に基づいてまったく知られていないからである。また鉱泉は、間違って利用したときには、きわめて激しくて危険な治療とみなされるべきだからである。こうして、無知な医師たちによるアロパシーの治療では治らず、なかでもいちばん有名な鉱泉へとむやみやたらに送り込まれた患者は千人にも及んだのである。こうした患者のなかには、一人か二人なら偶然に治る患者もいるかもしれない。多くの場合は**外見のみ**治ったかのようになって戻ってくる。そして奇跡が起きたと大ぼらを吹く。残りの患者のうち数百人は、悪化が大いに進んだ患者もいれば、それほど進まなかった患者もいるが、そこからこっそりと静かに抜け出す。さらに残りの患者は、永遠なる安息所へと送り込まれるためにそこにとどまるのである。これが事実なのである。非常に名の知れた鉱泉を取り囲むようにして、これほど多くの死者で満杯の墓場があることこそ、その証拠である(注)。

(注) したがってホメオパシーの本当の治療師であれば、正しい原則から離れて治療しないし、自分に任せられた患者の命を、不誠実なことに賭けの対象にしないであろう。運に頼っていては当選者と落選者の数の比率が一:五〇〇もしくは一:一〇〇〇となるからである(この場合、落選者は悪化するか、死ぬかである)。また、自分の患者を誰一人としてこのような危険にさらすこともしないだろうし、幸運を当てにして患者を鉱泉に送り込むこともしないだろう。こういうことは、自分やほかの医師たちのせいで健康を損ねた患者を、いわば親切とでもいえるような仕方で最終的に手放すために、アロパシーの医師たちがしばしば行っていることである。

§286

❻本来レメディーと呼ばれているものは、口から服用したり、皮膚にすり込んだり、においをかいだりして病気を取り去る。だがこのレメディーに劣らず、磁石、電気、ガルバニズム[※1]のダイナミックなエネルギーはホメオパシー的である。また、生命原理に対する効果に関してもレメディーに劣らず強力である。それによって、感受性と被刺激性の病気や、異常な感覚と無意識的な筋肉運動の病気を治療することができる。それでもやはり、後の二つの治療法および電磁気発生装置の正しい使い方に関して、ホメオパシーの治療に応用するにはあまりにわからない点が多すぎる。少なくとも電気とガルバニズムに関しては、これまで、一時的に緩和させるために使っていただけであり、結局、患者の健康を大いに損ねることになった。健康な人体に対して陽性に作用する純粋な効果については、これまで調査されたことはない。

§287

❻確かに後の二つよりも磁力のほうが、より確実に治療に役立てることができる。『純粋マテリア・メディカ』に示したように、強力な棒磁石の北極と南極に対する陽性に作用する効果を利用するのである。両極の磁力は効果は等しいけれども、互いに反対に作用する。投与量の増減は、北極または南極の、どちらの極の症状がより多く出ているかに応じてどちらか一方の極に決め、そのあてがう時間を長くしたり短くしたりすることによって調節する。効き方があまりに激しいときには、磨いた亜鉛の板を載せると、その効果を打ち消すのに役立つ。

§288

❸ここで、ほかのすべての治療法とは本質的に異なったいわゆる**動物磁気**について述べる必要があるだろう。むしろこれは（感謝の気持ちをこめて創始者メスメル[※1]の名前にちなみ）**メスメリズム**と呼ばれている。❻この治

癒力は、人間に与えられた神からの計り知れない驚くべきたまものであるのに、百年間まったく❸愚かなことにしばしば中傷され否定されてきたのである。このたまもののおかげで、患者に対して善意をもった人間の強い意思を通じて、患者の体に触れるにせよ触れないにせよ、❻いやそれどころか少し離れたところからでさえも、この力を授けられた健康な磁気治療師のバイタルフォースが別の人間にダイナミックに流れ込む。これはまるで、磁力の強い棒磁石の極が、自然のままの鋼の棒に磁力を帯びさせるようである。そして患者の体のいろいろな部位において不足しているバイタルフォースを補う。あるいはその一方で、ほかの部位であまりに多く蓄積されたためにいいようのない神経病を発生させ持続させているバイタルフォースを、誘導し、減少させ、より均等に配分する。総じて患者の生命原理の撹乱した状態を解消させ、患者に強く働きかける磁気治療師の正常なバイタルフォースによって状態を回復させるのである。❸たとえば、古くからある潰瘍、黒内障、手足の痙攣などの場合である。

偉大な自然エネルギーを授かった動物磁気の治療師があらゆる時代に行ってきた、一見して治療のように見えるすばやい回復も同じたぐいである。しかし、治療師の伝達されたエネルギーの働きが見せた最も輝かしい出来事は、生命の蘇生である。すなわち、長期間にわたり仮死状態にあった数人の人たちが、バイタルフォースにと

§286―※1　ガルバニズム（Galvanism）。イタリアの生理学者ガルバーニ（Luigi Galvani, 1737-1798）が行った直流電気による治療。

§288―※1　メスメル（Franz Anton Mesmer, 1734-1815）。動物磁気に基づいた生命理論や治療法を確立した。彼の学位論文「人体への天体の影響について」（"De planetarum influxu in corpus humanum", 1766）において、微細な「流動体」（Fluidum）が天体間だけではなく、人体にも影響を与えることを論じた。この説は大論争になったが、ハーネマンは、『オルガノン』の成立史上で重要な論文「経験の医学」（一八〇五）では、自説の傍証としてメスメリズムを引き合いに出している。本書『オルガノン』からは、実際に治療に使っていたことがわかる。

ても満ちあふれた人物（1）の、きわめて思いやり深い強い意思を通じてよみがえったことである。これは一種の、死からの生還である。この出来事は否定できない実例を多く提示してくれる。❻動物磁気を帯びた人物が、男性にせよ女性にせよ、善意に満ちた熱心さを（それどころか、さらに盲信とか、狂信とか、神秘主義や博愛主義への熱狂も）もつことができるなら、それだけよりいっそう、人類愛に満ちた自己犠牲的な行動に出ることによって、このような人物は、あふれ出る心情のエネルギーを、もっぱら彼らの助けを必要とする相手に対して向けるだけでなく、いわばそれに集中することによって、ときには一見して奇跡とも思えるような出来事を実現させることができるのである。

（1）❹特にこのような人物は、人類を見渡してもあまりいない。彼らは善意に満ちあふれ、体力もみなぎっている。それでいて**性欲はきわめてわずかしか、あるいはまったく**みられない。こうした人物には、すべての人間において精子の形成に利用されるはずの微細な生命精気がたくさんあるとしても、そのすべては、意思を通じてエネルギー的に他人に接触することによって伝達され提供されてしまうからである。このような治癒力をもっている何人かの動物磁気の治療師は、私の知り合いを見るかぎり、この特別な特徴を**すべて**もっている。

§289

❸メスメリズムに関して前に述べた治療の仕方はすべて、バイタルフォースが多かれ少なかれ患者に流れ込むことに基づいている。それゆえこれは、「陽性のメスメリズム」と呼ばれる（1）。また、正反対の影響を及ぼすメスメリズムがある。これは、反対の効果を生じさせるので、**陰性に作用するメスメリズム**と呼ばれてしかるべきであろう。

このたぐいに属する治療法として、こうしたエネルギーを手で操る疑似摩擦と操作術がある。疑似摩擦は、夢遊病のような眠りから目覚めるために利用される。操作術はすべて、「**鎮静術**」および「**解放術**」の名で呼ばれているものである。この術を使って、患者が衰弱していないとき、個々の部位に過剰に蓄積されたバイタルフォースを**放出**する。この放出は、陰性に作用する動物磁気によって、いちばん確実で簡単に行うことができる。まっすぐ伸ばした手のひらを、体から二cmから三cmほど離れたところで平行を保ちながら、非常にすばやく動かし、頭のてっぺんから脚のつま先まで移動させる(2)。こういう疑似摩擦は、手の動きを早くすればするほど、それだけいっそう多く放出することができる。たとえば、少し前まで健康だった(3)女性が、月経が始まる寸前に情緒面で激しい衝撃を受けたために月経が阻害され、仮死状態になったとき、おそらく前胸部に蓄積したバイタルフォースを、手を早く動かして陰性に作用する疑似摩擦によって放出する。次に、その失われた分だけ体全体に補給する。通常はこうすると、たちまち蘇生する(4)。きわめて敏感な患者であるなら、それほど手を早く動かさなくても陰性に作用する疑似摩擦を軽く施すと、ときおり見せた非常に大きな不安や心配で眠れない状態が和らぐ。こうした症状は、陽性に作用する疑似摩擦をあまりに強くやりすぎたことから生じる。

（1）❸ここで私は、陽性に作用するメスメリズムの明確で確実な治癒力について述べなければならなかったが、メスメリズムのやりすぎをまったく認めてはならないことについて故意に触れなかったわけではない。神経系の弱い患者に、メスメリズムによって一回に三〇分間、いやそれどころかしばしばまるまる一時間も、一日のうちですら繰り返してやり続けると、患者の心身全体に重大な変化を引き起こす。その変化とは、夢遊病とか、❻千里眼とか❸呼ばれる状態である。このような状態にあると、人間は感覚世界から引き離され、冥府の世界の中にいるようになる。きわめて不自然で危険な状態である。これによって慢性病を治療しようとしても、無駄に終わることもまれではない。

（2）❸陽性に作用するにせよ陰性に作用するにせよ、動物磁気を帯びた人物は、体のどこの部位にも絹をまとってはならない。このことはすでに周知の規則である。❻しかし次の事実はそれほど知られていない。すなわち、磁気治療師は、直接床の上に立っているときよりも、絹の上に立っているときのほうが、バイタルフォースをよりいっそう完全に伝達することができる。

（3）❸それゆえ、慢性的に衰弱した活力のない患者にとって、とりわけ手をすばやく動かして陰性に作用する疑似摩擦は、どんな場合でもきわめて危険である。

（4）❸活発な一〇歳の田舎の子供が体調を少し崩したので、朝早く、いわゆる疑似摩擦の治療師に、みぞおちの部分から肋骨の下の部分にかけて親指で非常に強く数回にわたって疑似摩擦を受けた。するとすぐにその子は、死人のように青ざめて倒れたのである。意識もなく、全然動きもなく、それゆえどうやっても目覚めさせることができず、ほとんど死んでいるようであった。私は、その子のいちばん上の兄に、頭のてっぺんから足まで、できるかぎり手をすばやく動かして陰性に作用する疑似摩擦をさせた。するとその子はたちまち意識を取り戻し、元気で健康になった。

§290

❻体力があって思いやりの深い人が行うマッサージと呼ばれるものも、部分的には同じものである。慢性的に病的な状態は確かに治療されてはいるけれども、しかしまだ回復の途上にあり、依然として体重減少、消化不良、睡眠不足に苦しんでいる患者がいるとすれば、マッサージ師はこういう患者の手足と胸と背中の筋肉をつかんだ

り、適度に圧したり、いわばこねたりする。こうすると生命原理は刺激され、逆作用が働きだして筋肉と血管とリンパ管の調子を回復させる。こうした治療では、もちろん動物磁気の作用が中心的なものであるが、依然として敏感な心理状態にある患者には、やりすぎてはならない。

§ 291

❻純粋な水だけの風呂に入浴することは、急性病のときに健康を回復させる際に、一時的な緩和の作用としても、ホメオパシーの治療を補助する手段としても役立つことが示されている。同様に、治療の最中の慢性病患者が回復期にあるときでも、役立つことがわかっている。入浴するときは、回復している患者の状態、風呂の温度、入浴の時間の長さや回数を考慮しなければならない。しかし入浴は、上手に活用したとしても、肉体的に快適な変化を病気の体に生じさせるにすぎない。それゆえ、それ自体は本来医薬的なものではない。

仮死状態（寒さや、溺れたり、窒息による）のときには線維組織の被刺激性が休眠した状態になり、これによって神経の感覚が麻痺する。こうしたときには、三一〜三四℃のぬるま湯に入浴すると、休眠した被刺激性を目覚めさせるのに役立つ。これは一時的に緩和させるにすぎないが、それでもやはり、とりわけコーヒーを飲ませ、手で体をこすることも組み合わせると、十分に効果があることがわかっている。さらに、こうした入浴は、被刺激性がきわめて不均衡に配分され、いくつかの器官に非常に多く蓄積された場合、たとえば、ヒステリー性の痙攣、子供のひきつけのときには、ホメオパシーの治療を補助するものとして役立つ。

さらにまた、レメディーで慢性病を治療している患者の回復期に、患者の体温が低い場合、七〜一三℃の冷水浴に短い時間つかっていると、ホメオパシーの治療を補助することもわかっている。また、こうした冷水浴に何度も繰り返しつかると、その後には、休眠状態に陥った線維組織の調子を一時的に回復させるのに役立つ。その

ために は短い時間よりも長く、すなわち数分よりも長く入浴し、入浴中に水温をどんどん下げる。しかしこの一時的な緩和は、肉体的に作用するだけである。だからこれには、ダイナミックに作用する薬の緩和薬で起るような逆方向に作用する危険があるのではないかと、懸念するに及ばない。

『オルガノン』解説（後編）

ロイヤル・アカデミー・オブ・ホメオパシー（ＲＡＨ）
学長　由井　寅子

一、はじめに

本書は、サミュエル・ハーネマン（ドイツ語ではザームエル・ハーネマン）の『オルガノン』第六版（シュミットの標準版をテキストにして）を訳したものである。後で説明するように第六版が公刊されたのはハーネマンの死後、八〇年近く経ってからであるが、一八一〇年に初版が出て以来、『オルガノン』は二〇〇年近い歴史を有する。この間、歴代のホメオパスは、『オルガノン』との対話のなかで自分を鍛え、自分の使命を発見してきたのである。それはこれからも、解釈されるべき権威あるテキストとして存在し続けるであろう。

このような本書の解説を、限られた紙幅で試みることは、ある意味、無謀ともいえるであろうから、本格的な解説は別の機会に譲ることにし、ここでは、読者をひとまず『オルガノン』の入口へと案内したい。

以下の手順で解説を進める。まずは、書名について、初版にいたる前史、第六版へ向けての改訂とその出版までの経緯について簡単に触れ、現代風の目次を示して第六版の全体を概観する。最後に、本書に見られるハーネマン特有の見方・考え方を確認する。

二、書名について

ハーネマンのこの『オルガノン』のタイトルは、アリストテレスの論理学書を総称して呼ばれる「オルガノン」や、これに由来するフランシス・ベーコンの『新オルガノン』との関連で述べられることが多い。その歴史的な影響の大きさを考えれば当然であろう。ベーコンは、正しい知識を得るための新しい道具という意味で「オルガノン」の言葉を用いた。

しかしここでは、ハーネマンにとってベーコンよりもより身近な人物に目を向けよう。彼が敬愛していた哲学者、カント（I.Kant, 1724-1804）である。カントは、イエッシェ編集のカント著『論理学』で、「オルガノン」を次のように定義する。「われわれはオルガノンを、ある種の認識がいかにして実現されるべきかのAnweisung（アンバイズンク）（指針・指導）であると解する」(1)。該当個所は、理想社版では「指示」、最新の岩波版では「指図」と訳されている。このことを当てはめて考えるなら、本書のような医学書にこのタイトルが付けられたのだから、「オルガノン」という本は、医学上の、あるいは治療を行ううえでの認識がいかにして達成されるべきかの「指針・指導」の書であるということができるだろう。

さらに、カントとライバル関係にあって彼と書簡を取り交わしていたランベルト（Johann Heinrich Lambert, 1728-1777）の代表作の書名タイトル、すなわち『新オルガノン』（"Neues Organon", 1764）にも目を向けるべきであろう。ハーネマンはカントではなくランベルトによって哲学的な視点を得た可能性があるという、ヘリング（Constantin Hering, 1800-1880）の証言もあるからである。書名について実際はどうなのかということは、本人に聞いてみないかぎりわからないのだが、いずれにせよ、この時代には「オルガノン」の名を付けた書名がほかにもあったことは、念頭に置いておく必要があるだろう。

三　初版にいたる前史

ホメオパシーが誕生したのは一七九〇年、ハーネマンがキナ皮をプルービング（健康体への投薬実験）した年である。そしてホメオパシーに関する知見が論文の形にはじめてまとめられたのは、「医薬物質の治癒力を発見するための新しい原理について、およびこれまでの原理に対する管見についての試論、およびこれまでの医薬物質についての管見」（"Versuch über ein neues Prinzip zur Auffindung der Heilkräfte der Arzneisubstanzen, nebst einiger Blicken auf die bisherigen", 1796）においてである。このVersuch（フェアズーフ）はEssai（エセ）に当たるドイツ語であり、これから出ることになる「オルガノン」というタイトルに比べると、まだ控えめな表現であることがうかがえる。この論文では、健康体へのプルービングの試みについて、さらに「類似のものが類似のものによって」(similia similibus)、すなわち「類似の法則」について明確に述べられている。

その次に重要な論文は、「経験の医学」("Heilkunde der Erfahrung", 1805) である。この論文では、病気とは目の前の患者にあらわれた症状にほかならず、したがって病気の内的な原因を探求することは意味のないことであり、重要なのは、問診をして病歴を調べることであると主張された。それにしても、「経験の医学」と聞いて、今の私たちは何を思い浮かべるでろうか。おそらく、現場で積み上げるような治療の経験ではないか。だとすると、その経験は病気の人を治療した経験、つまり「病気の人」から得た経験のことになるであろう。しかしこの意味での経験は、ホメオパシーの意味する経験にかなっているとはいいがたい。ホメオパシーが蓄積するべき経験は、なによりもまず「健康な人」から得たものでなければならないからである。

一八〇六年には、「毒とは何か、薬とは何か」("Was sind Gift? Was sind Arzneien?", 1806) という記事が発表される。この記事では、当時、治癒力があるのにその多くのものが毒物と認められていることに対して批判をしている。「賢くあれ」(Sapere aude) という言葉はこの記事にはじめて登場する。記事の表題からしてカントの論文「啓蒙とは何か」(Was ist Aufklärung?) を連想させる(正式は「啓蒙とは何か、の問いに答えて」である)。

一八〇七年には、論文「従来の治療においてホメオパシーのように薬が使用されたことを示す形跡」("Fingerzeige auf den homöopathischen Gebrauch der Arzneien in der bisherigen Praxis",1807) が出る。ここにおいて、ホメオパシーの治療が意識せずに行われた実例を取り上げる。そして論文「思弁的薬学の価値について、特に思弁的薬学と対の関係にある通常の治療を反証として取り上げて」("Ueber den Werth der speculativen Arzneisysteme, besonders im Gegenhalt der mit ihnen gepaarten, gewöhnlichen Praxis",1808) では、同時代の医学を徹底的に分析する。こうした経過を経て『オルガノン』の初版が一八一〇年に公刊される。

四、第六版へ向けての改訂とその出版までの経緯

一八一〇年に初版が出て以来、第二版は一八一九年、第三版は一八二四年、第四版は一八二九年、第五版は一八三三年に出た。以上が生前までに出た五つの版である。第六版は一八四二年に脱稿されたが、実際に公刊されたのは一九二一年であった。以下では、大きく改訂された第二版と第四版にだけ触れる。

第二版は最も多く改訂された版である。たとえば用語に関しても、初版で「症状の複合体」(Symptomenkomplex, Komplex der Symptomen) といわれていたのが、第二版以降では「症状の全体像」(Gesamtheit der Symptomen) と言い換えられている。オライリーの英訳では、Gesamtheit の訳語に英語の complex が当てられているが、このことを考慮してのことだろうか。いずれにしても、ハーネマンは Komplex を捨てて Gesamtheit を採用したのである。そしてその変更にはホメオパシーの理解の深化を見て取ることができるであろう。第二版にはある程度満足していたといわれているが、たしかに第三版の変更は少ない。ただしハーネマンは、第二版が出る数年前(一八一六年ごろ)から慢性病の理論と治療の確立の努力を開始している。また、啓蒙主義の標語として知られている「賢くあれ」(Aude sapere) が付け加わったのは、この第二版からであった。

第四版 (1829) は、『慢性病論』の初版 (1828-30)、特にその第一巻 (慢性病の理論) が一八二八年に出ていることから、大きな変更があることは容易に予想される。ソーラ理論との関連で改訂されているはずだからである。当然、「症状の全体像」の意味も変わってくることであろう。また、生活習慣や生活環境など、患者の置かれた状況がいっそう注目されるようになる。

生前に公刊されたのは第五版までである。第六版では、ダイナミックエネルギー (Dynamis)、バイタルフォース、あるいは、メスメリズムやガルバニズムの適用など、

実にさまざまなテーマにおいて新しい論点が登場している。だが、そのなかでも最も重要なのは、§270で述べられているLMポテンシーの調製の方法についてである。これはハーネマンが最終的に到達した希釈度であり、これが知られたのは、第六版の公刊された一九二一年だったのである。

では、第六版の出版までの経緯を説明しよう。一八四一年、八五歳の年齢になってハーネマンは、第六版へ向けての改訂を開始した。その作業は一八か月を要して終えた。すでに新しい出版社とは接触していたのだが、一八四三年七月二日にハーネマンが亡くなってしまったのである。草稿は彼の二度目の妻、メラニー(Mélanie Hahnemann, 1800-1878)の所有するところとなった。一八五六年に公刊間近と思われたが、再びその計画は中止になった。その後、刊行へ向けての努力がなされたが、無駄に終わった。一八七八年、彼女が亡くなると、草稿は、メラニーの娘婿、カール・フォン・ベニングハウゼン(Carl von Bönninghausen, 1826-1902)の手に渡った。一九二〇年に、それを、シュトゥットゥガルトのホメオパスであるリチャード・ヘール(Richard Haehl, 1873-1932)が手に入れた。しかし入手に必要な資金は、サンフランシスコのウィリアム・ボーリッキ(William Boericke, 1849-1929)に援助をあおいだので、草稿はサンフランシスコに送り返さなければならなかった。こうしてヘールは、一九二一年にはじめて第六版を出版したのである。ボーリッキは翌年の一九二二年に第六版の英訳を出した。彼の死後、草稿は同僚のジェームズ・W・ワード(James W. Ward, 1861-1939)に渡され、彼の死後は彼の身内の者によって保管された。そして一九七二年、サンフランシスコのカルフォルニア大学図書館に譲渡されたのである。一九九二年にシュミットはその校訂版を出し、この版をもとにして標準版を公刊した。

五、内容の概観

ハーネマン自身が第六版のために用意した目次は要

約といってもよいものであり、今でいう目次とはいいがたい。以下では、訳者たちが現代風の目次に再構成してみた。

各種の英訳の翻訳者、ドイツ語版の各種テキストの校訂者によって、目次は異なっている。それぞれの書籍の目次を比較してみるのも、興味深いことであろう。

六、キーワードによる説明

以下で取り上げるキーワードは、「病気」、「症状」、「自然の模倣」の三つである。これらはどれも普段から使い慣れたありふれた言葉である。したがってその意味に引きずられて本書を読んでしまう読者もいるかもしれない。ここでは、そういう読者を想定して説明を試みた。

なお、ハーネマンは、ホメオパシーをアロパシーと対比させて論じているが、アロパシーに関しては、本書の読者は、現代の病院で受けられる西洋医学の治療を思い浮かべてもらってかまわない。

まず（1）では、「観察される症状こそ、病気そのものがあらわれたものにほかならない」ということの意味を明確にするために、「症状」と「病気」の関係からハーネマンの疾病観を探る。（2）では、その疾病観に基づいた病気の分類を確認する。（3）では、ハーネマンの考え方がよくあらわれている症状論として、次の三つの症状を、すなわち、（a）「特徴的な症状」、（b）「局所的な症状」、（c）「感情と精神の症状」を取り上げる。そして（4）では、「自然の模倣」を批判する理由について、「バイタルフォース」の働きとの関連で理解する。

（1）症状と病気

ホメオパシーでは、健康体にレメディーをプルービングすることによって生じた症状に基づいてレメディーを選択し治療する。すでにこうした治療の手順を見るだけでも、病気に対してまったく新しい考え方（疾病観）が示されているといってよい。

そのわかりやすい例が「病名」の扱い方である。「ホメオパスの治療は、病気に名前を与えることによってでなく、病気それぞれの特性に従って行われる」（§73（1））という。ホメオパスは、「個別的な状態として一人ひとりの患者ごとに現れた症状の総体に従って病気を診断し、治療しなければならない」（§81（2））からである。だから、病名を使うときは、「舞踏病のようなものです」とか「水腫のようなものです」といういい方をすべきであり、「舞踏病です」とか「神経熱です」「水腫です」といういい方をしてはならないという（§81（2））。

病気の呼び方についてこのように主張する理由は、患者に現れている症状は、症状の固定された特定の病気によるものではない、という考え方が背後にあるからである。つまり、ホメオパシーでは、原因としての病気によって症状が現れているとは考えないのである。では、症状とは何か。症状とは病気によって引き起こされたものではなく、病気の本質そのものが現れたものである。言い換えると、病気とは症状を生じさせるのではなく、症状として現れたものにほかならない。このように考えるから、次のような主張も可能となる。すなわち、病気の発現がすべて消滅したとき、つまり、症状がすべて消えたとき、それは「体全体の健康が回復した」ことを意味するのである。

ハーネマンのこうした考え方を、あえて簡単に図式的に言い表すなら、「目に見えないもの」（彼の言葉でいえば「病気全体」、「病気そのもの」、「病気の本質」など）は、「目に見えるもの」（彼の言葉なら、「症状の全体像」、「症状像」、「症状の総体」など）として現れる、という考え方である。これが根本にある。目に見えない本質は目に見える現象として現れるのだといってよい。したがって、目に見えない「本質」は、目に見える「現象」としてかならず表現されるのである。まずは、この点を押さえておかないと、彼の主張がわかりにくくなるであろう。

したがって、次のような主張も、ハーネマンにとっては当然なのである（§14）。

治療不可能な病的なもの、目に見えずに人間の内部で病的に変化する治療不可能なものが、もし仮にあるとすれば、そういうものは、病気の徴候と症状を通じて厳密に観察する医師に知らされることはないだろう。このことは、人間の生命をつかさどる全能なる神の無限なる善に完全に一致する。

ここでいわれているのは、症状として発現しない病気はまったく存在しないこと、それゆえ、症状として発現した病気はすべて医師の知るところとなり、しかもそういうものは治療が可能であるということである。ハーネマンにとってこのことは、神への信仰に裏打ちされた確信に満ちたものであった(2)。

どうしてこういうことがいえたのか。通常、ある出来事を理解するときに慣れ親しんでいるような考え方、すなわち原因と結果の関係で出来事をとらえる見方をしていないからである。序論の第二節で、彼は、このような原因と結果で病気の現象をとらえることを非難し、こう述べる、「事物あるいは出来事を引き起した原因が同時に事物あるいは出来事そのものでもある、ということはありえない」と。いうまでもなく、原因が同時に結果であることはない、ということである。「病気」(目に見えないもの)と「症状」(目に見えるもの)は、イコールで結ばれる関係であることに注意しなければならない。つまり、病気の本質はすべて症状として現れ、観察される。§6(1)から引用しよう。

そもそも、病気の徴候によって感覚的に識別できるものが治療師にとって病気そのものではないのか。病気を生みだす精神的な本質、すなわちバイタルフォースを見ることはできないからである。したがって治療師は、このバイタルフォースによって病気の治療ができるために、バイタルフォースそのものを見る必要がない。それによって生じた病的な作用を観察し経験しさえすればよいのである。

バイタルフォースそのものは目に見えないけれども、見える必要がないのは、その表現された「形態」として「症状」が存在しているからであり、したがってこうした「症状」のみを観察するだけでよいからである。症状とは、「患者自身が感じるものであり、周囲の者たちにもわかるものであり、医師が患者において観察するもの」(§6)なのである。

ハーネマンの以上のようなものの見方・考え方を踏まえておけば、ホメオパシー独特の症状についての考え方もとらえることができるであろう。

(2) 病気の分類

では、因果関係でとらえないとしたら、症状は具体的な場面でどのように考えられているのだろうか。まずは、ハーネマンの病気の分類をみてみよう。彼の記述(§72〜81)をもとに整理して図示してみると以下のようになる。

病気は急性病と慢性病に二大区分され、さらに前者が四つに、後者が三つに区分される。ここで問題なのは、「流行性」の急性病と「急性マヤズム」による急性病である。

この二つの区別に関して、解釈者によっては、おそらく意図的にであろうが曖昧に急性病を三つに区分する者もいる。だが本書では、クラッセンがいうように(3)、ハーネマンは、それをはっきり区別していると解し、四つに区分した。

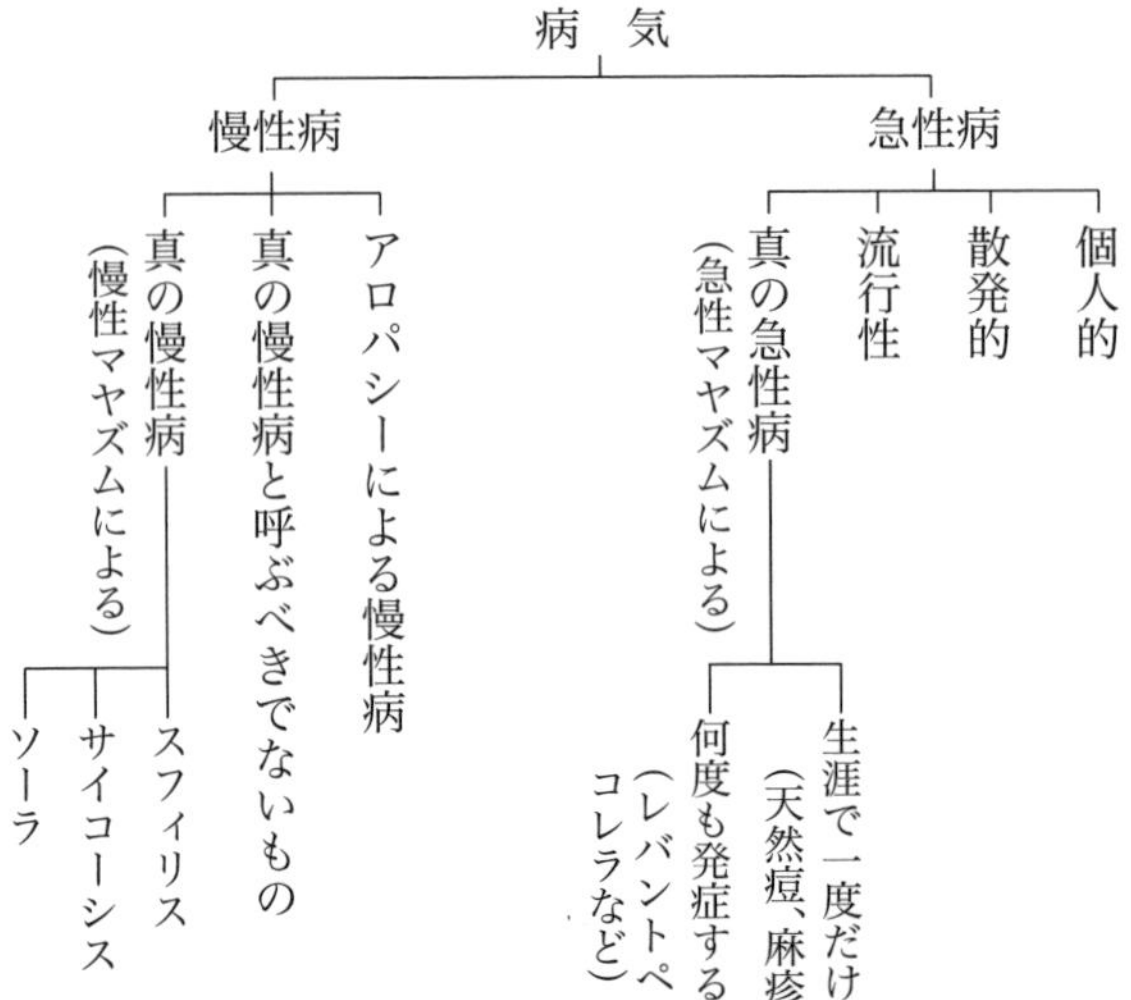

さて、まず注意すべき点は、第一に、この分類は第四版ではじめて登場したという事実である。第二に、実践的部門の記述が、この分類から始まっていることである。

第一点について。第四版の出版は一八二九年である。ちょうどこの前年（一八二八年）に、『慢性病論』の第一巻が出る。このことからもわかるように、第四版は、ハーネマンが一八一六年以来ひそかに探究し続けていた問題が一段落した上での出版である。これにより、病気の体系の中でマヤズムの位置が明確にされることになった。ハーネマンのいう「マヤズム」には、大きく分けて二種類、すなわち「急性マヤズム」と「慢性マヤズム」があり、さらに前者には二種、後者には三種ある。もちろん重要なのは後者のいわゆる三大マヤズムである。ハーネマンの医学を体系的に把握しようとするなら、『オルガノン』だけでは不十分であることがわかる。『慢性病論』をひも解いてはじめて、その全貌が明らかにされるのである。

では、第二点について。病気の分類の後に、病歴の問診(§82～104)、レメディーの知識(§105～145)や使い方(§245～285)、そして治療の知識（§146～244）が続く。それゆえ病気の分類がこの位置にあるのは、治療師が症状をどのように分類するかによってその後の治療の戦略が決定されることを示唆している。患者の症状が「急性病であるか、それとも慢性病であるか」(§82)、という区別から、診断が始まるのである。これを起点に、ハーネマンの症状論が展開される。以下では、彼の特徴的な症状論の骨子をなしていると思われる三つの症状、すなわち「特徴的な症状」「局部的な症状」そして「感情と精神の症状」について考察する。

（3）症状論

（a）特徴的な症状

ホメオパシーはレメディーを使った治療である。どのレメディーをどのように用いたらよいかを決定するのが、症状である。したがってホメオパシーにとって重要な症状はすべて、なんらかの意味で、「選ぶべきレメディーへと導いてくれる唯一の指標」（§18）でなければならない。

ハーネマンは、指標とすべき症状や徴候を§153で定式化している。すなわち、「際立った、特有の、まれな、独自の（特徴的な）」(die auffallenden, sonderlichen, ungewöhnlichen und eigentlichen 〈charakteristischen〉) といわれる徴候や症状のことである。この個所に使われている言葉の意味には難しいところがない。しかし、実は、歴代のホメオパスたちは、レメディーの選択の精度を高めるため、この一節の解釈に全力を尽くしたといっても過言ではない。なぜなら、この個所をどう理解するかによって、どのような症状を「特徴的な症状」とみなすか、それゆえまた同時に、レメディーをどのように選択するのか、ということが異なってくるからである。そして、その方法の違いから、ホメオパシーの流派が生まれ、またその方法は師弟間で受け継がれることになる。

この問題にこれ以上立ち入ることはせずに、あるホメオパスがしてくれた、「特徴的な症状」についてのイメージしやすいたとえ話を紹介しよう(4)。

コナン・ドイルが、その有名な登場人物シャーロック・ホームズによく語らせたせりふを思い出して欲しい。ホームズは、科学的捜査を行ったある有名な事件を要約して、次のようにいった。「普通ではないものとは、われわれを邪魔するものではなく案内してくれるものだ」。また、「一見して事件を混乱させているものは、まさに、解決への手がかりを用意してくれているものだ」ともいう。

これは、「特徴的な症状」の役割について言い当てていると思われる。ホームズの犯人像を描き出す方法は、ホメオパシーの患者の症状像を描き出す方法と共通点があるかもしれない。いずれにせよ、最も適したレメディーを選択するという難問を解決してくれる症状とは、まさにこういうものであるということができる。

(b) 局部的な症状

問題とすべき局所的な症状は、「一面的な病気」の一つに分類されているので、まずはハーネマンの説明(§172〜194)を整理しよう。

- 一面的な病気
  - 内的な症状(慢性的な頭痛・下痢など)
  - 外的な症状(体の表面)――局所的な病気
    - 局部の病気(外傷が原因)
    - 局所的な症状(内的な病気が原因)

一面的な病気は、内部の症状の病気と外部に現れる病気に分けられる。前者は医師の不注意によって起ることが指摘されている。後者は、さらに二つに分類される。外傷が原因で生じた「局部の病気」は、外科的処置とレメディーの併用で十分に対処できるという。内的な病気が原因で生じた「局所的な症状」は、ホメオパシーのみが対処できる。なぜなら、内的に作用するレメディーによってのみ、この種の病気に影響を与えることができるからである。ハーネマンによると、同時代の通常の医師たちは、この「局所的な症状」を単に「局部の病気」とみなして、錯誤した治療を行っていると非難した。

ここで二つの重要な点を指摘したい。一つは、「局所的な症状」が慢性マヤズムの治療論（§204〜209）の直前に置かれていることである。つまり、マヤズムによる慢性病の症状はすでにアロパシーの治療によって「抑圧」されてしまっている、という認識がハーネマンにはあった。マヤズムの初期的な症状として現れる、ソーラの疥癬様の発疹、スフィリスの下疳、サイコーシスの尖圭コンジローム は、どれも皮膚に生じる症状である。したがってマヤズムの治療は、本来なら、すなわちアロパシーの治療によってとり除かれていないなら、局所的な症状の処置から始まる。

もう一つは、やはりこの分類も、第六版のように形を整えたのは第四版からであったことである。第四版ではじめて、局所的な症状はマヤズムと関連づけられる。このことからも、やはり、マヤズム論はハーネマンの疾病論の到達点であり、『慢性病論』の重要性がうかがえるのである。

（c）感情と精神の症状

体の症状だけでなく、感情と精神の症状も、レメディーの選択に非常に有効な手がかりを与えるという。もちろん、§153でいわれているように、それが特徴的な症状であるかぎりにおいてであることはいうまでもない。「レメディーをホメオパシーの治療薬として選ぶとき、患者の心理状態は、多くの場合、特定の固有性を示す徴候として非常に重要」（§211）であり、「どんな症例であっても、…同時に精神と感情の変化に対しても一緒に目を向け、…レメディーを選びださなければならない」（§213）。

それにしても、精神と感情の症状に関するハーネマンの記述を読むと、彼の人間理解の深さに驚かされる人もいるのではないか。たとえば、精神の病気が体の病気からきたのか、あるいはそうでないのかを判定する基準について述べたところ（§224）や、患者への接し方の工夫について述べたところ（§228〜229）など、内容が具体的なだけに、その洞察力にいっそう感嘆し、敬服し、ハーネマンに対して好感をいだく読者もいるはずである。

さて、この症状に関しても、ソーラ理論によって第四版以降、修正を受けることになった。まずは、一貫した重要な次の論点を確認しておきたい。すなわち、体の病気との関連である。彼によれば、「ほとんどすべてのいわゆる精神および感情の病気は、体の病気にほかならない」（§215）。というのも、「精神および感情の、目に見えないくらいに微細な器官へ転移」（§215）し、「（体の症状）の代わりとして現れたもの」（§216）であるからだという。ホメオパシーが患者の心身全体の治療に向かうということは、こうした考えが根底にあるからであろう。

やはり、ソーラとの関連も、それに劣らず重要である。つまり、精神と感情の病気が、「一面性」のある病気であることが指摘されていることである。しかも、この症状に関する論述の導入部分でいわれている。「これまで私が一面的な病気であると呼んできたものは、ほとんどソーラに属している。そう呼ばれた病気はこうした一面性のために、…治療するのがよりいっそう難しいように思われる。このような病気がいわゆる感情および精神の病気である」（§210）という。すでに見たように、一面的な病気、そのなかでも、内的な病気が原因である局所的な症状は、アロパシーの治療による症状の「抑圧」の結果、生じたものだった。だとするなら、精神と感情の症状も、同じく症状の「抑圧」によって発現したものであるという認識があったといってよい。

以上、ハーネマンの症状論として三つの症状を取り上げて説明したが、本文を読めばわかるように症状の記述はこれだけではないし、また、取り上げた三つに関しても、ここでした説明は解説のためにきわめて単純化されたものである。おそらく読者は、とりわけホメオパスとしてすでにホメオパシーを実践している読者は、自分の経験と照らし合わせて、ハーネマンが述べていることをもっと深く理解し、自分なりの視点や論点を見つけることができるのではないかと思う。

（4）自然の模倣

第六版の序論の異様な長さは、以前から指摘されてきたことであるが、訳者たちは、そのために序論をテーマ別に区分して、読みやすさの便宜を図った。ところが序論をすでに読んだ読者の中には、それにもかかわらず第五節の突出した長さに辟易した人がいたのではないかと思う。実はその第五節のテーマこそ、「自然の模倣」(5)なのである。このテーマを考えることは、バイタルフォースの役割を理解することでもある。

アロパシーに対するハーネマンの批判は、当時から賛同者も多く、ある意味、理解しやすい面をもっていた。たしかにブルセのような対症療法では治る人も治らなかったであろうからである。他方、「自然の模倣」に対する彼の批判は、ソーラ理論のように親しい仲間のうちでも理解しにくいものだった。ハーネマンによれば、自然は、本来の意味での künstlich（キュンストリッヒ）（術的）な面をもちあわせていない。というのも自然とは、「自由奔放」で、「本能的」で、「知性を欠いて」いるからである。「知」の働きがないところに「術」は存在しないのである。このように「自然」を理解すると、「自然治癒力」はどのようにとらえなおされるであろうか。

当時の人たちも、現代の私たちも、通常、自然治癒力は、体に生まれながらに備わった自己治癒の力であり、生きているものはすべてこの力をもっていると考える。しばしば西洋医学に対して「やさしい」医療といわれる民間療法は、自然治癒力を助ける治療であると主張されている。つまり、自分の体にある治癒力を活性化するというのである。ところが、このような治癒の力を否定的に評価する治療師がいたとするなら、現代の人たちはどう思うであろう。実は、ハーネマンは、そのような医師だったのである。こうした事態をいい当てているパウル・ヴォルフ（Paul Wolf）の言葉を引用しよう(6)。

ハーネマンは、たしかに自然治癒力の存在を否定してはいない。しかし彼は、自然治癒力の働きは、模倣する価値がないという。その力は常に十分ではないともいう。周知のように大半のホメオパスは、彼のこの意見を共有したことがない。

ハーネマンの自然治癒力の考え方は、受け入れがたかったのであろう。彼の視点から自然治癒力はどう理解されるのか、それを知るためには、バイタルフォースについての記述をみなければならない。けれども、彼の説明をみるかぎり、そのように誤解されるのもやむをえないといえる。たとえば§10や§15では、バイタルフォースの治癒力について言及されていないものの、特に§10の記述は、当時有名だったシュタール（Ernst Georg Stahl, 1659-1734）を連想させる記述になっている。シュタールは、ヒポクラテスの考えを受け継いで、人体の自然治癒力こそが医師であると考えた人物であった。

ハーネマン自身、周囲の誤解に気づいてか、第六版では丁寧に説明を試みている。そのなかでも一番わかりやすいところを引用しよう（§22の注（1））。バイタルフォースの働きとして第一に理解すべきは以下に述べる働きである。

このバイタルフォースは、病気のときに自分を助けるためではなく、体が健康であるかぎりにおいて、私たちの生命に調和的な活動を続けさせるため、もっぱらそれだけのために、生まれながらにして私たちの体に付与されたものだからである。そして病気のときのバイタルフォースの役割についてこう述べる。

バイタルフォースの能力がそもそも模範となれるものであるなら、体を病気にさせることはないだろう。……病気になったとき、バイタルフォースのできることは、体の正常な生命活動を妨げて、病苦の感覚によって自分の撹乱した状態を発現させることだけである。

健康のときと病気のときのバイタルフォースが果たす役割が異なること、つまり、健康のときには調和的な生命活動を維持し、病気のときには撹乱状態を病気の症状として発現させる。以上が、バイタルフォースの通常の働きであるといってよい。要するに、自然の努力を模倣する医師は、自由奔放な自然による症状の発現の働きを模倣しているのだともいえる。この自然の努力をかなり具体的に次のように述べる。

慢性的な内的病気に生命が脅かされたとき、生命に不可欠な部位から危険をそらし、生命にとって必ずしも必要でない組織へと導くために、要するに転移させるために、自由奔放な自然は外的な局所的な症状を生みだす方法だけしか自分を助けるすべを知らない（「序論」第五節）。

また、こうも述べる。

急性病であるにせよさらに慢性病であるにせよ、病気のときに自分を救うために粗野な自然がすることは、きわめて不完全であり、もはやそれ自体が病気である（「序論」第五節）。

ハーネマンにとって治療の主人公は、「自然治癒力」ではなく、レメディーの「治癒力」であることは明白である。

ハーネマンが、バイタルフォースに治癒の働きを認めるのは、次のような場面である。レメディーの効力によってバイタルフォースが、自然の病気から解放され、自然の病気の影響を受けなくなると、今度は、バイタルフォースは、そのレメディーの効力に対して全精力を注いで打ち負かそうとする。打ち負かしたら、健康のときと同じようにいつもの生命維持の活動をすることになるのである。ここでいわれているように、「レメディーの効力を打ち負かす」という働き、これがバイタルフォースの治癒の働きであるということができる。この働きについては、本文では§64で「二次作用」として言及される。その記述によると、「二次作用」は、「逆作用」として働くときと、「治癒作用」として働くときがある。もちろん、後者の作用が該当するものである。

さて、以上、取り上げた用語は、普段から使う言葉で、その意味の違いを際立たせることによって説明してきた。『オルガノン』の入口まで案内できただろうか。

七、終わりに

最後に、ホメオパシーの歴史的研究の状況について触れておきたい。かつては英語圏の人たちがホメオパシーの歴史的研究をリードしていた。文化史的、社会史的な研究が中心であったといえる。しかしその後、ドイツでの研究が盛んになり、八〇年代、九〇年代になると、本格的な医学史研究として、レナーテ・ヴィッテルン（Lenate Wittern）、ヴェルナー・キュンメル（Werner F. Kümmel）、ロベルト・ユッテ（Robert Jütte）、マルティン・ディンゲス（Martin Dinges）、などの業績が出はじめる。世紀の変わり目のころには文献学的に信頼できるテキストも刊行された。本書のテキストとして使った標準版（Standardausgabe）も、そのとき出たものである。ホメオパシーを歴史的に理解しようとする人にとって、まさに時宜を得た思いであろう。今や私たちは、読もうと思えば、ハーネマンのケースブックでさえ読むことができるのだ。

ハーネマンの周辺に関しても、ここ最近は驚くべき充実ぶりである。彼と同時代のシェリング（Schelling, 1775-1854）の全集(7)の刊行が始まったことが大きい。そのおかげで、ロマン主義時代の哲学史・科学史・医学史の研究が陸続と公刊されている。特に一八〇〇年前後の情報がすばらしい。ほかの分野からの思いもよらぬ、こうしたうれしいあおりを受けて、いまや『オルガノン』を歴史的に理解するための資料は豊富に出揃ったといってよい。ホメオパシーの古典を翻訳する者にとって、こうした隣接の分野の情報も生かすことが、今後の課題となるであろう。また、読者も、それを期待しているにちがいない。

注

（1）Kant's gesammelte Schriften. Hrsg. von der Königlich Preußischen Akademie der Wissenschaften, Bd. 9, 1923, S.13.

（2）ケントは、この§14から、ハーネマンによる神の摂理の認識を読み取る（James Tyler Kent,"Lectures on the Homoeopathic Philosophy", B. Jain, 2002, p.86)。オルテガは、§9～10にハーネマンのキリスト教信仰を読み取る（Ortega, P. S., "Die Lehre der Homöopathie", Sonntag, 2002, S.131)。

（3）Carl Crassen, "Hahnemanns Organon der Heilkunst. Studienausgabe für die Praxis, "Sonntag, 2002, S.133.

（4）Herbert A. Roberts, "The Principles and Art of Cure by Homoeopathy", B.Jain, 2002, p.87.

（5）自然を模倣する医師の格言は、「医師は自然に従わねばならない」である（Matthias John, 'Carl Christian Erhard Schmid und Naturwissenschaften' in "Naturwissenschaften um 1800", Hrsg. von Olaf Breidbach und Paul Ziche, Böhlaus Nachfolger, 2001, S.91)。

（6）Richard Hael, "Samuel Hahnemann : His Life & Work", Vol.1, B. Jain, 2003, p.282-290. Thomas Lindsley Bradford, "Life and Letters of Hahnemann", B. Jain, 1999, p.212-218.

（7）全集の補巻、Ergänzungsband zu Werke Band 5 bis 9, Wissenschaftshistorischer Bericht zu Schellings Naturphilosophischen Schriften 1797-1800, Frommann-Holzbook, 1994 は、必須アイテムである。

索　引

あ

い

う

え

お

か

き

く

け

こ

さ

し

す

せ

そ

た

ち

つ

て

と

な

に

ぬ

ね

の

は

ひ

ふ

ま

み

む

め

も

や

参考文献

テキスト・訳書・注釈書

Crassen, Carl：Hahnemanns Organon der Heilkunst. Studienausgabe für die Praxis. Sonntag, Stuttgart, 2002.

Hahnemann, Samuel：Organon der Heilkunst. Standardausgabe der 6. Auflage. Karl F. Haug, Stuttgart, 2002.

——：Organon der Heilkunst Neufassung der 6.Auflage, von Josef M. Schmidt. Elsevier, Urban and Fischer, München, 2003.

——：Organon of Medicine, 5th and 6th edition. Translated by R. E. Dudgeon and W. Boericke. Editied by K. N. Mathur, B. Jain, 1970.

——：Organon of the Medical Art. Translated by Wenda Brewster O'Reilly, Birdcage Books, 2001.

——：Organon of Medicine. Translated by Jost Künzli, Alain Naudé and Peter Pendleton, Victor Gollancz, London, 1983.

Ortega, P. S.：Die Lehre der Homöopathie. Übersetzt von Werner Bühler, Sonntag, Stuttgart, 2002.

〔日本語版監修者紹介〕

由井寅子（ゆい・とらこ）

プラクティカル・ホメオパシー大学大学院（英国）卒、Hon. Dr. Hom /Ph. D. Hom（ホメオパシー名誉博士 / ホメオパシー博士）。日本ホメオパシー医学協会（JPHMA）会長。ホメオパシー学術誌『The Homoeopathic Heritage International』（B. Jain Publishing House）の国際アドバイザー。ホメオパシーの実践またはハーネマン研究で高い評価を得て、海外で多くの講演に招待され、二一世紀のホメオパシーを牽引する指導的なホメオパスとして活躍している。訳書多数。また著書は英語、ドイツ語などにも訳され、国内外の多くのホメオパスに読まれている。

〔訳者紹介〕

澤元亙（さわもと・わたる）

翻訳家（博物誌・代替医療の歴史）。プリニウス著『博物誌・植物薬剤編』（共訳、八坂書房）、パラケルスス著『奇蹟の医の糧』（共訳、工作舎）、同著『医師の迷宮』、同著『目に見えない病気』、同著『アルキドクセン』、同著『ヘルバリウス』、マシュー・ウッド著『バイタリズム』（共訳）、ハーネマン著『医術のオルガノン』、同著『慢性病論』、ケント著『ホメオパシー哲学講義』、ハンドリー著『晩年のハーネマン』（以上、ホメオパシー出版）、ピーター・ジェームス他著『古代の発明』（共訳、東洋書林）など。

〈ホメオパシー古典シリーズ〉
改訂版 医術のオルガノン 第六版

2007年2月25日　初版第一刷発行
2009年8月10日　第二版第一刷発行
2015年8月10日　第二版第二刷発行

著　者　サミュエル・ハーネマン（Samuel Hahnemann）
日本語版監修者　由井寅子
訳　者　澤元　亙
装　丁　ホメオパシージャパン（株）
発行所　ホメオパシー出版（株）
〒158-0096 東京都世田谷区玉川台2-2-3 矢藤第三ビル
Tel: 03-5797-3161　Fax: 03-5797-3162
URL　http://www.homoeopathy-books.co.jp/
E-mail　info@homoeopathy-books.co.jp

Printed in Japan.
ISBN978-4-86347-019-4 C3047
落丁・乱丁本は、お取替えいたします。